Dr. med. Anthony J. Sattilaro
Thomas J. Monte

Gesundes Leben – auf natürliche Weise

Die praktischen Hinweise eines erfolgreichen Arztes nach seiner spektakulären Krebs-Heilung

Verlag Mahajiva

Übersetzung aus dem Amerikanischen von Renate Schneidereit und Jampa Jigme.

Titel der Originalausgabe: Living Well Naturally

Erstveröffentlichung 1984 Houghton Mifflin Company
ISBN 0-395-34422-0

Paperbackausgabe 1985 Houghton Mifflin Company
ISBN 0-395-39389-2

CIP-Kurztitelaufnahme der Deutschen Bibliothek
Sattilaro, Anthony J.:
Gesundes Leben — auf natürliche Weise : d. prakt. Hinweise e. erfolgreichen Arztes nach seiner spektakulären Krebs-Heilung /
Anthony J. Sattilaro; Thomas J. Monte.
[Übers. aus d. Amerikan. von Renate Schneidereit u. Jampa Jigme].
Dt. Erstveröff. — Holthausen/Münster: Verl. Mahajiva, 1987

Einheitssacht.: Living well naturally (dt.)
ISBN 3-924845-15-8
NE: Monte, Thomas J.:

Deutsche Erstveröffentlichung 1987

VERLAG MAHAJIVA Wolfgang Christalle
D-4419 Holthausen/Münster

ISBN 3-924845-15-8

Dem Lamm Gottes
das die Sünde der Welt trägt
und uns Frieden gibt

Wir sehen jetzt durch einen Spiegel in einem dunklen Wort; dann aber von Angesicht zu Angesicht. Jetzt erkenne ich stückweise; dann aber werde ich erkennen, gleichwie ich erkannt bin.

Korinther 13,12

Inhalt

Vorwort

DER OFFENSICHTLICH glückliche Schluß meines ersten Buches *Rückruf ins Leben* ließ mich aus der friedvollen Stille der Kathedrale Peter und Paul heraustreten und dem Sonnenlicht eines aufregenden Philadelphia-Tages entgegengehen. Was aber ist seitdem geschehen? Scheint die Sonne immer noch? Sind der Krebs und all das Übel, das ihn verursachte und nährte, für immer tot? Diese Hoffnungen sind unsere Träume, aber tief im Innersten wissen wir, daß in Wirklichkeit das Sonnenlicht durch die Schatten von Zweifel und Kampf unterbrochen werden muß.

Ich bin nach wie vor körperlich stark, von beinahe lebenssprühender Gesundheit — man sagt „wie neu geboren". Aber das ist nicht das Ende der Geschichte; denn wenn es so wäre, hätte diese seltsame Ernährung, verbunden mit der Menschheit enormem Genius in der Wissenschaft, all unsere Krankheiten schon vor Generationen besiegt. Die Ernährung half mir, körperlich stark, wenn Sie so wollen, „zentriert" zu werden, aber dann öffnete sie ein ganz neues Feld geistiger Herausforderungen, die mein rationales Selbst sich vorher nie hätte vorstellen können. Aber zu sagen, diese Ernährung allein hätte mich geheilt, hieße, ich wäre dem magischen Kugelroulette anheimgefallen, das uns alle fest verstrickt hält, wenn wir das Paradies auf Erden erstreben.

Als mein Körper den Krebs und die vielen anderen Gifte, die in den Jahren der Selbstverwöhnung entstanden waren, abgestoßen hatte, verlor ich die Euphorie des Sieges und fühlte, obwohl körperlich gesund, erneut die innere Einsamkeit, der keiner von uns entrinnen kann, selbst auf der Höhe des Erfolges nicht. Ich begann zu begreifen, daß der nun gereinigte Körper nach spiritueller Nahrung verlangte — sich nach eben dem Geist sehnte, der ihm bei der Geburt eine solche Perfektion verliehen hatte, nur um durch meine innere Wandlung während des Wachstums zerstört zu werden. Die Ernährung allein hätte mich nicht erhalten können; ich habe mich aufgrund der Liebe, die mich vor zweiundfünfzig Jahren geschaffen hatte, entwickelt.

Ich biete dieses Buch *Gesundes Leben – auf natürliche Weise* als eine Methode der Ernährung von beidem, Körper und Seele, an, so daß Sie in gewissem Maße die Vollkommenheit zufriedenstellen können, nach der wir alle suchen, die jedoch so schwer faßbar ist.

Dr. med. Anthony J. Sattilaro
Philadelphia, Pennsylvania

Teil I

Kapitel 1

Wandel im Lebensstil

SIE BESTIMMEN IHR LEBEN weit mehr, als Sie denken. Ob Sie sich nun darüber im klaren sind oder nicht, Sie erschaffen den Zustand Ihrer Gesundheit jeden Tag selbst. Alles, was Sie essen, denken, fühlen und glauben, hat enormen Einfluß auf Ihre Gesundheit und Ihr Wohlbefinden. In hohem Maße bestimmt jeder von uns selbst darüber, gesund oder krank zu sein. Wir mögen diese Wahl nicht bewußt treffen, tun es aber dennoch. Jeden Tag wählen wir zum Essen ein Fünfhundert-Gramm-Steak, einen Hot dog oder einen Becher Fruchteis und entscheiden so über den Stand unserer Gesundheit. Wir versäumen jeden Tag, uns erfolgreich mit Ärger, Streß oder Depressionen auseinanderzusetzen und erlauben uns selbst somit, näher an den Abgrund getrieben zu werden, den wir Krankheit nennen.

Die Informationen in diesem Buch möchten Ihnen helfen, weise Entscheidungen in ihren Gesundheitsgewohnheiten zu treffen; ferner möchten sie Ihnen helfen, eine positive Haltung zu sich selbst, den Menschen Ihrer Umgebung und dem Leben ganz allgemein zu entwickeln. Das in diesem Buch dargelegte Programm will Ihnen helfen, Ihre Gesundheit wiederherzustellen und ernsten Krankheiten vorzubeugen. Sie werden schnell bemerken, daß Sie über mehr Energie und Lebenskraft verfügen, sowie sich Ihr Gesundheitszustand bessert; Ihr Denken wird erheblich klarer und genauer; Sie haben ein besseres Gefühl zu sich selbst und sind eher imstande, den Herausforderungen gewachsen zu sein, die auf Sie zukommen; je kräftiger Sie werden, desto positiver und kühner wird Ihre Haltung dem Leben gegenüber. Tatsächlich kann jeder, der sich nach diesem Programm richtet, körperlich attraktiver werden. Viele werden an Gewicht abnehmen. Wenn Sie das Programm durchführen, werden Sie sehen, daß Blutdruck und Cholesterinspiegel sich zu normalen, gesunden Werten entwickeln. Ihre Aussichten, Herzerkrankungen oder Krebs zu bekommen, werden deutlich abnehmen. Und das ist nur der Anfang!

Ich weiß, daß dieses Programm funktioniert, denn mein eigenes Leben hat sich dadurch verändert. Genaugenommen rettete es mir das Leben.

Im Juni 1978 sagten mir meine Ärzte, daß ich Prostatakrebs, Stadium IV (D), hatte, welcher sich auf mehrere Teile meines Körpers ausgebreitet hatte, darunter Schädel, rechte Schulter, Brustbein, die sechste Rippe links und die Wirbelsäule. Da ich selbst Arzt bin, hatte ich Zugang zu einer Fülle medizinischer Informationen sowie einer Reihe unabhängiger Ratschläge. Beide, sowohl die medizinische Literatur als auch die Ratschläge, zeichneten ein düsteres Bild. Die wissenschaftlichen Studien über Männer mit Prostatakrebs und metastatischen Veränderungen beurteilen die Überlebenschancen nach dem Alter. Wer älter als fünfzig ist, hat gute Aussichten, bis zu fünf Jahre mit der Krankheit zu überleben. Wer jedoch unter fünfzig ist, erlebt selten das fünfte Jahr. Aus Gründen, die noch nicht ganz geklärt sind, ist Prostatakrebs bei Männern unter fünfzig letaler (schneller tödlich) als bei denen über fünfzig; er beendet normalerweise innerhalb von drei Jahren nach Diagnosestellung das Leben des Patienten. Bei mir fehlten noch zwölf Tage bis zum siebenundvierzigsten Geburtstag, als die Krankheit in mir entdeckt wurde.

Nachdem die Diagnose feststand, unterzog ich mich dreier Operationen, in welchen die sechste Rippe links und beide Hoden entfernt wurden. Die Entnahme der Hoden — Orchiektomie genannt — schaltet das männliche Hormon Testosteron aus; diese Maßnahme verlangsamt zuweilen die Ausbreitung bösartigen

Gewebes. Ergänzend verschrieben mir die Ärzte die regelmäßige Einnahme des weiblichen Hormons Östrogen, welches zusätzlich das Krebswachstum verlangsamen und bisweilen die Schmerzen verringern kann.

In meinem Fall war die Krankheit schon in einem fortgeschrittenen Stadium. Der Tumor hatte sich nicht nur in meinem Körper ausgebreitet, sondern ich litt auch seit nahezu zwei Jahren an akuten Rückenschmerzen, ein Zeichen dafür, daß der Krebs schon einige Zeit vor Diagnosestellung in mir wucherte. In Anbetracht all dieser Tatsachen teilten mir meine Ärzte mit, ich hätte noch eineinhalb bis drei Jahre zu leben.

Wie viele Menschen, die über ihre Krankheit im Endstadium Bescheid wissen, reagierte ich auf die Neuigkeiten über meinen Krebs und den drohenden Tod mit dem üblichen Widerstand. Ich wollte nicht wahrhaben, daß ich sterben würde; jedoch die starken Schmerzen, an denen ich litt, und die Reihe der Operationen, denen ich mich unterziehen mußte, ließen mich schnell begreifen, daß ich wirklich sterblich war und das Schreckliche durchaus geschehen könnte. Diese Erkenntnis lastete so hart auf mir, daß ich depressiv, äußerst depressiv wurde und angesichts eines langsamen qualvollen Todes völlig resignierte.

Die Ärzte hatten gehofft, daß die Behandlung, die ich bekam, die Schmerzen lindern oder ausschalten würde, aber das geschah nicht. Als Ergebnis begann ich Betäubungsmittel einzunehmen, die mir mehrere schmerzfreie Stunden jeden Tag einbrachten, jedoch regelmäßig Schwindelanfälle und Erbrechen verursachten.

Während all dies geschah, starb mein Vater ebenfalls an Krebs. Das belastete mich emotional und psychisch ungeheuer. Ich mußte mit meiner eigenen Krankheit und der meines Vaters fertigwerden. Am schwierigsten war es wohl für meine Mutter, die viel Beistand brauchte, aber nicht immer in ihrem Sohn finden konnte.

Am 7. August 1978, dem Tag, an dem mein Vater starb, schien ich vollständig am Boden zerstört zu sein. Sein Tod rückte mir meine eigene Sterblichkeit schärfer vor Augen; ich fühlte, er war ein Vorbote meines eigenen Todes.

Durch eine Reihe glücklicher Umstände kurz nach meines

Vaters Tod traf ich eine Gruppe von Leuten, die den Versuch unternahmen, für eine seltsame Ernährung und Philosophie zu werben, die ihrer Meinung nach mir helfen würde, meinen Krebs loszuwerden. Ich wurde ermutigt, eine Ernährungsweise zu beginnen, bestehend aus 50 Prozent Vollgetreide (wie z.B. ungeschälter Naturreis, Vollweizen, Hirse, Hafer, Gerste), 25 Prozent örtlich gewachsene, gekochte Gemüse, etwa 15 Prozent Bohnen und Algen, und der Rest aus Suppen und verschiedenen Gewürzen. (In meinem Buch *Rückruf ins Leben: Die Geschichte meiner Krebsheilung** habe ich in allen Einzelheiten beschrieben, wie ich dieser Ernährungsweise und Philosophie begegnete und von meinem Krebs geheilt wurde). Kurz nachdem ich mit dieser Ernährung begonnen hatte, nahm ich auch noch einige einfache Übungen auf, darunter Gymnastik und eine fernöstliche Art des Yoga, Do-In genannt. Es waren sehr einfache und nicht anstrengende, jedoch wie ich später feststellte, sehr wirksame Übungen.

Unter normalen Umständen hätte ich nie in Betracht gezogen, solch einer fremdländischen, nach meiner Denkweise irrationalen Lebensordnung zu folgen. Nichts von diesem diätetischen und philosophischen Programm ergab nach meinem logisch und wissenschaftlich geschulten Verstand einen Sinn. Es war ein auf einer philosophischen Tradition begründetes östliches System, das all meiner medizinischen Schulung entgegenstand. Im Angesicht des Todes sind die Schönheit der Logik und das falsche Gesicht des Stolzes jedoch die ersten Dinge, die man aufgibt. Dieses System bot mir einen kleinen Hoffnungsschimmer — ein unschätzbarer Vorteil in Anbetracht eines Todesurteils.

Ein weiteres Element stellte sich als absolut wichtig für meine Gesundung vom Krebs heraus. Die Menschen, mit denen ich diese Ernährung teilte und den größten Teil meiner Zeit verbrachte, glaubten felsenfest daran, daß ich gesund werden würde, wenn ich die Vorschriften buchstabengetreu einhielte. Es gab kaum einen Zweifel in ihren Gedanken. Ihre Haltung bedeutete eine sehr große Stütze für mich. Sie war letztendlich ansteckend. Abgesehen

* Verlag Mahajiva 1985

von anfänglichen Zweifeln und tiefer Skepsis begann ich bald den Gedanken zu nähren, daß da wohl doch etwas dran war, an dieser Ernährungsweise und dieser Philosophie. Es konnte mir vielleicht helfen. Meine Skepsis machte es mir nicht leicht, und in der Tat ist sie nie gänzlich aus meinem Bewußtsein verschwunden, aber allmählich bekam ich wirkliche Hoffnung und Vertrauen in ihr System. Glaube und Vertrauen an die Genesung sind absolut notwendig, wenn jemand eine ernste Krankheit überwinden will, wie Sie im folgenden noch sehen werden.

Etwa drei Wochen, nachdem ich mit dieser neuen Ernährungsweise begonnen hatte, verschwanden die Rückenschmerzen, an denen ich über zwei Jahre lang gelitten hatte, vollständig. Sofort beendete ich die Einnahme der Schmerzmittel.

Das Ausbleiben der Rückenschmerzen konnte ich nichts anderem zuordnen als meinen neuen Gesundheitspraktiken. Weitere Anzeichen erhärteten diesen Rückschluß. Jahrelang hatte ich an Verdaúungsproblemen, insbesondere Durchfall, gelitten und eine Reihe von Medikamenten eingenommen wie z.B. Lomotil, ein sehr starkes Medikament. Jedoch nach mehreren Wochen mit meiner neuen Getreide-Gemüse-Ernährung verschwanden die Verdauungsschwierigkeiten, und nach ein paar Monaten erlebte ich neue Lebenskraft, verbunden mit einem tiefen Gefühl von Wohlbefinden.

Darüberhinaus verlor ich beträchtlich an Gewicht. Nachdem ich im Juni 1978 mit der Einnahme der Östrogene begonnen hatte, schoß mein Gewicht hoch auf runde 77 Kilogramm. Ich versuchte, es in der Nähe von 68 Kilogramm zu halten, obwohl mir 65 Kilogramm lieber waren. Nach drei Monaten dieser Ernährung rutschte ich auf 61 Kilogramm herunter. Anfangs befürchtete ich, der Krebs wäre zurückgekommen (Gewichtsverlust ist ein Anzeichen für fortschreitenden Krebs), bald danach stabilisierte sich mein Gewicht jedoch und stieg auf angenehme 65 Kilogramm. Ich erreichte diese Normalisierung meines Gewichtes, ohne gehungert zu haben, wie ich es in der Vergangenheit hatte tun müssen. Ich aß im allgemeinen jede Nahrung, die ich wollte — innerhalb der vorgegebenen Grenzen dieser Ernährungweise.

Zusätzlich begann ich eine mehr jugendliche Erscheinung anzunehmen. Die tiefen Furchen in meiner Stirn, die Runzeln und schweren Wangen, all dies verschwand. Mein Gesicht wurde fester und bekam mehr Farbe. Diese Zeichen sind das Gegenteil davon, was ein Krebspatient normalerweise erlebt. Ich hatte erwartet, den gleichen Leidensweg wie mein Vater und viele andere erdulden zu müssen: Endlose Stunden voller Schmerz, unvorstellbares Leiden, allmähliches Dahinsiechen, am Ende bettlägerig, vollgepumpt mit Medikamenten, und dann, Gott sei Dank, der Tod. Dies ist kein würdevoller Tod.

Ich erlebte nun die völlige Umkehrung dieser Symptome. Meine Vitalität verbesserte sich, ich war viel kräftiger als in den letzten zwanzig Jahren, meine äußere Erscheinung wurde ansehnlicher. Zeitweise wußte ich einfach nicht, was eigentlich los war. War es möglich, daß eine Ernährungsweise, ein paar kleine Übungen und das Festhalten am Leben ausreichten, diesen mächtigen, alles verzehrenden Krebs zum Rückzug zu zwingen?

Im Januar 1979 zeigten Blutuntersuchungen, daß mein Zustand sich verbesserte, und im April des gleichen Jahres ließen die Untersuchungen keine Anzeichen von Krebs mehr erkennen. Mein Onkologe (Tumorspezialist), der meine Entwicklung die ganze schwere Zeit hindurch verfolgt hatte, vertrat die Ansicht, daß die Verbesserung das Resultat von Orchiektomie und Östrogenbehandlung war.

Ich konnte die Möglichkeit nicht außer acht lassen, daß die medizinische Behandlung mit meinem eigenen Programm in gegenseitiger Unterstützung einherging, begann jedoch zu glauben, daß meine Erholung mehr von den neuen Gesundheitsgewohnheiten als der konventionellen Behandlung herrührte. Ich erlebte eine Verjüngung, wie man sie sich — selbst bei erfolgreicher Anwendung der konventionellen Behandlung — kaum vorstellen kann.

Im Juni 1979 verspürte ich den Drang, mir selbst so weit wie möglich zu beweisen, was denn nun für meinen verbesserten Zustand verantwortlich war. Ich beschloß, ein Experiment durchzuführen. Bis dahin hatte ich Östrogene eingenommen; in Verbindung mit der Orchiektomie war das die Standardbehandlung für meinen Krebs. Die Östrogene waren mir Ende Juli 1978, etwa sechs Wochen nach der dritten und letzten Operation, verordnet worden. Im wesentlichen handelt es sich bei der Orchiektomie und den Östrogenen um eine Hormontherapie: Erstere eliminiert das männliche Hormon Testosteron und letztere erhöhen den Spiegel des weiblichen Hormons Östrogen; beide sind zur proportionalen Verminderung des Testosteronspiegels im Körper gedacht. Ich hatte mit der Östrogentherapie begonnen, weil die Orchiektomie allein nicht die gewünschte Wirkung auf den Krebs zu haben schien; die Schmerzen blieben unverändert, und es schien sich keine Besserung einzustellen.

So dachte ich, daß das einzige Experiment, das ich sicher durchführen konnte, darin bestand, keinerlei Östrogene mehr einzunehmen. Jegliche Veränderung meines Gesundheitszustandes würde mir Anhaltspunkte verschaffen, warum ich zu gesunden schien. Dieser Versuch konnte zwar nicht den „letzten" Beweis dafür liefern, daß die Ernährung, die Übungen und die positive Geisteshaltung für meine Genesung verantwortlich waren, denn da war ja noch die Hodenoperation, aber er würde mir gewiß mehr Vertrauen geben in das, was ich tat. In der zweiten Juniwoche hörte ich mit den Östrogenen auf; ich habe nie wieder welche genommen.

Den restlichen Sommer über erfreute ich mich weiterhin besserer Gesundheit und gesteigerten Wohlbefindens. Blutuntersuchungen in dieser Zeit zeigten keine Zeichen von Krebs, und im August meldete ich mich für den 27. September 1979 zu einer Knochen-Scanneruntersuchung an. Bei einer solchen Untersuchung wird radioaktive Substanz in den Blutstrom des Patienten injiziert. Hat die Testperson Krebs, reagiert die Substanz auf den Tumor durch Anhäufung um den Krebs herum und zeigt mit Hilfe der Diagnosegeräte das Vorhandensein und die Stelle des Tumors an. Bei einer Person ohne Krebs verteilt sich die Substanz gleichmäßig über den Körper und wird nach und nach durch den Urin wieder ausgeschieden. Es handelt sich um ein äußerst genaues diagnostisches Gerät, das für die Erkennung von Krebs unentbehrlich geworden ist.

Mein Scannertest zeigte keine Anzeichen von Krebs. Es gab keine Stellen, wo sich die radioaktive Substanz angesammelt hatte, und die Ergebnisse der Untersuchung — der Test liefert röntgenbildähnliche Aufnahmen — zeigten nirgendwo Spuren von Krebs in meinem Körper. Meine Ärzte waren erstaunt. Ich hatte nicht nur die Krankheit zum Stillstand gebracht, sondern meine Knochen, jüngst noch voll von Krebsmetastasen, waren vollständig geheilt. Das ist bislang ohne Beispiel gewesen. Wie einer meiner Ärzte sagte, brauchen Knochen eine lange Zeit zum Heilen. Ich hatte diese Lebensweise seit zwölf Monaten praktiziert, und es war erst sechzehn Monate her, seit bei mir Krebs in fortgeschrittenem Stadium festgestellt worden war. Das grenzte fast an ein Wunder, sagte man mir. Ich dachte nicht daran, zu widersprechen.

In den folgenden Monaten fühlte ich mich weiterhin stark und gesund; jedoch bekam ich einige Rückfälle. Im April 1980 zog ich mir eine subakute Thyreoiditis (Schilddrüsenentzündung) zu und wurde einige Tage im Krankenhaus stationär behandelt, währenddessen ein Scannertest durchgeführt wurde. (Wir glaubten, der Krebs sei zurückgekommen und habe die Thyreoiditis verursacht.) Die Knochen-Scanneruntersuchung ließ keinen Krebs in meinem Körper erkennen. Durch den Frühling und Sommer dieses Jahres hindurch fühlte ich mich weiterhin gut, ein im Oktober durchgeführter Scannertest jedoch deckte einen kleinen grauen Schatten in der achten Rippe rechts auf, welchen ich für krebsartig hielt. Es stellte sich aber heraus, daß ich falsch lag. Ein weiterer Scannertest am 27. Dezember 1980 ergab, daß der Schatten verschwunden war, und es keinen Anhaltspunkt für die Anwesenheit eines Tumors gab. Seit dieser Zeit hatte ich noch zwei weitere Scanneruntersuchungen, eine im August 1981 und eine weitere im Dezember 1982 — beide ergaben nirgendwo Anzeichen der Erkrankung in meinem Körper. Blut- und Lebertests untermauerten diese Diagnose. Meine Ärzte versicherten mir, ich sei im Stadium einer dauerhaften Wiederherstellung.

Es ist jetzt sechs Jahre her, daß bei mir Krebs festgestellt worden war. Gemessen an all den wissenschaftlichen Studien und logischen Schlußfolgerungen müßte ich schon lange tot sein. Stattdessen fühle ich mich lebendiger und vitaler als je zuvor in meinem Leben. Ich sehe jünger aus als vor zehn Jahren. Ich habe mich einem Prozeß der Verjüngung unterzogen, von dem ich nicht wußte, daß es ihn überhaupt gibt.

Mittlerweile habe ich die Nahrung, die ich zu mir nehme, lieben gelernt; ich würde mich auf keine andere Weise mehr ernähren, selbst wenn ich dächte, meine Gesundheit nähme dadurch keinen Schaden. Mein Leben ist reicher und abwechslungsreicher als je zuvor.

Während der letzten sechs Jahre habe ich so manche Lektion über Gesundheit und die Ganzheit des Lebens gelernt. Die erste und vielleicht auch bedeutendste ist, daß wir in einem tieferen Sinne verantwortlich für unsere eigene Gesundheit sind. Das heißt nicht, daß wir aufhören sollen, zum Arzt zu gehen, und anfangen sollen, uns selbst zu behandeln. Ganz im Gegenteil. Wir sind gehalten, die Informationen von Ärzten und wissenschaftlicher Forschung insgesamt zur Vorbeugung und Heilung von Krankheiten zu nutzen.

Durch viele wissenschaftliche Beweise steht nun fest, daß die Ernährung eine bedeutende Rolle bei jeder Form von Krebs, Herz- und Gefäßerkrankungen, Fettsucht, Gicht und Diabetes spielt. Zudem sagen uns die Wissenschaftler, daß diesen und anderen Krankheiten durch gute Ernährungsweise vorgebeugt werden kann.

Allein in diesem Jahr werden eine Million Amerikaner an Herz- und Gefäßkrankheiten sterben, weitere 40 Millionen leiden an diesen Erkrankungen. Krebs wird mehr als 400.000 Menschen töten, und bei weiteren 700.000 wird man diese Krankheit diagnostizieren. Ich möchte hinzufügen, daß weitere Millionen an Diabetes, Fettleibigkeit, Gicht und anderen Krankheiten — von der Wissenschaft *degenerative* Krankheiten genannt, weil sie den Verfall von Zellen oder Organen verursachen — leiden. Solche Krankheiten haben eine verheerende Wirkung auf unsere Gesellschaft, denn sie bedeuten einen gewaltigen Verlust an Kreativität, Produktivität und Finanzkraft, ganz zu schweigen von ihrer Wirkung auf allgemeines Wohlbefinden.

Mit geringen Veränderungen in der Ernährung, Bewegungstherapie und der Ausbildung einer positiveren Einstellung können wir diesen Krankheiten vorbeugen — und sie in vielen Fällen besiegen.

Viele, die schon krank sind, können dieses Programm als Ergänzung zur traditionellen Therapie nutzen, aber niemand sollte es als Ersatz für die übliche westliche Medizin ansehen. Meine Genesung ergibt sich aus einer Vielfalt von Faktoren, die die medizinische Standardtherapie für Krebs miteinschließt, aber ich bin fest davon überzeugt, sie wäre nicht zustande gekommen, ohne das Programm zu befolgen, das in diesem Buch skizziert ist. Bis jedoch der wissenschaftliche Beweis erbracht ist, daß Ernährung und positives Denken allein Krankheiten heilen können, verfahren Sie wie ich: Benutzen Sie dieses Programm als Ergänzung zu Ihrer Standardbehandlung.

Andererseits ist es viel besser, von vornherein gesund zu bleiben, und wir wissen heute, daß richtige Ernährung, Körperübungen und ein Gefühl der Verantwortung zum Leben eine enorme positive Wirkung auf die Gesundheit haben.

Mein Ko-Autor Tom Monte und ich haben das Programm in drei grundlegende fundamentale Teile — Ernährung, Übungen und Meditation oder positives Denken — gegliedert. Obwohl jeder dieser Teile von eigener Bedeutung ist, kann keiner für sich allein stehen und die Wirkung stellvertretend für alle drei zusammen entfalten. Kapitel 8 bietet ein 7-Tage-Programm mit Vorschlägen für Mahlzeiten und Zeitplanung für Übungen und Anwendung der gelenkten Vorstellungen. Wir empfehlen Ihnen, diese Ideen über eine Periode von 21 Tagen schrittweise in Ihr Leben zu integrieren. Wir sind sicher, daß Sie nach Abschluß des 21-Tage-Programms den Unterschied bei Ihrer Gesundheit und Lebenseinstellung bemerken werden.

Wir sprechen hier nicht allein über Gesundheit, sondern über eine Wiederbelebung des Verständnisses von der Ganzheit, der zwischenmenschlichen Beziehungen und unserem Verhältnis zu Gott, unser aller Schöpfer. Haben Sie diese Beziehung einmal hergestellt, dann gibt es nichts mehr, was Sie nicht tun können — ob es nun Ihr Ziel ist, einfach gute Gesundheit zurückzugewinnen oder Frieden in Ihr Leben zu bringen.

Kapitel 2

Ihre Ernährung und Ihre Gesundheit

NACH WISSENSCHAFTLICHER Erkenntnis ist es klar, daß einer der bedeutendsten Faktoren, die zu meinem Krebs geführt hatten, meine Ernährung war. In meiner Kindheit aß ich das, was die meisten Amerikaner auch konsumieren. Wahrscheinlich aß ich noch mehr Fleisch als viele andere, da mein Vater ein ziemlich erfolgreicher Geschäftsmann war und sich einen solchen Luxus leisten konnte. Als ich älter und selbst wohlhabend wurde, gestaltete sich meine Ernährung noch reichhaltiger. Ich aß regelmäßig dreimal am Tage Fleisch: Schinken oder Wurst zum Frühstück, eine Art Menüfleisch oder Minutensteak mittags und Roastbeef oder Steak zum Abend. Fisch und Geflügel aß ich nur gelegentlich, und wenn, so betrachtete ich es als ein Abweichen von der Norm. Ich liebte reiche schwere Soßen mit Sahne, Brötchen mit Butter, Eier und Unmengen mächtig süße Nachspeisen. In Wahrheit war das Dessert mir der liebste Teil der Mahlzeit, und wenn ich mein Gewicht unter Kontrolle hatte, spendierte ich mir manchmal zwei Portionen. Ich bevorzugte generell sahnige Nahrung und aß viel Zuckerspeisen. Doktoren essen viele ihrer Mahlzeiten unterwegs, und Schokolade und harte Süßwaren sind bei Ärzten beliebt. Ich bildete da keine Ausnahme.

Ich achtete nicht darauf, wie stark raffiniert ein Nahrungsmittel war. Ich beunruhigte mich nicht damit, die Etiketten zu lesen. Ich dachte, daß eine Chemikalie wie die andere war. Ich setzte mein Vertrauen nicht in meine eigene Urteilskraft, sondern in die anderer, genannt *Food and Drug Administration* (Lebensmittel- und Medikamentenbehörde). Es fiel mir nie ein, daß sie Lebensmittel für den allgemeinen Verzehr genehmigen würden, die der menschlichen Gesundheit nicht zuträglich sein würden. Ich aß kein Vollweizenbrot oder Vollgetreide, sondern Weißbrot und Weißmehlprodukte, ohne nähere Überlegung.

Ich achtete nicht auf den Fett- und Cholesteringehalt der Lebensmittel. Bevor bei mir Krebs festgestellt wurde, kümmerte mich mein Herz oder mein Cholesterinspiegel im Blut herzlich wenig. Butter, Eier, Fleisch, Milchprodukte, die alle den Serumcholesterinspiegel beeinflussen, ich fand sie alle wunderbar, immer so lange, bis mir mein Gewicht auffiel. Dann fing ich jedesmal wieder an, sorgfältig die Kalorien zu zählen, was bedeutete, daß ich die gleiche Nahrung wie vorher aß, aber in kleineren Mengen.

Was Gemüse betraf, so liebte ich es frisch aus der Dose oder dem Eisschrank. Solange mein Gemüse schmackhaft war — was bedeutete, mit Butter oder Soße übergossen —, beklagte ich mich nicht.

Schließlich aß ich die meisten meiner Mahlzeiten in Restaurants. Ich lernte weder jemals richtig kochen, noch hatte ich die Freude und die Kreativität erfahren, die sich in der Küche entfalten können. Ich betrachtete die Küche als einen Platz für den Kühlschrank, wo ich einige Schnellgerichte und Limonadedosen vorrätig hatte. Ich hatte eine ziemlich nutzenorientierte Haltung zur Nahrung und zum Kochen: Je schneller und bequemer desto besser.

Wenn diese Ernährungsweise ähnlich Ihrer eigenen klingt, betrachten Sie sich nicht als unnormal! Möglicherweise gehören Sie zu der großen Mehrheit der Leute, deren Ernährungsweise sie langsam aber unerbittlich tötet.

Die Nahrung, die die meisten von uns heute zu sich nehmen, ist anders als jegliche Nahrung in der Geschichte der Menschheit zuvor. Sie hat sich im letzten Jahrhundert sprunghaft verändert und ist größtenteils das Ergebnis unserer Technologie. Sie ist stark verändert und reich an Fetten, besonders an tierischen Fetten.

Tatsächlich haben Studien gezeigt, daß zwischen vierzig und fünfundvierzig Prozent aller Kalorien von Fetten stammen. Zu den Nahrungsmitteln, die reich an Fetten sind, gehören rotes Fleisch, Milchprodukte und Eier. Der Durchschnittskonsument verbraucht ungefähr 125 Pfund Zucker und 295 Dosen Limonade pro Jahr. Da schon viele Leute Zucker und Limonade vermeiden, bedeutet das, daß eine gewaltige Anzahl von Amerikanern noch mehr von diesen beiden Nahrungsmitteln zu sich nimmt als diese Zahlen angeben. Die Food and Drug Administration hat dreizehnhundert verschiedene Nahrungsmittelzusätze zugelassen, von denen sicher nicht alle auf ihre Kurz- und Langzeitnebenwirkungen getestet werden konnten. Allein in den letzten dreißig Jahren ist der Verbrauch an künstlichen Farbstoffen um das Zehnfache angestiegen. Sehr wenige von uns essen Vollkornbrot und Vollkornmahlzeiten. Tatsächlich ist der Verbrauch an Vollgetreide, frischen Früchten und Gemüse seit Anfang dieses Jahrhunderts um die Hälfte gesunken. Als Ergebnis sind Ballaststoffe in unserer Nahrung nicht mehr enthalten.

Das Getreide, das wir essen, stammt aus Weißbrot und Weißmehlprodukten. Diese Nahrungsmittel sind von ihren Ballaststoffen und vielen ihrer Vitalstoffe durch den Bearbeitungsprozeß befreit und dann künstlich durch Wiederzuführung einiger der Nährstoffe, die aus der Nahrung entfernt worden waren, angereichert. Jedoch die meisten der Nährstoffe, die entfernt wurden, sind verlorengegangen. Außerdem werden viele unserer Lebensmittel aus entfernten Teilen des Landes oder dem Ausland herbeigeschafft, was Verlust an Frische und vielen wichtigen Vitaminen ergibt.

Die meisten von uns essen eine Nahrung, reich an Fett, Cholesterin, Zucker, Salz, raffiniertem Getreide und künstlich hergestellten Chemikalien. Zu all dem kommt noch, daß unsere Nahrung generell schal ist. Kein Wunder, daß Salz plötzlich eine Bedrohung für unsere Gesundheit ist; eine Menge Geschmack ist einfach aus unserer Nahrung verschwunden.

1977 begann die amerikanische Bundesregierung Untersuchungen durchzuführen, die wissenschaftlich belegen sollten, welche

Rolle Nahrung in der Verursachung von Krankheiten spielt. Seit dieser Zeit hat Washington drei große Berichte veröffentlicht, die allesamt eine eindrucksvolle Anklageschrift gegen die amerikanische Ernährung sind: *Dietary Goals for the United States* (Ernährungsziele für die USA; 1977 und 1978), *Healthy People: The Surgeon General's Report on Health Promotion and Disease Prevention* (Gesunde Menschen: Der Bericht Gesundheitsförderung und Krankheitsvorsorge des Generalstabsarztes; 1980), *Diet, Nutrition and Cancer* (Ernährungsweise, Nahrung und Krebs; 1982).

Diese marksteinartigen Dokumente besagen alle das gleiche: Die amerikanische Ernährung ist die Ursache der heute führenden tödlichen Erkrankungen, insbesondere der allgemeinen Krebs- und Herzgefäßerkrankungen (Krankheiten von Herz und Arterien wie Herzinfarkt, Schlaganfall, Bluthochdruck und Arterienverkalkung).

Alle drei Studien fordern dringend dazu auf, die Eßgewohnheiten zu verändern und die folgenden generellen Ernährungsrichtlinien anzunehmen:

1. Nehmen Sie nur so viele Kalorien zu sich, wie es den körperlichen Bedürfnissen entspricht; kurz: Essen Sie in Maßen.
2. Essen Sie weniger gesättigte Fette und Cholesterin. Diese beiden Substanzen sind in rotem Fleisch, Milchprodukten, Eiern, Geflügelhaut und einigen Fischarten enthalten. Der *Surgeon General's* erklärt definitv, daß die Amerikaner weniger rotes Fleisch essen sollen.
3. Essen Sie weniger Zucker.
4. Essen Sie weniger Salz.
5. Nehmen Sie mehr komplexe Kohlenhydrate zu sich, enthalten in Vollgetreide, Gemüse, Früchten, Bohnen und Hülsenfrüchten.
6. Essen Sie mehr Fisch und Geflügel.

Zusätzlich forderte der NRC *(National Research Council)* die Amerikaner dringlich auf, mehr Gemüse, das reich an Beta-Karotin, der pflanzlichen Quelle von Vitamin A ist, zu sich zu nehmen. Studien haben ergeben, daß Beta-Karotin ein wirksames Krebsverhütungsmittel ist, selbst bei Leuten, die Zigaretten rauchen.

Diese diätetischen Abwandlungen sollen nicht nur die Aussichten auf Krankheiten vermindern, sondern können laut anderer Studien auch die geistige und seelische Stabilität verbessern. Neueste Forschungen aus dem MIT *(Massachusetts Institute of Technology)* weisen darauf hin, daß insbesondere Vollgetreide den Gehirnstoffwechsel fördert und ein tiefes Gefühl der Zufriedenheit erzeugt, so daß man weniger empfindlich für Depressionen und ähnlich gelagerte Gefühlszustände wird.

Lassen Sie uns nun die Hauptelemente in unserer Nahrung näher ansehen — Fette, Cholesterin, Protein (Eiweiß), Kohlenhydrate (Zucker), Vitamine und Mineralien — sowie deren Wirkungen auf unsere Gesundheit. Indem wir beobachten, wie jede dieser Substanzen in uns wirkt, lernen wir zu verstehen, welche Art von Ernährung unsere Gesundheit unterstützen und zu einem längeren, glücklicheren Leben beitragen wird.

Fette

Fette sind ein bedeutender Teil unserer Ernährung. Sie liefern Kalorien, die in Energie umgewandelt werden, und dienen dem Stoffwechsel der fettlöslichen Vitamine A, D, E und K. Fette sind die kalorienreichste Nahrung, die wir essen. Eine Einheit Fett hat das Doppelte an Kalorien wie die gleiche Einheit Kohlenhydrate oder Proteine, und einige Nahrungsmittel enthalten viel mehr Fett als andere.

Es gibt drei Arten von Fett: Gesättigtes, einfach-ungesättigtes und mehrfach-ungesättigtes. Gesättigte Fette finden wir gewöhnlich in tierischen Nahrungsmitteln wie rotem Fleisch, Geflügel und einigen Fischarten sowie in gekochten und gebackenen Fetten, Salatölen, Milchprodukten und Margarine. Ungesättigte Fette sind im allgemeinen in Gemüse, pflanzlichen Ölen und vielen Fischarten enthalten.

Chemisch unterscheidet sich gesättigtes Fett von ungesättigtem darin, daß seine Kette aus Kohlenstoffatomen mit Wasserstoffatomen gesättigt d.h. voll besetzt ist. Einfach-ungesättigte Fette haben weniger Wasserstoffatome als gesättigte, und mehrfach-ungesättigte haben noch weniger.

Generell gibt es zwei gebräuchliche Fettsorten — jene, die bei Zimmertemperatur fest sind, wie Butter, und jene, die bei Zimmertemperatur flüssig sind, wie Öle.

Da Fett eine große Dichte hat, benötigen wir nur kleine Mengen. Mit der einzigen Ausnahme von Linolsäure, einer überreichlich in Haferschleim und pflanzlichen Ölen enthaltenen Fettsäure, kann der Körper in Wahrheit alle Fette, die er braucht, aus Getreide, Gemüse und Früchten selbst aufbauen.

Viele traditionelle Kulturen, wie z.B. die Japans, lebten mit einer Ernährung, die weniger als fünf bis zehn Prozent ihrer Kalorien von Fetten erhielt — und so manche Kultur hat mit sage und schreibe zwei Prozent existiert. Das bedeutet freilich, daß all das Fett, welches sie aßen, aus solchen Quellen wie Naturreis, Weizen, anderem Getreide, Gemüse und Früchten stammte. Sie aßen wenig oder gar keine tierischen Nahrungsmittel, und es ging ihnen gut.

Auch in den Vereinigten Staaten verbrauchen einige Bevölkerungsgruppen, z.B. die Siebenter-Tag-Adventisten und die Vegetarier, sehr geringe Mengen Fleisch und Fett. Keine dieser Gruppen zeigt irgendwelche Anzeichen von Krankheit aufgrund des niedrigen Fettgehaltes in ihrer Nahrung. Im Gegenteil, die Japaner, die Siebenter-Tag-Adventisten und andere Bevölkerungsgruppen, die fettarme Nahrung zu sich nehmen, zeigen ein bemerkenswert niedriges Vorkommen an degenerativen Erkrankungen, insbesondere Herzerkrankungen und Krebs.

Lassen Sie uns zunächst die Ursachen betrachten, deretwegen eine fettreiche Ernährung Herz- und Arterienerkrankungen hervorruft. Untersuchungen haben gezeigt, daß Fett in der Nahrung den Cholesterinspiegel unseres Blutes erhöht. Cholesterin ist eine wachsähnliche Substanz, die der Körper zum Zellstoffwechsel und als Grundsubstanz für viele Hormone benötigt. Die Erhöhung des Cholesterinspiegels im Blut hat zur Folge, daß das Blut dick oder schlammig wird.

Wenn das Blut dicker und zäher wird, kann es nicht mehr durch die kleinen Venen und Kapillaren fließen, so daß das Zellgewebe, das normalerweise durch den Blutfluß ernährt wird, an Nährstoffen und Sauerstoff verarmt. Schließlich stirbt das Gewebe.

Wenn der Blutcholesterinspiegel ansteigt, lagern sich winzige Fettpartikel in die Gefäßwände ein, insbesondere in jene, die das Herz ernähren. Die Fettpartikel beginnen den Blutstrom zu behindern. Diese Erkrankung, bei welcher Fettablagerungen die Arterien verengen, wird Arteriosklerose genannt. Wenn die Arteriosklerose weiter fortschreitet, fließt weniger Sauerstoff durch den Körper zu den verschiedenen Geweben, insbesondere zu Herz und Gehirn, die überfordert und müde werden und schließlich ersticken. Das Problem wird ferner durch die Tatsache kompliziert, daß sich Fett oft um das Herz selbst anlagert und es noch mühevoller schlagen läßt. Letztendlich ist die Arterie (oder das Blutgefäß) durch das Fett verstopft, und Teile von Herz und Gehirn sterben ab, was zu Herzinfarkt oder Schlaganfall führen kann.

Eine Nahrungsmittelkomponente, die den gleichen Effekt wie Fett auf das Blut hat, ist Cholesterin, das in Eiern, Fleisch und Milchprodukten enthalten ist. Wie Fett erhöht Cholesterin in der Nahrung den Cholesterinspiegel in unserem Blut und erhöht die Anzahl der Arterioskleroseälle.

„Nur tierische Nahrungsmittel enthalten Cholesterin in großen Mengen", schreibt die Ernährungsspezialistin Patricia Hausmann in *Jack Sprat's Legacy: The Science and Politics of Fat and Cholesterol* (Die Wissenschaft und Politik von Fett und Cholesterin). „Eigelb ist das Nahrungsmittel mit dem gewöhnlich höchsten Cholesterinanteil, und tierische Organe enthalten ebenfalls viel davon. Garnelen haben ziemlich viel; rotes Fleisch, Geflügel und Fisch haben weniger Cholesterin als diese anderen, enthalten jedoch zuweilen erheblich mehr gesättigte Fette. Beide, Fett und Cholesterin in der Nahrung, beeinflussen den Blutcholesterinspiegel, wenn auch von den beiden die gesättigten Fette die gewichtigere Rolle spielen."

Milchprodukte haben auch etwas Cholesterin, obschon sie in

viel höherem Maße gesättigte Fette enthalten.

Bei Menschen mit einem Cholesterinspiegel von z.B. 250 haben Tests gezeigt, daß 250 Milligramm Cholesterin in je 100 Milliliter Blut enthalten sind. Ein solcher Cholesterinspiegel verursacht Fettablagerungen, die die Blutgefäße verstopfen und das Gewebe vom Blutstrom abschneiden. Solche Personen sind für einen Herzinfarkt oder Schlaganfall prädestiniert.

Die meisten erfahrenen Kardiologen verweisen darauf, daß ein gefahrloser Cholesterinspiegel für einen Erwachsenen unter 200 liegt. Untersuchungen haben gezeigt, daß für Menschen mit einem Cholesterinspiegel bei 180 oder darunter nur eine geringe Gefahr besteht, am Herzen zu erkranken. Steigt jedoch Ihr Cholesterinspiegel, so steigen ebenfalls Ihre Aussichten, Herzinfarkt, Schlaganfall und erhöhten Blutdruck zu bekommen. Bei 250 Milligramm steigen die Aussichten sprunghaft an, und das Risiko erhöht sich kontinuierlich so wie der Cholesterinspiegel weiter ansteigt. Der Cholesterinspiegel eines Erwachsenen sollte nicht über 160 liegen. Dieser Stand ist relativ leicht zu erreichen, einfach durch Verminderung der Anteile von Fleisch, Eiern und Milchprodukten und Erhöhung der Anteile von Vollgetreide, Gemüse, Früchten und kleinen Portionen Fisch oder magerem Huhn in der Ernährung.

Mehr als 40 Millionen Amerikaner leiden an diesen gerade besprochenen Arten von Herz- und Gefäßerkrankungen. Arteriosklerose wurde bereits bei Kindern unter zehn Jahren entdeckt. Erkrankungen des Herzens und der Arterien töten mehr als eine Million Amerikaner pro Jahr und sind für einen von zwei Todesfällen in Amerika verantwortlich. Diese Krankheiten vermögen mehr als nur, uns zu töten — sie verhindern, daß wir bei der Arbeit Höchstleistungen vollbringen, klar denken und mit uns selbst zufrieden sind. Niemals hat die Welt eine so mörderische Erkrankung wie diese gesehen. Ironischerweise ist es eine Erkrankung, von der uns die Wissenschaftler berichten, daß man ihr nahezu vollständig vorbeugen kann, ja daß bei richtiger Ernährung sogar Heilungschancen bestehen.

Tierversuche haben ergeben, daß eine fettarme Ernährungsform die Zahl der Fälle von Arteriosklerose in den Herzkranzgefäßen (die Gefäße, die das Herz selbst ernähren) verringern. Keine Untersuchung hat die Wirkung der fettarmen Ernährung auf die Fettablagerungen in den Herzkranzgefäßen beim Menschen geprüft. Jedoch haben Wissenschaftler die Rückbildung der Arterienplaques (Fettablagerungen) in den Femoralarterien (die in den Beinen sind) bewiesen. Andere Untersuchungen haben gezeigt, daß Blutcholesterin- und Blutdruckwerte sich normalisieren, wenn Menschen eine fett- und cholesterinarme Ernährung zu sich nehmen, was ihr Risiko für Herzerkrankungen und Schlaganfall verringert.

Sie mögen denken, daß all dies zur Anklageerhebung gegen die amerikanische Standardernährung ausreicht. Es ist jedoch nur ein Teil des Beweismaterials gegen den schlimmsten Killer, der heute in unserem Lande frei herumläuft.

Der Report des NRC, der den Zusammenhang zwischen Ernährung und Krebs erforschte, berichtete kürzlich: „Die epidemiologischen (Bevölkerungsuntersuchungen) und experimentellen Ergebnisse weisen deutlich auf einen kausalen Zusammenhang zwischen dem Fettverbrauch und dem Auftreten von Krebs hin. Beide, epidemiologische Studien und Tierexperimente, liefern den überzeugenden Beweis, daß die Steigerung des Gesamtfettverbrauchs das Auftreten von Krebs an bestimmten Stellen, insbesondere Brust und Dickdarm, erhöht, andererseits das Risiko bei geringerem Fettverbrauch niedriger ist.“ Der NRC stellte ebenfalls fest, daß der Fettverbrauch in direktem Verhältnis zu Prostatakrebs steht.

Genau wie im Falle der Herzerkrankungen haben Länder mit hohem Fettkonsum auch eine hohe Krebsrate, während in Ländern mit niedrigem Fettverbrauch auch die Krebsrate niedrig ist. Kurz, die Forschung hat gezeigt, daß Ihre Aussicht, Krebs zu bekommen, umso größer ist, je fettreicher Ihre Ernährung ist.

Unklar ist noch der Mechanismus, durch den Fett Krebs verursacht. Fett fördert die Entstehung von Krebs anscheinend durch Beeinflussung von Hormonen und den Karzinogenen, die schon im Körper vorhanden sind. Zum Beispiel scheint Fett die Produktion des Hormons Prolaktin zu erhöhen, das die Milcherzeugung und den Östrogenspiegel steuert. Bei Frauen mit Brustkrebs ebenso wie bei deren Töchtern fand man hohe Prolaktinspiegel, was einen Hinweis darauf geben könnte, warum Brustkrebs in Familien gehäuft auftritt. Eine stark fetthaltige Ernährung könnte eine Störung im Brustgewebe und im innersekretorischen Drüsensystem früh im Leben verursachen, was Frauen für eine spätere Erkrankung anfällig macht.

Im Dickdarm scheint Fett eine erhöhte Sekretion der Gallensäuren und einiger Hormone zu verursachen. Gallensäuren werden von der Leber gebildet, um die Fettverdauung zu unterstützen; je mehr Fett in der Ernährung, um so größer ist die Menge der Gallensäuren, die in den Darm abgegeben werden. Einige Wissenschaftler sagen, daß die Gallensäuren die Kraft der krebserregenden Substanzen, die immer im Verdauungstrakt vorhanden sind, stärken.

Krebs und Herzgefäßerkrankungen sind nicht die einzigen Krankheiten, die mit einer stark fetthaltigen Ernährung vergesellschaftet sind. Fett verursacht natürlich Fettleibigkeit, eine Erkrankung, die zu einer großen Anzahl weiterer Fehlsteuerungen Anlaß gibt, einschließlich Diabetes, Nierenerkrankungen und Gicht.

Fett ist der gefährlichste Bestandteil in unserer heutigen Nahrung, besonders deswegen, weil wir so viel davon essen. Wir sind zweifellos gut beraten, den Fettanteil in unserer Nahrung zu reduzieren. Aber wie machen wir das?

Als erstes muß man wissen, welche Nahrungsmittel viel Fett enthalten. Das meiste Fett stammt überwiegend aus zwei Quellen: Rotes Fleisch und Milchprodukte. 75 Prozent der Kalorien in einem mageren Lendensteak (inkl. Fett) stammen vom Fett. 64 Prozent der Kalorien in einem ziemlich mager gelieferten Beefsteak oder Hamburger sind vom Fett. Wie Sie sehen können, stammen so gut wie drei Viertel der Kalorien vom Fett. In Vollmilch sind 47 Prozent der Kalorien vom Fett, Käse 71 Prozent und Butter 100 Prozent. Mehr als die Hälfte der Kalorien in einem Ei kommen vom Fett.

Einige Fischarten wie Thunfisch (in Öl eingelegt), geräucherter Lachs, Sardinen und Sardellen sind stark fetthaltig, und einige

Schellfischarten wie Hummer und Garnelen liegen ziemlich hoch im Cholesteringehalt.

Nun werden Sie sicher denken, ob es denn überhaupt irgendwelche Nahrungsmittel mit niedrigem Fettgehalt gibt, die demzufolge unbedenklich gegessen werden können. Die Antwort ist ein deutliches Ja: Alle Vollgetreide, solche wie Naturreis, Hirse, Vollweizen, Buchweizen, Hafer, Gerste, Voll(korn)mais und Roggen; ferner liegen praktisch alle Gemüse und die meisten Früchte niedrig im Fettgehalt und sind reich an Nährstoffen. Viele Fischarten enthalten ebenfalls unbedenkliche Mengen an Fett, ebenso Huhn, jedoch nur, wenn das Fett der Haut entfernt wurde. Wenn ich Hähnchen esse, wähle ich das weiße Fleisch und vermeide die Haut und das dunkle Fleisch, beide sind hoch im Fettgehalt.

Es ist sehr leicht, eine stark fetthaltige Ernährung durch einfaches Weglassen einiger Lebensmittel, angefangen bei rotem Fleisch, zu vermeiden. Da Fleisch ein teures Lebensmittel ist, ist es in den Vereinigten Staaten und Westeuropa zum Statussymbol geworden. Was für den Status gut ist, ist jedoch nicht auch zwangsläufig gut für die Gesundheit. Die meisten Menschen sind nicht imstande, soviel Fleisch wie heute üblich zu vertragen, ohne dadurch an ernsthaften Erkrankungen zu leiden. Der wissenschaftliche Beweis bestätigt das immer wieder.

Viele Menschen mögen nicht in der Lage sein, eine „radikale Entziehungskur" zu starten und das Fleischessen abrupt aufzugeben. Zählen Sie sich dazu, versuchen Sie es doch einmal schrittweise. Essen Sie kleine magere Portionen Fleisch zweimal pro Woche mit dem Ziel, es auf einmal pro Woche zu reduzieren. Das wird Ihnen helfen, Ihren Fettverbrauch herunterzufahren, ohne sich zu zwingen, etwas zu tun, was Sie jetzt am Anfang noch nicht bewältigen könnten. Erinnern Sie sich, jede Verminderung der Menge Fleisch, die Sie essen, wird von Nutzen sein, aber wenn Sie Ihre Gesundheit schneller verbessern wollen, sollten Sie auf Fleisch völlig verzichten. Ängstigen Sie sich nicht, Sie bekämen nicht genug Protein. Sie können das gesamte Protein, das Ihr Körper benötigt (siehe Abschnitt Protein in diesem Kapitel) ausschließlich aus pflanzlichen Quellen schöpfen; wenn Sie regelmäßige Portionen Fisch und Huhn essen, werden Sie zusätzliches Protein bekommen und Ihren Bedarf an tierischer Nahrung befriedigen, und zwar ohne die schädlichen Nebenwirkungen, die durch den Fleischgenuß entstehen.

Ich habe vor sechs Jahren mit Fleisch aufgehört und es nie vermißt. Für mich war gute Gesundheit viel wichtiger, als mich an einem Lebensmittel zu erfreuen, das mir ständig Verdauungsprobleme beschert hatte.

Versuchen Sie, Eier vollständig von Ihrem Speiseplan zu streichen; sie erhöhen nur Ihren Cholesterinspiegel und Ihre Aussichten, krank zu werden. Eier sind Amerikas Frühstücksnahrung Nr. 1 geworden, obwohl viele Kardiologen davon abraten, mehr als zwei Eier pro Woche zu essen. Unser Programm bietet leckere Alternativen für Eier, als Frühstücksnahrung wie auch als Zutaten für Rezepte.

Versuchen Sie, Milch und alle Produkte daraus in Ihrer Ernährung zu verringern und schließlich ganz zu streichen. Ein großer Teil der Weltbevölkerung hat nie Milchprodukte verzehrt. Ein Grund dafür ist, daß viele Menschen Laktose (Milchzucker) nicht vertragen — ihnen fehlt das Enzym Laktase, das im Darm benötigt wird, um die Laktose aus Milchprodukten umzuwandeln. (In vielen Kulturen essen Kinder nach der Entwöhnung wenig oder gar keine Milchprodukte bis an ihr Lebensende. Menschen, die nach der Entwöhnung keine Milchprodukte verzehren, verlieren ganz natürlich die Fähigkeit, Laktase zu bilden, da ihr Körper keine Laktose mehr umwandeln muß.) Ohne Laktase in ihrem Verdauungstrakt sind solche Menschen nicht in der Lage, Milchprodukte zu verdauen, und leiden an verschiedenen Verdauungsproblemen, wenn sie diese Lebensmittel konsumieren.

Kuhmilch hat für die Ernährung eines Kindes natürlich geringeren Nährwert als Muttermilch. Kuhmilch ist für den Nährstoffbedarf eines Kalbes konzipiert, genau wie Muttermilch einzig und allein den Bedürfnissen eines neugeborenen Babys entspricht. In *Healthy People: The Surgeons General's...*steht:

Emotionale und physische Ernährung sind für die Gesundheit eines Babys lebenswichtig, und das Stillen ist ein Weg, um beides zu steigern... Menschliche Muttermilch ergibt nährstoffmäßig vollkommen angepaßte, vorgewärmte Nahrung für Säuglinge. Das Stillen erhöht darüberhinaus den Mutter-Kind-Kontakt, gewährt gewissen Schutz vor Infektionskrankheiten durch die Übertragung von mütterlichen Antikörpern auf das Kind und hilft Frauen, die durch die Schwangerschaft stark an Gewicht zugenommen haben, wieder abzunehmen.

Mehr noch, brustgenährte Babys sind selten übergewichtig und entwickeln praktisch nie Eisenmangelanämie, das am weitesten verbreitete Ernährungsproblem bei amerikanischen Babys.

Abgesehen davon, daß Milchprodukte alles andere als eine optimale Quelle für Kindernahrung sind, enthalten sie viel Fett und bergen deswegen all die Gesundheitsrisiken, die wir schon dargestellt haben.

Da viele von uns mit Kuhmilch groß geworden sind, sind wir von ihr als Quelle vieler wichtiger Mineralien und Vitamine abhängig geworden, vor allem Kalium, Phosphor und Vitamin D. Jedoch all diese Nährstoffe findet man auch in anderen Quellen: Grünes Gemüse, Algen und Sesamsamen sind reich an Kalzium; Bohnen, Vollgetreide, viele grüne Gemüse und Vollkornmehlprodukte sind reich an Phosphor; Vitamin D wird durch Sonnenlicht, Fisch und solche Fischöle wie Lebertran gebildet. (Wir werden diese und andere Vitamine und Mineralien später in diesem Kapitel besprechen.)

Vielen Menschen liefern diese Quellen ausreichende Mengen an Mineralien und Vitaminen. Jedoch aufgrund unserer langen Abhängigkeit von Milchprodukten und, weil viele Menschen unüberlegt essen, mögen einige nicht in der Lage sein, auf Milchprodukte ganz zu verzichten. Das ist besonders bei kleinen Kindern der Fall, zumal dann, wenn sie nicht genug Sonnenlicht oder Fischöl bekommen. Gestillte Babys haben keinen Vitamin-D-Mangel, da Muttermilch ausreichende Mengen all der entscheidenden Nährstoffe liefert, die ein Säugling braucht. Wenn ein Kind entwöhnt ist, könnte es unter Umständen ein wenig Milchnahrung benötigen, z.B. bei Anzeichen von geringem Wachstum oder Rachitis. Nicht alle Kinder sind in der Lage, ohne etwas Milchnahrung oder regelmäßige Gaben Lebertran normal aufzuwachsen. Wir sollten nicht zögern, diese Nahrungsmittel jenen zu geben, die sie brauchen.

Viele Erwachsene haben das Gefühl, daß sie zumindest übergangsweise nicht ganz ohne Milchprodukte auskommen, bevor sie imstande sind, sich ganz zu entwöhnen. Wenn Sie jedoch Milchprodukte verzehren, versuchen Sie es sparsam zu tun, verwenden Sie sie wie Gewürze, versuchen Sie, sich mit so schwach fetthaltiger Milchnahrung wie entrahmter Milch oder fettarmem Joghurt anzufreunden. Fettarmer Joghurt liefert viele Enzyme und natürliche Bakterien, die die Verdauung der Nahrung fördern, jedoch genauso in der fermentierten Nahrung enthalten sind, die wir in unserem Programm empfehlen.

Eine große Anzahl von Menschen vertritt die Ansicht, daß Milchprodukte Schleim in ihrem Körper bilden, was Anlaß zu Erkältungen, allergischen Symptomen und Nebenhöhlenproblemen gibt. Soweit wir wissen, gibt es noch keinen wissenschaftlichen Beweis zur Stützung dieser Theorie. (Nach einigen Studien vermutet man, daß große Mengen Milch gestörte Verhaltensweisen bei Kindern und Jugendlichen hervorrufen; mehr Forschung tut jedoch not auf diesem Gebiet.) Wie dem auch sei, nicht jeder reagiert auf die gleiche Weise auf eine spezielle Nahrung. Manche Leute vertragen Milchprodukte viel besser als andere. Unsere Erfahrungen mit den vielen Menschen, die dieses diätetische Programm angewendet haben, bestärken uns in der Annahme, daß der Verzicht auf Milchnahrung eine rasche Verbesserung der Gesundheit zur Folge hat. Das gilt besonders bei der Behandlung bestimmter Allergien und Nebenhöhlenerkrankungen. Ich wiederhole, diese Annahme ist wenig untermauert, und wir schlagen vor, daß Erwachsene vorsichtig Versuche mit ihrem Verbrauch an Milchprodukten durchführen, um zu ermitteln, welche und ob überhaupt Nebenwirkungen durch diese Nahrung entstehen können.

Das enthebt uns nicht der bedeutenden Aufmerksamkeit, die man dem Fettgehalt der Milchprodukte entgegenbringen sollte, da

Fett eindeutig die gefährlichste Substanz in unserer heutigen Nahrung ist. *Dietary Goals* und *Diet, Nutrition and Cancer* empfehlen beide, wir sollten nicht mehr als 30 Prozent unserer Gesamtkalorien vom Fett beziehen, um das Risiko degenerativer Erkrankungen zu reduzieren. Wir denken, diese Empfehlung ist für die Übergangsphase gut, nicht aber für eine Langzeit-Vorsorgeernährung. Wenn ich eine Zahl für ein unbedenkliches Maß an Fett in der Ernährung angeben sollte, würde sie sich auf 10 bis 20 Prozent unserer Gesamtkalorienmenge belaufen. Diese Empfehlung gründet sich auf die Erfahrung von Kulturen, die sehr wenig Fett zu sich nehmen und ein geringes Risiko für Krebs und Herzerkrankungen zeigen.

Dennoch können Sie die Fettmenge in Ihrer Ernährung nicht stückweise in angemessenen Schranken halten oder durch eine ungefähre Prozentzahl einen klaren Anhaltspunkt zu einer sicheren, gesunden Ernährungsform erhalten. Das diätetische Programm, aufgezeichnet in Kapitel 3 — Ihre neue gesunde Ernährung — ist außergewöhnlich niedrig im Fettgehalt (zwischen 10 und 15 Prozent der Gesamtkalorien), und die Übergangskost wird Ihnen helfen, dieses Optimum an gesunder Lebensführung zu erreichen, allmählich und Ihrem eigenen Rhythmus entsprechend. Das Programm sorgt für eine wesentliche Verminderung von Fett in der Ernährung, wobei sichergestellt ist, daß alle notwendigen Nährstoffe in ausreichenden Mengen vorhanden sind.

Protein (Eiweiß)

Wenn Sie aus Ihrem Fenster schauen und einen Baum, einen Grashalm oder den Stiel einer einzelnen Pflanze beobachten, werden Sie bemerken, daß sie alle die Kraft haben, aufrecht zu stehen, und die Flexibilität, sich gegen einen Windstoß zu behaupten. Wir haben die gleiche Fähigkeit; Protein ermöglicht uns und dem Pflanzenreich diese Kombination aus Stärke und Anpassungsvermögen. Sonst könnten wir nicht gegen den Widerstand der Schwerkraft aufrecht stehen; wir würden entweder zu einer amöboiden (unförmigen) Masse zusammenfallen oder so hart und kristallin werden, daß wir beim ersten Sturz in eine Million kleine Stücke zerspringen würden.

Das Proteinmolekül hält Kalzium und Phosphor an Ort und Stelle; es agiert wie das Baugerüst eines Hauses, wobei Kalzium und Phosphor als Mörtel und Steine dienen. Protein bildet ferner die Grundlage von Muskeln, Sehnen und solch weichen Organgeweben wie Leber und Milz und fördert die Blutgerinnung. Protein ist überall in unserem Körper — Augen, Haare, Fingernägel und Haut. Es berechnet sich auf 60 Prozent des Trockengewichtes unseres Körpers.

Obwohl Protein einen sehr großen Teil von uns allen ausmacht, ist es nicht das Protein selbst, das wir in unserer Nahrung brauchen, es sind die Bausteine des Proteins, genannt Aminosäuren. Unser Körper entnimmt unserer Nahrung Proteine, die entweder tierischen oder pflanzlichen Ursprungs sind, und spaltet sie in ihre Komponenten, die Aminosäuren. Es gibt buchstäblich Billionen von Eiweißarten, und jeder von uns bildet unterschiedliche Typen, bestimmt durch unseren genetischen Code. Protein wird vom Körper in erster Linie zu Zellbildung und Gewebeheilung verwandt.

Es gibt zweiundzwanzig Aminosäuren, vierzehn davon bildet der Körper aus einer Reihe von Substanzen selbst, die anderen acht können jedoch nur durch besondere Nahrungsmittel direkt geliefert werden. Diese acht werden essentielle Aminosäuren genannt. Viele Menschen fragen sich, ob ihre Nahrungsmittel vollständige Proteine liefern, d.h. alle essentiellen Aminosäuren.

Man kann das gesamte Protein (einschließlich aller essentieller Aminosäuren), das der Körper benötigt, mittels einer Ernährung aus Vollgetreide, Gemüse, Bohnen und Früchten erhalten. Nicht alle Gemüse und Getreide enthalten alle die essentiellen Aminosäuren, trifft man jedoch eine vielseitige Auswahl von Getreiden, Samen und Bohnen, kann man sicher sein, alle zu bekommen. Wenn Sie Ihre Vollgetreidemahlzeit mit normalen Bohnen, Erbsen oder Linsen oder mit Sesam- oder Sonnenblumensamen essen, werden Sie alle essentiellen Aminosäuren und das komplette Protein erhalten. Dazu kommt, daß Samen und Bohnen ebenfalls vollständiges Protein bilden. (Wir werden Gewürze und Soßen, die vollständiges Eiweiß liefern, im Zusammenspiel mit Getreide oder Bohnen, im nächsten Kapitel besprechen.) Vegetarier, die keine tierischen Nahrungsmittel essen, haben keine Probleme, ihren Eiweißbedarf zu decken. Unsere Ernährung enthält außerdem noch fettarmen Fisch und Geflügel, die in einer einzigen Mahlzeit eine Fülle von Protein und alle essentiellen Aminosäuren enthalten.

Da es Aufgabe der Proteine ist, Zellen zu erneuern und zu reparieren, benötigt der Körper nur kleine Mengen davon. Kinder brauchen größere Mengen für ihr Wachstum und sollten mehr eiweißreiche Nahrung essen.

Viele Leute glauben, daß sie durch den Verzehr großer Mengen Protein entsprechend viel Energie bekommen, dabei ist Protein ein äußerst unergiebiger Brennstoff, weil Stickstoff im Eiweißmolekül vorhanden ist. Dieser bildet in Verbindung mit anderen Eiweißpartikeln Harnstoff und Harnsäure, die beide in die Körpergewebe eindringen und Ursache für Gicht sind. Große Mengen Protein können schädlich sein.

Untersuchungen haben gezeigt, daß der Bedarf an Eiweiß bei einem Erwachsenen zwischen 16 und 20 Prozent seiner Gesamtkalorien liegt. Wenn diese Mengen in der Ernährung überschritten werden, beginnt der Körper Mineralien zu verlieren, besonders Kalzium, Zink, Eisen und Phosphor, die aus Knochen und Zähnen ausgelaugt werden, um das überschüssige Protein zu verstoffwechseln. Mineralienentzug führt zu weichen Zähnen und Knochen und einer Knochenerkrankung, die Osteoporose (Knochenerweichung) genannt wird.

Darüberhinaus berichtete der NRC, daß eine stark proteinhaltige Ernährung mit einem vermehrten Auftreten von Krebs, insbesondere Brust-, Prostata-, Pankreas-, Enddarm-, Gebärmutterschleimhaut- und Nierenkrebs, einhergeht.

Der Durchschnittsverbraucher ißt etwa das Doppelte an Protein, das der Körper benötigt, und das meiste davon stammt aus tierischen Quellen. Mit ziemlicher Wahrscheinlichkeit steht fest, daß Protein tierischen Ursprungs weitaus ungünstiger auf den Blutcholesterinspiegel wirkt als Protein vegetarischen Ursprungs.

Nun wissen wir, daß wir zuviel Protein erhalten können, ist es auch möglich, zuwenig zu bekommen? In der Tat tun sich Ernährungsfachleute schwer, eine Ernährung zu erfinden, die im Kaloriengehalt angemessen ist, das Leben zu erhalten, jedoch unangemessen im Proteingehalt. Solange Ihre Ernährung nicht ausschließlich aus Zucker, raffiniertem Mehl und Fett — sie alle sind voll mit leeren Kalorien (Kalorien ohne Nährwert) — besteht, erhalten Sie genug Protein, um Ihre Gesundheit zu erhalten.

Unser Programm enthält zwischen 10 und 20 Prozent Gesamtkalorien an Protein, eine Menge, mit der der Körper in wirkungsvoller, gesunder Weise umgeht. Die Übergangskost erlaubt Ihnen, soviel Protein zu essen, wie Sie glauben, Ihrem Körper geben zu müssen, während Sie Ihre Eßgewohnheiten von Ihrer jetzigen Ernährungsform zu einer gesünderen Lebensweise verändern.

Selbst bei der empfohlenen Ernährung können Sie stark proteinhaltige Nahrung essen, auch Fisch und Geflügel, und dennoch die schädlichen Wirkungen des Fettes vermeiden. Sie können ferner Tofu und Tempeh probieren, beides stark proteinhaltige Sojabohnennahrung. (Sehen Sie sich die Vorschläge in Kapitel 3 an wie auch die Rezepte in Kapitel 10). Beide Nahrungsmittel sind äußerst nahrhaft, leicht zuzubereiten und köstlich.

Versuchen Sie die Übergangskost mit dem Ziel, Vollgetreide, Bohnen, Samen, Fisch und Geflügel als Ihre Eiweißnahrung zu verwenden. Ihre gute Gesundheit wird es Ihnen danken!

Kohlenhydrate

Wie jedes lebende, selbstangetriebene Ding muß der Körper Energie zum Funktionieren haben. Wenn wir erwachsen werden, übersteigt unser Bedarf an Brennstoff alle anderen diätetischen Notwendigkeiten. Viele tausend chemische Prozesse finden im Körper statt, und jeder von ihnen erfordert Energie. Wir erhalten diese Energie aus drei Nahrungsmittelquellen: Fette, Proteine und

Kohlenhydrate. Von den dreien hat der Körper die Kohlenhydrate am liebsten — deren Verbrennung ist die sauberste; sie hinterläßt nur Wasser und Kohlendioxid als Nebenprodukte, die beide leicht aus dem Körper ausgeschieden werden. Und sie sind die wirkungsvollste Energiequelle; der Körper hat wenig Mühe, Kohlenhydrate in Brennstoff umzuwandeln.

Jedes Kohlenhydratmolekül wird ein Zucker genannt. Zucker werden vom Körper in nutzbare Energie umgewandelt und als Kraftstoff verbrannt oder als Fett gelagert.

Der Körper erhält Kohlenhydrate mit zwei grundsätzlichen Typen von Nahrungsmitteln: Stärken und Zucker. Stärken oder komplexe Kohlenhydrate findet man in unraffiniertem Vollgetreide, Gemüse und Früchten. Zucker stammen von solchen raffinierten Nahrungsmitteln wie raffiniertem Getreide und Einfachzuckern wie dem üblichen Industriezucker oder dem Rohzucker. Diese beiden Nahrungsmitteltypen — komplexe und raffinierte Kohlenhydrate — haben verschiedene Wirkungen auf den Körper.

Vollgetreide sind seit den letzten zehntausend Jahren kultiviert worden; eigentlich sind sie Samen, die, wenn man sie ließe, zu lebendigen Pflanzen heranwachsen würden. Jedes volle Korn besteht aus drei Teilen: Dem Keim, der reich an Vitaminen, Mineralien und etwas Fett ist, dem Mehlkörper (Endosperm), welcher Kohlenhydrate enthält, und der Kleie (Schale), die Mineralien, Fasern, Vitamine und Eiweiß enthält.

Wenn wir ein ganzes Korn essen, bekommen wir alle die Nährstoffe, die darin enthalten sind — nicht nur die Kohlenhydrate für die Energie, sondern auch die Vitamine für den Stoffwechsel, die Mineralien für gesundes Blut und gesunde Zellen, Protein für die Zellerneuerung und Fett für die körperlichen Energiereserven und den Vitaminstoffwechsel. Das geschieht auch, wenn wir frisches Gemüse oder Früchte essen, jedoch sind hier die Verhältnisse von Kohlenhydraten, Proteinen, Mineralien, Vitaminen und Fasern ganz anders als beim Getreide. Mit anderen Worten, wir erhalten die vollständige Nahrung und all die ernährungsbedingten Leistungen, die der Körper so dringend braucht.

Mit einer Schale Naturreis z.B. nimmt man reichlich komplexe Kohlenhydrate bzw. langkettige Zuckermoleküle zu sich. Diese langen Ketten werden im Verdauungstrakt aufgespalten durch Enzyme, die vom Körper gebildet werden, um so spezifische Reaktionen anzuregen wie die Aufschließung der Nahrung zwecks Aufnahme durch den Darm. Diese Enzyme beginnen den Prozeß, Kohlenhydrate in nutzbare Energie umzuwandeln. Jedes Kohlenhydratmolekül wird von der Kette getrennt, Glied für Glied, langsam und behutsam, so daß der Körper einen stetigen Fluß an Energie erhält. Der Körper ist in der Lage, den Energiefluß zu kontrollieren, so wie Sie die Gaszufuhr beim Motor Ihres Autos kontrollieren können. Da finden keine großen Energieverschiebungen statt — keine plötzlichen Höhen oder Tiefen — keine Zehn-Uhr-Vormittags- oder Fünfzehn-Uhr-Nachmittags-Depressionen. Es ist halt ein stetiger Energiefluß, so wie ein Auto mit Spargeschwindigkeit auf einer freien Autobahn fährt. Das hat den Effekt, daß der Körper gleichmäßige, andauernde Vitalität erhält.

Ein Korn, das raffiniert ist, ist jedoch von Keim und Kleie befreit — nur die Kohlenhydrate bleiben übrig. Oft fügen Lebensmittelhersteller künstlich einige Nährstoffe ein und nennen die Nahrung „angereichert", jedoch unterm Strich heißt das Verlust von wichtigen Vitaminen, Mineralien, Proteinen und Fasern.

Raffinierte Kohlenhydrate zeigen in vielem das gleiche Muster. Einfacher Zucker oder Rohrzucker wird künstlich aus Zuckerrohr und Zuckerrüben extrahiert, was den Zucker von anderen Nährstoffen, die ursprünglich in der Pflanze enthalten sind, trennt.

Rohrzucker wird im Darmtrakt nicht erst aufgeschlossen, wie das bei komplexen (langkettigen) Kohlenhydraten der Fall ist, sondern sofort in den Blutstrom aufgenommen. Wenn Sie z.B. in eine Zuckerstange beißen, gelangt unmittelbar ein großer Zuckerschub in Ihren Blutstrom, verursacht einen Überschuß an Brennstoff im Blut, der verbrannt werden muß und Ihnen einen kräftigen Schwung Energie gibt. Da jedoch die Energie schnell verbrannt ist und wenig oder gar kein Zucker im Blut verbleibt, fühlen Sie, daß Sie ebenso schnell wieder abfallen, müde und zuweilen emotional ausgebrannt sind. Dieser Zustand wird Hypoglykämie oder Niedrigblutzucker genannt. Wenn dieser Fall eintritt, hat der Körper wenig Brennstoff und verlangt nach Energie; Menschen mit niedrigem Blutzucker befriedigen ihr Verlangen durch Essen einer weiteren Zuckerstange oder eines Kaugummis bzw. einer anderen Süßigkeit, die natürlich den Kreislauf der Höhen und Tiefen erneut in Gang setzt.

Andere Forschungen haben ergeben, daß Zucker eine Vielfalt von körperlichen und seelischen Problemen verursacht. An der Cleveland-Klinik fand Dr. Derrick Lonsdale heraus, daß Jugendliche, die bezeichnenderweise eine Ernährung, die reich an Zucker und anderen nährstoffarmen Nahrungsmitteln ist, konsumieren, sehr oft einen niedrigen Thiaminspiegel (Vitamin B_1) und Anfangszeichen von Beriberi zeigen: Irritierbarkeit, Stimmungswechsel, Ruhelosigkeit, Müdigkeit, Depression, Schlaflosigkeit und Brust- und Bauchschmerzen. Er vermutet, daß Zucker die Hauptschuld an diesen Symptomen trägt, da der Körper Thiamin benötigt, um Zucker zu verdauen. Wenn man die Zuckermenge in der Nahrung erhöht, verändert man den Thiaminspiegel des Körpers. Wenn Lonsdale seinen Patienten mehr Thiamin gab und sie anwies, mehr vollwertige Nahrung zu essen, normalisierte sich ihr Thiaminspiegel, und ihre Symptome verschwanden. Eine Studie, erstellt 1977 am *New York Institute of Child Development,* zeigte, daß von 265 getesteten hyperaktiven Kindern drei Viertel anormale Resultate beim Glukosetoleranztest aufwiesen. Die Studie ergab, daß hyperaktive Kinder durchaus Schwierigkeiten beim Zuckerstoffwechsel haben können, was möglicherweise ihren Zustand verschlimmern könnte.

Es folgt die Behauptung, die der verstorbene Dr. Benjamin Feingold und die mehr als fünfzigtausend Eltern der *Feingold Association* aufstellten. Feingold bestand darauf, daß Nahrungsmittelzusätze — künstliche Farbstoffe, Aromastoffe und Salizylate (aspirinähnliche Substanzen, die in Tomaten, Äpfeln, Orangen, Pfirsichen, Weintrauben, Rosinen und manchen anderen Früchten enthalten sind) — Hyperaktivität bei Kindern auslösen. Zucker wurde ebenfalls als eine der Nahrungssubstanzen genannt, die Hyperaktivität verstärken, und neueste Forschungen unterstützen die Feingold-Hypothese.

Dr. Keith Conners vom *Children's Hospital* in Washington, D.C., ein Experte in der Erforschung der Hyperaktivität, vermutet, daß Zucker bei manchen Kindern quasi wie eine anregende Droge wirkt. In einem Artikel der Dezemberausgabe 1980 von *Nutrition Action* wird Conners zitiert: „Zucker mag insoweit als eine anregende Droge wirken, als er den Stoffwechsel des Körpers verändert. Die Freisetzung von Suprarenin, die geschieht, wenn der Blutzuckerspiegel steigt, dürfte ähnliche Wirkungen wie die Einnahme eines Aufputschmittels haben."

Seit dem 19. Jahrhundert konsumieren die Amerikaner als ihren Hauptenergielieferanten mehr und mehr Einfachzucker. Abgesehen von all den Krankheitsbildern, die wir bereits erwähnt haben, steht Zucker mit Fettleibigkeit, Zahnverfall und Diabetes in Zusammenhang. Er erhöht ferner den Bluttriglycerid- und den Blutcholesterinspiegel, was das Risiko für Herz- und Gefäßerkrankungen erhöht.

Viele Menschen glauben, daß Verzehr von Kohlenhydraten ihnen Gewichtszunahme beschert, jedoch wenn Sie Ihre Kohlenhydrate von Vollgetreide und Gemüse erhalten, bringen Sie Ihr Gewicht herunter und halten es unten. Einfachzucker enthält eine Menge leere Kalorien, die der Körper als Fett abzulagern pflegt. Das schafft die Voraussetzung dafür, daß der Körper an Gewicht zunimmt, aber dennoch nach Nahrung verlangt.

Paradoxerweise hat es den Anschein, daß viele fettleibige Menschen fast vor Hunger umkommen. Sie essen nur wenig anderes als Einfachzucker und raffinierte Getreide, welche zwar nicht die Nährstoffe liefern, die zur Unterstützung der Körperfunktionen notwendig sind, jedoch Gewicht hinzufügen. Sie hungern buchstäblich nach Vitaminen, Mineralien und Proteinen.

Vollgetreide, Gemüse und Früchte sind des weiteren reich an Fasern, die Darmerkrankungen verhindern können, besonders Dickdarmkrebs, eine der am meisten verbreiteten Krebsarten, die die Amerikaner heute heimsuchen. Fasern können außerdem den Verdauungsvorgang beschleunigen, da sie dem Darm helfen, giftige Substanzen auszuscheiden, die sonst dort wirken würden. Man nimmt an, je länger die Gallussäuren im Darm verweilen, desto länger werden sie von den Darmbakterien beeinflußt, was die Säuren abbauen läßt und ihre Giftigkeit erhöht.

Jahrhundertelang glaubten die Ärzte, daß Verstopfung die Wurzel aller Arten von Krankheiten sei einschließlich Krebs. Sie glaubten, daß Verstopfung die Bildung von Giften im Darmtrakt verursacht, die dann in den Blutstrom und von dort zu verschiedenen Teilen des Körpers gelangen, um dort an diesen Stellen Krankheiten hervorzurufen. Obwohl diese Theorie nie ganz akzeptiert worden ist, berichtete das anerkannte britische Medizinjournal *Lancet,* daß Frauen, die an chronischer Verstopfung leiden, eher dazu neigen, Brusterkrankungen — gutartige und bösartige — zu haben als jene, die eine Stuhlentleerung pro Tag haben.

Forscher fanden heraus, daß bei Frauen mit zwei oder weniger Stuhlentleerungen pro Woche die Wahrscheinlichkeit viermal größer ist, an Brusterkrankungen zu leiden. Die Wissenschaftler stellten ebenfalls fest, daß der Darm von Menschen, die Fleisch essen, größere Mengen mutagener Substanzen (Stoffe, die biologische Mutationen und Krebs verursachen) enthält als der von jenen Männern und Frauen, die kein Fleisch essen.

Tatsächlich ähnelt der menschliche Darm mehr dem von Herbivoren (pflanzenfressende Tiere) als dem von Carnivoren (fleischfressende Tiere). Fleischfressende Tiere haben einen viel kürzeren Darmtrakt, der es ihnen möglich macht, Fleisch schnell zu verdauen, und somit die negativen Nebenwirkungen, die sich aus der Fäulnis im Darm ergeben, vermindert oder ganz ausschaltet. Der längere Verdauungstrakt des Menschen arbeitet jedoch genau in der entgegengesetzten Weise. Menschen sind ungenügend darauf eingerichtet, bestimmte Arten von Nahrungsmitteln schnell aus dem Verdauungsapparat auszuscheiden. Daher können uns Nahrungsmittel, die faulen oder Gallensäuren und mutagene Substanzen vermehren, leichter angreifen.

Durch den Verzehr faserreicher Nahrung, die natürlich von Pflanzen stammt, erreichen wir sehr viel, um ernsten Krankheiten des Verdauungstraktes wie auch anderer Teile des Körpers vorzubeugen.

Unser Programm ist reich an zusammengesetzten (komplexen) Kohlenhydraten und Fasern. Unsere empfohlene Ernährung besteht hauptsächlich aus Vollgetreide, Gemüse und frischen Früchten. Wir empfehlen, 70 bis 80 Prozent unserer Ernährung aus diesen Nahrungsmitteln zusammenzustellen. Unsere Übergangskost ist ebenfalls reich an solchen Lebensmitteln. Wie auch immer Sie Ihre neue gesunde Ernährung beginnen, versuchen Sie wenigstens eine Vollgetreidemahlzeit und wenigstens zwei frische Gemüsespeisen pro Tag.

Vitamine und Mineralien

Eine Ernährung bestehend aus Vollgetreide, Gemüse, Früchten und etwas Fisch enthält eine Fülle all der für gute Gesundheit notwendigen Vitamine, Mineralien, Proteine und Kohlenhydrate. Tatsächlich betonen die meisten Ernährungsfachleute, daß vegetarische Kost (ohne jegliche tierische Nahrung) aus vollwertigen unraffinierten Lebensmitteln in ausreichender Menge alle Vitamine und Mineralien enthält, die der Körper benötigt, mit der möglichen Ausnahme von Vitamin B_{12}. Vitamin B_{12} ist in tierischer Nahrung vorhanden, auch in Fisch und Huhn, ferner in Tempeh, einem fermentierten Sojabohnenprodukt, und Spirulina, einer Alge, die in fast allen Naturkostläden und Reformhäusern vorrätig ist.

Solange man ißt, kann man schwerlich vermeiden, die meisten Vitamine und Mineralien mit der Nahrung zu erhalten. Mangel pflegt in einer spezifischen Gruppe von Vitaminen und Mineralien aufzutreten, die wir noch besprechen werden.

Vitamine

Vitamine sind organische Substanzen, die in lebenden Geweben von Pflanzen und Tieren vorkommen. Der Körper braucht sie zur Unterstützung der Enzyme beim Stoffwechsel von Kohlenhydraten, Proteinen und Fetten. Vitamine wirken wie Hormone und Enzyme als Katalysatoren bei chemischen Reaktionen im Körper.

Der Körper kann jedoch Vitamine nicht so wie die Hormone selbst herstellen, sondern ist darauf angewiesen, daß die Ernährung sie ihm liefert. Da Vitamine mit den Enzymen zusammen wirken, werden sie oft als Koenzyme bezeichnet. Zusätzlich sind sie oft an der Vereinigung von Molekülen bei der Bildung von Blut- und anderen Zellen, Hormonen und genetischem Material beteiligt.

Es gibt mehr als vierzig Vitamine, jedoch unsere Aufmerksamkeit gilt nur etwa einem Dutzend, da der Rest in großen Mengen vorhanden und unser Bedarf daran nur klein ist.

Die *Food and Nutrition Board of the National Academy of Sciences* setzte Richtlinien für unseren Vitamin- und Mineralienbedarf fest in den *Recommended Daily Allowances* (RDAs). Die Mitglieder dieser Organisation betonen jedoch, daß die RDAs (empfohlene tägliche Mengen) nur grobe Richtlinien für den individuellen Verbrauch sind. Der Vitaminbedarf pflegt individuell zu schwanken, und die RDAs stellen den oberen Teil der Skala dar, die für die meisten Menschen erforderliche Menge übersteigend. Tatsächlich haben Untersuchungen erbracht, daß die individuellen Erfordernisse für ein spezielles Vitamin mehr als um das Vierzigfache variieren können.

Bestimmte Vitamine, insbesondere die Vitamine A und D, können in großen Mengen giftig sein, wodurch die ergänzende Zuführung gefährlich sein kann. Fettlösliche Vitamine wie A, D, E und K müssen nicht jeden Tag ergänzt werden, da der Körper in der Lage ist, sie zu speichern. Jedoch wasserlösliche Vitamine wie B und C müssen täglich aufgenommen werden.

Wir empfehlen nicht, Vitamine und Mineralien zusätzlich einzunehmen! Wir betrachten den Körper als einen Gesamtorganismus, dessen Teile voneinander abhängig sind, was bedeutet, daß sie alle zusammen in Harmonie arbeiten müssen, mit dem Ziel vollkommener Gesundheit. In der Tat ist die zusätzliche Einnahme von Vitaminen ein relativ neues Phänomen, denn die Menschen begannen erst im 20. Jahrhundert, Vitamine und Mineralien in Tablettenform anzubieten. Durch die gesamte Geschichte hindurch war die Hauptquelle für Nährstoffe die Nahrung, und so schlagen wir vor, daß Ihre Nahrung auch Ihre einzige Quelle sei, außer wenn Ihr Arzt Ihnen speziell ein Vitaminpräparat empfehlen sollte. Zusätzliche Einnahme ist teuer und gewöhnlich nicht nötig. Aber wichtiger ist, daß sie zum Überkonsum eines bestimmten Vitamins führen kann, was in vielen Fällen giftig sein kann.

Was nun folgt, ist eine Auflistung der wichtigsten Vitamine und Mineralien und, von wo man sie sicher bekommen kann.

Vitamin A

Vitamin A beugt Nachtblindheit vor und fördert Knochenwachstum sowie Zahnentwicklung, gesunde Haut, Haare und Schleimhäute. Neueste Untersuchungen haben gezeigt, daß die pflanzliche Substanz, die der Körper zum Aufbau von Vitamin A braucht (genannt Beta-Karotin), wesentlich zur Verhütung von Krebs beitragen kann. Die Sorte Vitamin A, die in Gemüse enthalten ist, unterscheidet sich von dem Vitamin A (Retinol), das in Eiern, Milch oder Leber gefunden wird und in hohen Dosen eingenommen giftig ist. Beta-Karotin hat keine giftigen Nebenwirkungen, nur die Tendenz, die Haut orange oder gelb zu färben, wenn es in großen Mengen eingenommen wird.

Von all den Vitaminen, die in der Nahrung enthalten sind, erweckt keines mehr Interesse und Hoffnung auf eine eventuelle Bedeutung in der Krebsvorsorge als Beta-Karotin. Bemerkenswerterweise haben die Studien ergeben, daß es gegen Krebs schützt. Selbst bei Menschen, die Zigaretten rauchen, trotz der Tatsache, daß Zigarettenrauchen eine der Hauptursachen von Lungenkrebs ist. Das mag einiges Licht darauf werfen, wie wirkungsvoll ein krebsvorsorgendes Beta-Karotin sein kann.

Quellen für Beta-Karotin: Grünes Gemüse, Spinat, Broccoli, Kürbis (Squash) und Karotten; Beutelmelonen, Aprikosen, Pflaumen, Pfirsiche und Wassermelonen.

Vitamin B_1

Auch als Thiamin bekannt, ist Vitamin B_1 ein notwendiger Bestandteil beim Stoffwechsel der Kohlenhydrate sowie für das normale Funktionieren des Nervensystems; Mangel verursacht

Beriberi. Quellen für B_1 sind Naturreis und andere Vollgetreide, grünes Gemüse, Nüsse, Beeren, Erbsen, Sojabohnen, Sojabohnenprodukte und Sonnenblumenkerne.

Vitamin B_2

Riboflavin oder B_2 ist für das gesunde Funktionieren der Zellen und des Stoffwechsels der Kohlenhydrate, Proteine und Fette notwendig. Es hilft ebenfalls, die Schleimhäute zu erhalten. Grünes Blattgemüse, Vollgetreide, getrocknete Bohnen, Erbsen, Sonnenblumenkerne, Pilze, Naturreis, Meeresgemüse (Algen), Pflaumen und Mandeln sind alle reich an Riboflavin.

Niacin

Niacin hilft bei der Verdauung und fördert die Energieproduktion durch die Zellen. Mangel verursacht Pellagra. Quellen sind Vollgetreide, getrocknete Bohnen, Hülsenfrüchte und Nüsse.

Vitamin B_6

Pyridoxin oder B_6 unterstützt den Stoffwechsel und die Aufnahme der Fette und Proteine sowie die Bildung der roten Blutzellen. Es ist ebenfalls ein notwendiger Bestandteil bei der gesunden Entwicklung des Nervensystems. Quellen für B_6 sind grünes Gemüse, Vollgetreide, Nüsse, Mais und Hülsenfrüchte.

Vitamin B_{12}

Auch als Kobalamin bekannt, ist Vitamin B_{12} nötig für die Blutbildung und die Erhaltung von gesundem Blut und Nervensystem. Dauernder Mangel an B_{12} (es kann Jahre dauern, bis sich ein Mangel bemerkbar macht) verursacht Perniciosa (perniziöse Anämie), Schwäche und Lethargie (Interessenlosigkeit). Quellen für B_{12} sind alle tierischen Lebensmittel, auch Fisch und Geflügel, sowie Algen, Tempeh und andere fermentierte Sojabohnenprodukte.

Pantothensäure

Ebenfalls eines der B-Komplex-Vitamine, hilft Pantothensäure

Kohlenhydrate, Proteine und Fette zu verstoffwechseln und nimmt teil an der Hormonbildung. Quellen: Blattgemüse, Vollgetreide, Nüsse, Kohl, Blumenkohl und Früchte.

Vitamin C

Vitamin C, auch Ascorbinsäure genannt, ist lebenswichtig für die Bildung von Kollagen — einem Teil des fibrösen Bindegewebes im Körper. Es kann die Immunfunktion stärken, und neueste Studien zeigen, daß es in der Verhütung von Krebs eine Rolle spielen könnte. Nach der Überprüfung des Gutachtens stellte der NRC fest, daß „generell die Zahlen vermuten lassen, daß Vitamin C das Risiko von Krebs, insbesondere der Speiseröhre und des Magens, vermindern kann". Grünes Blattgemüse, Broccoli, gekeimte Bohnen, Sauerkraut, Kürbis (Squash), Kohl und viele Obstkuchenfrüchte wie Erdbeeren sind angemessene Vitamin C-Quellen.

Der NRC forderte die Amerikaner auf, mehr frisches Gemüse und Früchte reich an Vitamin C zu essen.

Vitamin D

Vitamin D ist erforderlich für die Bildung von gesunden Knochen und Zähnen sowie für die allgemeine Fähigkeit des Körpers, Kalzium und Phosphor zu verwerten. Ein Mangel an Vitamin D verursacht Rachitis; hohe Dosen können toxisch (giftig) sein und Nierenschäden, Lethargie und Appetitmangel hervorrufen.

Die wichtigste Quelle für Vitamin D ist die Sonne. Der Körper nutzt das Sonnenlicht durch Aufnahme der ultravioletten Sonnenstrahlen und verbindet sie dann mit cholesterinähnlichen Substanzen direkt unter der Hautoberfläche; in Kombination ergeben sie Vitamin D. Das Vitamin wandert in den Blutstrom und hilft zuletzt bei der Aufnahme von Kalzium und Phosphor durch die Darmwand.

Die am höchsten konzentrierten Nahrungsquellen für Vitamin D sind Fischöle, Fischleber und ganzer Fisch. Der Fisch erhält Vitamin D durch Verzehr großer Mengen Plankton, welches an der Meeresoberfläche schwimmt und Sonnenlicht absorbiert, wobei viel Vitamin abgelagert wird. Milch und bestimmte Milchprodukte wie Butter sind angereichert mit Vitamin D.

Die RDA für Vitamin D ist 400 I.E. (Internationale Einheiten), jedoch wie wir vorher bereits erwähnten, ist RDA als allgemeine Richtlinie erhoben und nicht für den individuellen Ernährungsbedarf gedacht. Als Regel, Kinder und Heranwachsende benötigen mehr Vitamin D als Erwachsene, da sie mehr Kalzium und Phosphor für gesundes Wachstum brauchen.

Es ist schwer zu sagen, wieviel Sonnenlicht ausreicht, um die RDA für einen Durchschnittsbürger zu erreichen. Hellhäutige Menschen pflegen mehr Vitamin D in einer vorgegebenen Zeitspanne zu produzieren als dunkelhäutige, da die Pigmentation durch Abschirmen der Sonnenstrahlen wie ein Schutzwall gegen zu starke Sonneneinwirkung fungiert. Amerikanische Schwarze, die in den nördlichen Städten leben, leiden zuweilen unter Vitamin D-Mangel, da wenig direktes Sonnenlicht vorhanden ist (Staubbelastung und hohe Gebäude verdecken oft die Sonne, die während der Herbst- und Wintermonate natürlich im Norden schwächer als im Süden ist). Als Resultat benötigen Schwarze und andere dunkelhäutige Amerikaner regelmäßige Quellen für das Vitamin in der Nahrung.

Fachleute sagen, daß erwachsene Kaukasier nur normales Sonnenlicht nötig haben — eine Stunde mittags und ein paar Stunden am Wochenende —, um ihren Vitaminbedarf zu decken. Da Vitamin D ein fettlösliches Vitamin ist, wird es im Körper gelagert und bedarf keiner täglichen Ergänzung.

Säuglinge benötigen natürlich auch eine Nahrungsquelle für Vitamin D — es ist Bestandteil der Muttermilch. Stillende Mütter sollten jedoch ihrerseits für genügend Sonnenbestrahlung sorgen, auf daß ihre Babys angemessene Mengen des Vitamins erhalten. Kleine Kinder, die nicht viel in der Sonne sind, dürften ebenfalls eine Nahrungsquelle für das Vitamin benötigen, um gesundes Wachstum zu gewährleisten. Sollte Ihr Kind Anzeichen von langsamem Wachstum oder Rachitis zeigen, wird Ihr Hausarzt wahrscheinlich regelmäßige Mengen Lebertran (ein halber bis voller Teelöffel enthält reichlich Vitamin D) oder einige fettarme Milchprodukte empfehlen. Sie können regelmäßige Mengen Fisch in Ihre Ernährung aufnehmen, um die Einnahme von adäquaten Dosen des Vitamins sicherzustellen.

Wir sollten daran denken, daß ein hoher Vitamin D-Spiegel giftig sein und Nierensteine und Demineralisation der Knochen verursachen kann. Mit anderen Worten, seien Sie vorsichtig mit Ihrer Vitamin D-Einnahme an beiden Enden des Spektrums; es ist genauso leicht, zuviel wie zuwenig zu bekommen.

Vitamin E

Vitamin E hilft bei der Bildung von roten Blutkörperchen, Muskeln und anderen Zellen und Geweben. Untersuchungen haben die Möglichkeit aufgedeckt, daß Vitamin E bei der Verhütung von Brusterkrankungen und Krebs eine Rolle spielt, wenn verursacht durch Nitrosamine (krebserregende Stoffe, die in Hot dogs und zahlreichem gebratenem Fleisch gefunden wurden). Blattgrün, Vollgetreide, besonders Vollweizen, getrocknete Bohnen, Distelöl und Weizenkeime sind ausgezeichnete Quellen für Vitamin E.

Vitamin K

Vitamin K wird bei der Blutgerinnung und zum Knochenstoffwechsel benötigt. Blattgrün, Blumenkohl, Erbsen, Sojabohnen und Sojabohnenprodukte wie z.B. Tempeh und Tofu sind reich an Vitamin K.

Mineralien

Ganz anders als Vitamine sind Mineralien anorganische Substanzen, die von so leblosen Dingen wie Steinen stammen. Ihre Rolle ist der der Vitamine ähnlich, und sie sind für die Gesundheit unentbehrlich. Mineralien werden für die Bildung und Funktion der Zellen benötigt.

Ich wiederhole, wenn Sie eine Vollwertnahrung zu sich nehmen, werden Sie keinen Mineralienmangel haben. Um die Menge an Mineralien und Vitaminen im Essen zu erhöhen, ist es hilfreich, Gemüse wie Möhren, Rettich oder Rüben vor dem Kochen einfach zu waschen anstatt sie zu schälen. Es ist auch eine gute Idee, in einem gußeisernen Topf zu kochen, was Ihnen Ihre Nahrung mit Eisen anreichern helfen kann.

Nachfolgend eine Liste der wichtigsten Mineralien, die in einer hoch raffinierten Kost manchmal fehlen.

Kalzium

Ein Mineral, das für gesunde Knochen und Zähne nötig ist, ebenso für gutes Funktionieren von Bindegewebe und Muskeln. Kalzium ist in verschiedenen grünen Gemüsen reichlich zu finden — eine gute Alternative zu Kuhmilch als kalziumreiche Nahrung. Eine Tasse Milch enthält z.B. etwa 300 Milligramm Kalzium, während eine Tasse gekochte bunte Gemüse um 320 Milligramm aufweist. Eine Tasse gekochtes gelbes Gemüse enthält 284 Milligramm Kalzium, und die gleiche Menge Winterkohl ungefähr 206. Als Regel, grüne Gemüse sind allesamt reiche Quellen dieses wichtigen Minerals.

Algen sind die reichhaltigsten Lieferanten für Mineralien, Spurenelemente und Vitamine auf der Erde. Etwa 30 Gramm Wakame-Algen enthalten ungefähr 362 Milligramm Kalzium. (Algen können reich an Natrium sein, weswegen sie vor Gebrauch grundsätzlich abgespült oder eingeweicht werden sollten. Lesen Sie den Abschnitt über Natrium in diesem Kapitel und die Hinweise für den Gebrauch von Algen in Kapitel 3).

Schließlich sind Sesamsamen mit die reichsten Quellen für Kalzium im Nahrungssystem. Eine Tasse Sesamsamen enthält 1000 Milligramm Kalzium. Niemand verlangt von Ihnen, daß Sie sich nun hinsetzen und eine Tasse Sesamsamen essen, jedoch durch Überstreuen einiger zerstoßener, gerösteter Sesamsamen über eine Schale Reis erhält man genug Mineralien, eingeschlossen Kalzium, wie auch ein vollständiges Eiweiß.

Phosphor

Phosphor wird für gesunde Knochen und Zähne sowie Muskelbildung und -funktion benötigt. Gute Quellen sind Sojabohnen und deren Produkte wie Tofu und Tempeh, ferner Linsen, Bohnen,

Kichererbsen, Sesam- und Sonnenblumensamen, Vollgetreide einschließlich Weizen und Weizenmehl, Blattgemüse, Buchweizen, Gerste und Naturreis.

Magnesium

Benötigt für Zähne und Knochen, findet sich Magnesium in Vollweizen, Weizenkeimen, Vollgetreide, Blattgemüse, Sojabohnen und ihren Produkten, Naturreis, Nüssen, Pfirsichen und Sesam- und Sonnenblumensamen.

Jod

Jod ist für die gesunde Funktion der Schilddrüse erforderlich. Reiche Quellen für Jod sind Fisch, Algen, Mangold, Pilze, Wurzelgemüse, Wasserkresse und Birnen.

Eisen

Notwendig für gesundes Blut, wird Eisen im Hämoglobin der roten Blutzellen gefunden, welches den Sauerstoff zu den Geweben durch den Körper transportiert. Alle tierischen Nahrungsmittel einschließlich Fisch und Geflügel enthalten Eisen. Algen sind besonders reich an Eisen — Brucherbsen, Hirse, Kichererbsen, schwarze Bohnen, Pintobohnen, Pflaumen, Rosinen, Aprikosen, Weizenkeime und Blattgemüse sind ebenfalls Quellen für Eisen.

Kalium

Kalium ist für gesunde Nerven-, Muskel- und Zellfunktion notwendig. Es bildet einen Teil des Zellprotoplasmas und arbeitet mit Natrium zusammen, um elektrische Impulse durch die Nervenfasern zu leiten. Kalium und Natrium bilden eine empfindliche Balance im Körper. Wenn übermäßig viel Natrium aufgenommen wird (siehe Abschnitt Natrium in diesem Kapitel), wird Kalium aus den Zellen hinausgedrängt und verursacht Flüssigkeitsansammlung und Schwellung, eine Krankheit, die man Ödem nennt.

Kalium wird reichlich von all unserer Nahrung geliefert, und Mangel tritt nur bei den Menschen auf, die exzessiv raffinierte Lebensmittel oder Salz konsumieren. Reiche Quellen für Kalium sind Vollgetreide, Früchte, die meisten Gemüse und tierische Nahrungsmittel.

Zink

Zink ist besonders wichtig für gesunde Haut und gutes Funktionieren der Sexualorgane. Meeresnahrung, Vollweizenmehl und Bulgur sind allesamt Quellen für Zink.

Natrium

Viele Menschen haben eine Neigung zu Natriumchlorid oder Tafelsalz im gleichen Maße wie zu Zucker entwickelt. In der Tat, Salz und Zucker, die den Geschmack unserer Nahrung bestimmen, haben eine Vielfalt von Krankheiten entstehen lassen.

Salz besteht ungefähr zu 40 Prozent aus Natrium. Der Durchschnittsverbraucher ißt zwischen 6 und 18 Gramm Salz am Tag (etwa $\frac{3}{4}$ Teelöffel bis nahezu 2 $\frac{1}{2}$ Teelöffel). Doch unser Körper benötigt nur etwa $\frac{1}{2}$ Gramm am Tag, und wir können das und mehr als natürliche Komponente unserer Nahrung erhalten.

Salz hat sich als Verursacher von hohem Blutdruck, Ödemen und Magenkrebs erwiesen. Gekoppelt mit einer fettreichen Ernährung scheint es einen noch schädlicheren Effekt auf den Körper zu haben. Salz und Fett in Kombination erhöhen zweifellos die Aussicht auf Krankheiten, insbesondere Herzgefäßerkrankungen. Hoher Blutdruck z.B. kann durch einfaches Verringern der Fettmenge in der Nahrung bei konstantem Salzgehalt gelindert werden. In Ländern mit hohem Salzverbrauch wie z.B. Japan zeigt sich ein viel höheres Auftreten von Bluthochdruck und Magenkrebs. *Dietary Goals,* der *U.S. Surgeon General's* und der NRC, sie alle haben die Amerikaner aufgefordert, die Salzmenge in ihrer Ernährung zu vermindern. Stark salzhaltige Nahrungsmittel sind Pickels, gepökeltes Fleisch und Räucherfisch. *Dietary Goals* empfahl, nur 1 Teelöffel Salz pro Tag zu verbrauchen. Zunächst klingt das wie ein vernünftiger Vorschlag, jedoch ist es nahezu unmöglich, die Salzzufuhr zu kontrollieren, wenn man konserviertes und viel tiefgefrorenes Gemüse als auch Fleisch ißt, selbst wenn man nie mehr einen Salzstreuer in die Hand nimmt!

Behandelte Nahrungsmittel sind reich an Natrium; für viele Menschen sind sie die Hauptquelle für Natrium in ihrer Nahrung. Frische Erbsen z.B. haben 0,9 Milligramm Natrium, in Dosen konservierte Erbsen haben sage und schreibe 230 Milligramm. Und das, bevor wir Salz oder ein anderes gesalzenes Lebensmittel, Butter, zu unserer Nahrung hinzufügen. Butter enthält ungefähr 1100 Milligramm Salz pro Stück (125 Gramm oder ½ Tasse). Geräucherter Schinken, Rindergeschnetzeltes und geräucherter Fisch sind wahre Natriumbergwerke. 100 Gramm Rindergeschnetzeltes z.B. enthalten bezeichnenderweise 4300 Milligramm Natrium, das sind mehr als 2 Teelöffel Natrium oder 5 Teelöffel Salz!

Verbannen Sie sämtliche Gemüsekonserven aus Ihrer Nahrung zu Hause und meiden Sie nach Möglichkeit tiefgefrorenes Gemüse — so können Sie die Natriumzufuhr reduzieren. (Es gibt salzfreie tiefgefrorene Gemüse, die an Nährstoffen reichhaltiger als Dosengemüse sind). Wir empfehlen Ihnen, frisches Gemüse zum Standard bei Ihren Hauptmahlzeiten werden zu lassen.

Praktisch hat jeder Supermarkt im Lande einen reichhaltigen Vorrat an frischem Gemüse. (Siehe Liste der Gemüse, die Sie in fast allen Supermärkten kaufen können und in der Regel im Hause haben sollten, in Kapitel 3). Die meisten frischen Gemüse können in drei Minuten gedünstet oder in weniger als zwanzig Minuten gekocht werden. (Schauen Sie in Kapitel 3 nach Kochanweisungen und in Kapitel 10 nach Gemüserezepten.) Wir ermuntern Sie ferner, bei Gemüse, Vollgetreide sowie den Methoden der Zubereitung zu variieren, um sicherzustellen, daß der Nährwert stimmt und Sie all die Vitamine und Mineralien bekommen, die Ihr Körper benötigt.

Eine gute Ernährung ist die beste Verteidigung gegen ernste Erkrankungen, ja sogar mehr als nur Schutz vor Krankheiten. Gewissenhaft befolgt kann unsere Lebensordnung, die im nächsten Kapitel in allen Einzelheiten erklärt wird, Ihre Vitalität steigern, Ihre Erscheinung verbessern, Ihr Gewicht normalisieren und Ihnen helfen, tiefer zu schlafen und ausgeruht und munter zu erwachen. Kurz gesagt, diese Ernährungsweise versetzt Sie in die Lage, sich körperlich und seelisch besser zu fühlen. Wir erwähnen den letzten Punkt nicht leichtfertig.

Es ist in zunehmendem Maße erwiesen, daß die Ernährung den Gehirnstoffwechsel steigern und zu verbesserter geistiger und seelischer Stabilität beitragen kann. Am MIT haben die Doktoren John Fernstrom und Richard Wurtman demonstriert, daß die Auswahl bestimmter Nährstoffe in der Nahrung die Art und Weise, wie das Gehirn funktioniert, dramatisch beeinflußt. In *Nutrition Action* (Dezember 1979), einer Veröffentlichung des *Center for Science and the Public Interest,* schrieb Dr. Fernstrom: „Es wird zunehmend klarer, daß Stoffwechsel und Funktion des Gehirns durch eine einzige Mahlzeit beeinflußt werden können. Das bedeutet, daß bei gut ernährten Personen, die normale Mengen Nahrung zu sich nehmen, ein kurzfristiger Wechsel in der Nahrungsmittelzusammenstellung sehr schnell die Gehirnfunktion stören kann."

Nach Fernstrom haben komplexe Kohlenhydrate, die in Vollgetreide, Gemüse, Bohnen und Früchten enthalten sind, die Fähigkeit, die Aufnahmekapazität des Gehirns für die Aminosäure Tryptophan zu erhöhen; diese hilft bei Schmerzbefreiung und Blutdrucksenkung, wie Untersuchungen ergaben. Tryptophan kann erwiesermaßen auch den Schlaf und die Gefühlslage bei depressiven Menschen verbessern. Eine stark fleischhaltige Ernährung kann nicht das gleiche bewirken, da Fleisch nicht den Gehirnspiegel von Tryptophan erhöht.

Kurz nachdem ich begonnen hatte, dieser Ernährungsweise zu folgen, bemerkte ich einen außerordentlichen Wandel in meiner Gemütsverfassung. Nicht nur, daß ich mit all den körperlichen Symptomen, die ich hier beschrieben habe, meine Erfahrungen gemacht habe, sondern ich spürte auch eine tiefergehende Empfindung von Wohlgefühl und ein wachsendes Vertrauen in mich selbst und meine Fähigkeit, meine Krankheit zu überwinden. Das erstaunte mich besonders, da ich eine längere Zeit voll Hoffnungslosigkeit und Niedergeschlagenheit durchlebt hatte. Ich bin sicher, die Nahrung trug zu meiner Empfindung des Vertrauens und

Wohlbefindens bei. Vielleicht wird durch die Arbeit des MIT unser Verständnis dessen, wie Nahrung unsere Gedanken und Gefühle beeinflußt, wachsen, jedoch in der Zwischenzeit ist es klug, die vorhandenen Erkenntnisse, die uns von diesen und anderen Wissenschaftlern geliefert wurden, zu nutzen. Die MIT-Forschung ist an die Grenzen der Ernährungswissenschaft gestoßen. Die von *Dietary Goals,* dem *Surgeon General's* und dem NRC dargestellte Arbeit steht nun auf guter Grundlage, und es liegt jetzt an uns, guten Gebrauch von diesen Ratschlägen zu machen. Das nächste Kapitel wird erläutern, wie man all diese Informationen in einen diätetischen Plan einfügen kann. Es möchte Sie in die Wege der schrittweisen Einführung bestimmter Nahrungsmittel in Ihre Ernährung bei gleichzeitiger Verminderung und Vermeidung anderer einweisen. Sie werden feststellen, daß Sie mit etwas Geduld und gutem Willen eine neue und lohnende Art der Ernährung spielend annehmen können.

Kapitel 3

Ihre neue gesunde Ernährung

DIE ERNÄHRUNGSWEISE ZU ÄNDERN ist eine der schwierigsten und herausforderndsten Angelegenheiten, die Sie tun können, doch wenn Sie es richtig machen, kann es auch eine der lohnendsten sein.

Sie haben zwei Möglichkeiten, mit einer neuen Ernährung zu beginnen. Sie können über Nacht einen dramatischen Wandel vornehmen, durch den Austausch aller Nahrungsmittel in Kühlschrank und Küchenregal heute und den Start einer völlig neuen Lebensordnung morgen. Das klappt bei den meisten Leuten nicht, und wir empfehlen diesen Weg nur, wenn Sie ernsthaft krank sind und von einem Arzt beraten werden, der Ihnen dazu verhelfen kann, weise diätetische Maßnahmen zu ergreifen. Sie haben Ihr ganzes Leben hindurch Ihre Ernährungsgewohnheiten entwickelt, und ein zu plötzlicher Wechsel an einem Tag kann Sie physiologisch wie psychologisch wie ein Schock treffen. Wenn Sie sich nicht die Zeit nehmen, sich an den Geschmack der neuen Nahrung heranzutasten oder ihre Zubereitung zu lernen, könnten Sie ob des ungewöhnlichen Aromas Enttäuschung verspüren, zu dem Schluß kommen, diese Art und Weise der Ernährung nicht weiter durchführen zu können, und so die ganze Sache fallenlassen, weil die Zielsetzung den Anfang unmöglich machte.

Es gibt jedoch einen anderen Weg: Die langsame und geduldige

Anpassung, die weit mehr erfolgreich ist. Wenn Sie schrittweise bestimmte Nahrungsmittel vermindern und ganz weglassen und gleichzeitig neue in Ihre Ernährung einführen, geben Sie sich selbst die Chance, die geschmackvolle Zubereitung der neuen Gerichte zu erlernen, und die Zeit, sich an eine ganz neue Welt des Geschmacks heranzutasten. Unterdessen erfahren Sie direkte und langfristige, positive Auswirkungen, einfach durch Vermindern der Mengen bei Fleisch, Eiern, raffiniertem Getreide, Zucker und Salz und durch Hinzufügen von mehr ganzem Getreide, frischem Gemüse, natürlichen Nachspeisen und Snacks und gelegentlichen Bohnen- oder Algengerichten. Sie brauchen nur die Bereitwilligkeit, diese positiven Veränderungen in Ihrem Leben anzugehen, und die Geduld, sie in einem für Sie entsprechenden Tempo fortschreiten zu lassen.

Jedoch Veränderungen sind nie leicht, besonders nicht am Anfang. Selbst mit dem Tod im Nacken, der mich zu radikalen Veränderungen über Nacht anstachelte, wurde ich noch mit denselben Gelüsten und Mißerfolgen konfrontiert wie jeder andere, der eine grundlegende Veränderung in seiner Ernährung durchzuführen versucht. Als ich erstmalig in diese neue Lebensordnung eingeführt wurde, war ich überwältigt von den enormen Veränderungen, die nötig waren. Da ich sehr krank war, wurde ich in eine viel stärker eingeschränkte Ernährungsweise eingewiesen als die, die wir empfehlen, und ich mußte auf der Stelle damit anfangen. Eine Übergangsperiode gab es dabei nicht. Viele Monate aß ich streng vegetarisch; ich hielt Abstinenz von allen tierischen Produkten einschließlich Fisch und aß keinerlei Früchte oder natürlich gesüßte Desserts. (Erst nach Verschwinden meines Krebses erweiterte ich mein Nahrungsspektrum auch auf diese Nahrungsmittel.) Erstaunlich genug, obwohl ich zeit meines Lebens riesige Mengen Fleisch verzehrt hatte, ich vermißte es nicht im geringsten, seit ich es im September 1978 ausgespart hatte. Die Nahrung, die ich wirklich vermißte, war Zucker. Für mich war die Nachspeise stets der beste Teil einer jeden Mahlzeit gewesen. Ich wurde abrupt daran gehindert, irgendwelche Desserts zu essen, auch solche, die unser Programm hier als sicher und gesund ansieht.

Sehr früh entwickelte ich erstaunliche Fähigkeiten bei dem Versuch, mein Verlangen nach Zucker zu befriedigen. Ich verschlang riesige Mengen Walnuß- und Eichelkürbis*, beides mächtig süße Schleckereien, vor allem wenn sie gebacken oder unter Druck gekocht und dann zu einem sahnigen Pudding geschlagen werden. Ich schwelgte ferner in Unmengen Hafermehl und Linsensuppe. Trotz ihres köstlichen Geschmacks und — im Falle von Kürbis — ihrer überraschenden Süße werden diese Nahrungsmittel niemals den Bananen-Split oder das Erdbeertörtchen ersetzen können. Allein Willenskraft und pure Sturheit retteten mich. Am Ende entschied ich mich dafür, daß das Überleben wichtiger als die Befriedigung meiner Gier nach Süßem war.

Später, als sich einige echte Merkmale gesundheitlichen Fortschritts abzeichneten, versuchte ich gelegentlich ein etwas kühneres Vorgehen. Ich wollte Gerstenmalz ausprobieren — ein gemalztes Süßmittel aus gekeimter Gerste — und es in einen Topf gießen, zusammen mit einigen Puffgetreiden. Ich erhitzte dann den gesamten Inhalt und erhielt eine Art kandiertes Puffgetreide. Nach monatelangem Verzehren nach süßem Geschmack versetzte mich solch eine Speise nahezu in den Zustand der Glückseligkeit.

Diese Glückseligkeit war jedoch nur von kurzer Dauer. Bald nachdem meine anfänglichen Wogen des Glücks ihren Höhepunkt überschritten hatten, übermannten mich Schuldgefühle. Ich befürchtete sofort, daß diese eine Schlemmerei all meine bisher erzielten, positiven Fortschritte zunichte gemacht hätte. Ich fürchtete, daß der Krebs sich bereits aus seiner noch glühenden Asche erheben und erneut in mir entflammen würde.

Das war jedoch nicht der Fall, wie die regelmäßig bei mir durchgeführten Bluttests und Knochen-Scanneruntersuchungen bewiesen. Ungeachtet der gelegentlichen Ausrutscher schritt meine Gesundung kontinuierlich voran, und ich lernte zwei wichtige Lektionen. Hier die erste: Richten Sie Ihre Gedanken so oft wie möglich auf alles, was Ihre Gesundheit fördert. Konzentrieren Sie sich auf die Besserungen und die positiven Anstrengungen, die

* amerikanische Kürbisarten (Anm. d. Übers.)

Sie unternehmen, und wie diese Ihre Gesundheit drastisch verbessern werden. Vergegenwärtigen Sie sich diese bedeutenden Veränderungen und nutzen sie für die weitere Entwicklung. Eine einzelne Schlemmerei wird nicht all die positiven Mühen, die Sie auf sich genommen haben, wegwischen, jedoch das Schuldbewußtsein, das Ihnen nach einem solchen Vorfall erwächst, könnte Sie durchaus daran hindern, der richtigen Spur auch weiter zu folgen. Schuld ist nur dazu da, uns als Versager zu fühlen, und Versager haben keine Veranlassung, ihre Ziele weiter zu verfolgen. Ihre Ernährungsform zu verändern ist nicht einfach, aber wenn Sie dieses Ziel erreichen wollen, müssen Sie Ihre Fortschritte klar erkennen. Nur wenn Sie mit sich selbst zufrieden sind, werden Sie in der Lage sein, den nächsten Schritt zu tun.

Die zweite Lektion ist die, daß wir nicht so extreme Nahrungsmittel zur Befriedigung unserer Gelüste wählen sollten. Es ist doch klar, daß etwas Gerstenmalz mit Puffreis aus vollem Korn eine viel harmlosere Wirkung als ein Bananen-Split auf den Körper haben wird. Versuchen Sie, Ihr Verlangen nach Süßem mit den Desserts und Snacks zu stillen, die wir unten aufgeführt haben. Das gleiche gilt für jedes andere starke Verlangen. Versuchen Sie es mit der Nahrung, die in ihrem Gehalt an Fett, Cholesterin, Zucker und künstlichen Zusätzen niedriger ist. Ich war überrascht festzustellen, wie einfach es war, viele Gelüste mit gesunden Surrogaten zu befriedigen.

Sowie Sie lernen, diese köstliche Nahrung zuzubereiten, wird natürlich das Bedürfnis nachlassen, außerhalb der neuen Ernährungsform Eßbares zu suchen. Ich sage es nochmals, das braucht Zeit. Sie sind ja gerade dabei, die Zubereitung von Nahrungsmitteln zu lernen, mit denen Sie wahrscheinlich bisher nie in Berührung gekommen sind, geschweige denn, daß Sie sie in einen Kochtopf getan haben. Erwarten Sie für den Anfang nicht zuviel. Ich habe niemals Geschicklichkeit in der Küche entwickelt. Gelegentlich eine Fernsehmahlzeit zu kochen oder einen Zwischendurchhappen aufzuwärmen war auch schon das Äußerste meiner kulinarischen Kunstfertigkeiten. In der Anfangszeit, als ich Naturreis, Bohnen und Gemüse kochte, brannte mir der Reis an, irgendwie bekam ich die Bohnen nicht weich, und das Gemüse verwandelte ich in irgendetwas, das Unkraut im Morast ähnelte. Ich verdanke nur dem Wohlwollen des Allmächtigen, daß ich es schaffte, diese anfänglichen Fehlschläge hinter mir zu lassen und bei der neuen Lebensordnung zu bleiben. Unnötig zu sagen, daß ich es niemals bereut habe.

Die Freude, die ich dabei empfinde, wenn ich diese Nahrung esse, hat noch etwas Überraschendes für mich, da ich anfangs dieser Ernährungsweise gegenüber feindselig eingestellt war. Anders als viele Leute, die ihre Ernährungsform aus einer Überzeugung oder weisen Einsicht heraus verändern, war ich *gezwungen* zu der Veränderung, oder, wie ich gelegentlich dachte, geradezu dazu verdammt. Plötzlich war ich der Gefangene meiner Nahrung. Es dauerte eine gewisse Zeit, bis ich mein Selbstmitleid bis zu dem Punkt überwunden hatte, wo ich die Dinge unvoreingenommen betrachten konnte. Als ich das hinter mir hatte, begann ich mich allmählich an der Nahrung zu erfreuen, und wenige Monate später, als mein Appetit kräftiger wurde, bemerkte ich, daß ich bereits auf die nächste Schale Naturreis und gedünstetes Gemüse wartete. Selbst Algen — die ich anfangs überhaupt nicht riechen konnte — verwandelten sich in etwas Wohlschmeckendes, und schließlich konnte ich mich auch daran erfreuen.

Die Schlüsselfaktoren bei dem Programm sind Zeit und simple Bereitwilligkeit. Entscheiden Sie hier und jetzt, Ihre eigene gesundheitsfördernde Ernährungsform zu schaffen, und fangen Sie sodann damit an, nach und nach — in einer Ihnen angenehmen Gangart — die Empfehlungen, die wir unten aufgeführt haben, sich zu eigen zu machen.

Sie finden zwei Arten von Empfehlungen. Die erste ist eine allgemeine Aufzählung von Richtlinien, die Sie für den Übergang von Ihren gegenwärtigen Ernährungsgewohnheiten zu einer neuen, gesünderen Kost nutzen können. Diese flexiblen Richtlinien sind allesamt konkrete Schritte und werden die Qualität Ihrer Ernährung und damit Ihrer Gesundheit steigern. Wir nennen das *die Übergangskost.* Manche Leute mögen auf Dauer diese Ernährungsform, die in sich schon ein sehr positiver Schritt ist, beibehalten. Doch je natürlicher und ganzheitlicher die Nahrung ist, die Sie essen, desto größere Chancen bestehen für wachsende Gesundheit und steigendes Wohlbefinden. Das ist der Punkt! Wie weit Sie da gehen wollen, das hängt allein von Ihnen ab.

Die zweite Art Richtlinien nennen wir *die empfohlene Ernährung.* Sie sehen wir als die ideale Ernährungsweise an, und als diejenige, die wir uns als Ziel vorgeben sollten. Das ist nicht etwas, womit Sie morgen anfangen müssen, oder nächsten Monat. Es soll Leute geben, die dafür ein Jahr oder mehr brauchen; andere wiederum mögen der Methode wegen ausschließen, diese vorgeschlagene Ernährungsform sei für sie die ideale Lebensordnung. Man sollte zur Kenntnis nehmen, daß es keine perfekte oder standardisierte Form der Ernährung für menschliche Wesen gibt, sondern Milliarden von Ernährungsweisen, gemäß den individuellen Bedürfnissen. Wir wollen Sie darin unterstützen, eine Ernährungsform zu finden, die für Sie richtig ist und eingebunden in die Ernährungsleitlinien, wie sie in Kapitel 2 beschrieben sind.

Ich wiederhole, je mehr Sie sich an ganze, volle Getreide, Gemüse, Bohnen, Algen und natürliche Desserts halten, desto schnellere Fortschritte machen Sie bei Ihrer Gesundheit. Sie sollten ein Ansteigen Ihrer Vitalität und ein zunehmendes Maß an Ausdauer bei sich verspüren. Ihr Gewicht sollte sich rascher normalisieren, ebenso Blutdruck und Cholesterinspiegel. Ich bin sicher, daß diese Ernährungsweise mit der beste Schutz vor solchen degenerativen Krankheiten wie Krebs, Herzgefäßerkrankungen, Diabetes und anderen ist.

Wir haben beide Programme — die Übergangskost und die empfohlene Ernährung — in neun Nahrungsmittelkategorien unterteilt: Ganzes Vollgetreide, Gemüse, Bohnen, Algen (Meeresgemüse), Desserts (Nachspeisen), Snacks (Zwischendurchmahlzeiten), tierische Nahrung, Getränke und Gewürze. Die in jeder dieser Kategorien aufgeführten Nahrungsmittel sind äußerst nahrhaft und bekömmlich. Der einzige Unterschied zwischen der Übergangskost und der empfohlenen Ernährung besteht darin, daß Sie mit der ersteren selbst bestimmen, wie schnell Sie sich die Vorschläge zu eigen machen möchten, und in welchen Proportionen. Beispiel: Die Übergangskost erlaubt Ihnen die Entscheidung darüber, wie oft in der Woche Sie eine Vollgetreidemahlzeit essen möchten, wohingegen die empfohlene Ernährung Sie deutlich auffordert, mindestens zweimal täglich ein Vollgetreidegericht zu sich zu nehmen. Die empfohlene Ernährung gibt spezifische Instruktionen für alle neun Nahrungsmittelkategorien.

Für beide Ernährungsformen gilt aber, die Aufnahme bestimmter Nahrungsmittel zu reduzieren und wenn möglich gänzlich zu unterlassen. Noch einmal: Die Übergangskost erlaubt Ihnen, selbst zu bestimmen, wie rasch Sie die folgenden Nahrungsmittel zu reduzieren oder ganz wegzulassen gedenken.

- Jegliches rote Fleisch.
- Milchprodukte, insbesondere stark fetthaltige wie Vollmilch und Käse mit hohem Fettanteil.
- Eier.
- Produkte aus raffiniertem Mehl wie Weißbrot und andere raffinierte Getreidezubereitungen.
- Raffinierter Zucker wie weißer Zucker, enthalten in handelsüblichen Produkten.
- Stark behandelte Nahrung und solche mit hohen Anteilen künstlicher Zusätze.

In Kapitel 9 haben wir je eine Vorschlagsliste für den Lebensmitteleinkauf und für Küchenutensilien eingefügt, um Ihnen die Zubereitung der angegebenen Speisen zu erleichtern. Kapitel 10 enthält Rezepte für die Zubereitung der nachfolgend angegebenen Nahrungsmittel.

Die Übergangskost

1. Ganzes Vollgetreide

Empfehlungen

- Nehmen Sie Vollkorngetreide statt eines Fleischgerichtes so oft wie möglich als Hauptbestandteil Ihrer Mahlzeit.
- Treffen Sie Ihre Auswahl an Getreiden anhand nachstehen-

der Sorten.

- Vollkornnudeln können gelegentlich ein Vollkorngericht ersetzen, jedoch ist gekochtes Vollgetreide die vorzuziehende Nahrung.
- Nehmen Sie Vollkornbrot anstelle von Weißbrot.

Wie wir in Kapitel 2 besprochen haben, ist ein ganzes Vollgetreide unraffiniert und enthält eine Fülle von Nährstoffen. Raffination entzieht wichtige Nährstoffe, die Sie anderenfalls von einem vollwertigen Nahrungsmittel erhalten würden. Lassen Sie sich nicht zu dem Irrglauben verleiten, daß angereicherte Nahrungsmittel nahrhafter seien als vollwertige (naturbelassene), nur weil Nahrungsmittelfirmen einige wenige Vitamine der Nahrung wieder zugeführt haben. Raffiniert heißt unterm Strich Verlust an Nährstoffen. Professor Paul C. Manglesdorf, Diplomlandwirt an der Harvard Universität, bemerkt dazu: „Ein Vollkorngetreide, dessen Nährwert nicht durch das übermäßige Raffinieren moderner Verfahrenstechniken zunichte gemacht worden ist, kommt dem Ziel, eine angemessene Ernährungsweise zu ermöglichen, näher als jedes andere pflanzliche Produkt."

Wenn wir Ihnen auch nicht empfehlen, ausschließlich Getreide zu essen, bleibt festzuhalten, daß Getreide einem vollständigen Nahrungsmittel am nächsten kommt. Es hält sich über Jahre an einem kühlen, trockenen Ort und ist bei weitem das vielseitigste unter den Nahrungsmitteln. Aus diesen und anderen Gründen hat Vollgetreide für praktisch jede Zivilisation der Menschheitsgeschichte das Fundament geschaffen. Manglesdorf schreibt hierzu: „Nichts, was den Namen Zivilisation verdient, ist jemals auf einer anderen landwirtschaftlichen Basis als (Vollkorn)getreide errichtet worden." Die menschlichen Wesen sind so abhängig von diesem einen Nahrungsmittel, daß es als Stoff des Lebens bekannt geworden ist.

Es folgt hier eine Aufstellung der empfohlenen Getreide und einige Hinweise für ihre Zubereitung. Für weiterreichende Anweisungen zu abwechslungsreichem Kochen mit Getreide finden Sie unsere Rezepte in dem Abschnitt „Vollgetreide" in Kapitel 10.

Naturreis (Vollreis, brauner Reis)

Reis ist möglicherweise das historisch älteste Getreide. Traditionell im Osten, hauptsächlich in Indien, China und Japan kultiviert, wird Naturreis heute überall in der Welt, auch im Süden Europas, angebaut. Nach Weizen ist er das weltweit am meisten verbreitete Getreide.

Naturreis ist reich an komplexen Kohlenhydraten, Kalium, Phosphor, B-Vitaminen und Niacin. Wie alle Vollgetreide ist er sehr fettarm, enthält aber Protein, Eisen und andere Mineralien.

Reis kann man kochen (mit oder ohne Druck) und braten. Vor dem Kochen sollte er sorgfältig mit Wasser gereinigt werden, da das wahrscheinlich seit der Ernte nicht geschehen ist. Zum Kochen ohne Druck geben Sie den Reis in einen Topf mit Wasser, fügen eine Prise Salz hinzu und bringen ihn zum Kochen. Wenn das Wasser kocht, nehmen Sie Hitze weg und lassen den Reis bei mittlerer Hitze etwa eine Stunde leicht kochen. Nach Wunsch können Sie einige Zwiebel- oder Karottenstückchen hinzufügen, wenn der Reis kocht.

Kochen mit Druck: Erst die Körner waschen, dann je Tasse Reis eineinhalb Tassen Wasser (z.B. erfordern zwei Tassen Reis drei Tassen Wasser) in den Druckkochtopf geben. Dazu eine Prise Salz (nicht mehr als wenige Körner zwischen den Fingerspitzen). Verschließen Sie den Drucktopf mit dem Deckel und stellen ihn auf hohe Flamme. In etwa zehn Minuten ist der volle Druck erreicht und das Ventil beginnt zu pfeifen. Das ist das Zeichen dafür, die Flamme niedrig zu stellen und den Reis 45 Minuten kochen zu lassen; sodann stellen Sie die Flamme aus und lassen den Druck von allein absinken. Sie können den Prozeß dadurch beschleunigen, daß Sie den Topf unter fließendes Wasser stellen. Nun nehmen Sie den Deckel ab und füllen den Reis in eine Schale. Auf Wunsch können Sie eines der empfohlenen Gewürze hinzufügen. (Andere Getreidesorten können in der gleichen Weise im Drucktopf gekocht werden.)

Weizen

Weizen ist das Getreide mit dem höchsten Verbrauch in der Welt.

Er wird vorwiegend in Europa, den USA und dem Mittleren Osten angebaut. Vollweizen hat ein reiches Spektrum an Nährstoffen und enthält mehr Protein als Reis. Bei einigen Weizenarten beläuft sich Protein auf ganze 25 Prozent der Gesamtkalorien. Weizen ist wie andere Getreide reich an B-Vitaminen und hat einen besonders hohen Vitamin E-Anteil. Er enthält ferner Kalzium, Phosphor, Eisen, Kalium und andere Mineralien. Leider ist der meiste heute konsumierte Weizen raffiniert und somit vieler wichtiger Nährstoffe beraubt.

Vollweizen in Form von Bulgur ist äußerst leicht zuzubereiten und ergibt ein köstliches Gericht. Kochen Sie Bulgur 20 bis 30 Minuten lang mit den verschiedensten Gemüsen. Für jede Tasse Bulgur brauchen Sie zwei bis zweieinhalb Tassen Wasser. Schneiden Sie die Gemüse (z.B. Karotten und Zwiebeln) in kleine Stücke und geben sie in das kochende Wasser. Wenige Tropfen Tamari oder natürliche Sojasoße können den Geschmack intensivieren. Spuren von Zitronensaft oder geriebenem Ingwer können ebenfalls für den Geschmack hinzugefügt werden. Das ergibt ein leckeres und nahrhaftes Gericht.

Buchweizen

Obwohl die Frucht eines Krautes, wurde Buchweizen die gesamte Geschichte hindurch wie eine Getreideart verwendet, besonders in Osteuropa, wo man Kasha, ein kräftiges, köstliches Gericht, daraus zubereitet. (*Kasha* ist auch der allgemeine Name für Buchweizengrütze.

Sie kochen ihn mit einer Vielzahl von Gemüsen wie Karotten, Zwiebeln, Kohl, Petersilie und anderen 30 bis 40 Minuten lang. Für jede Tasse Buchweizen nehmen Sie etwa eineinhalb bis zwei Tassen Wasser.

Die Japaner mahlen Buchweizen zu Mehl, um daraus Nudeln — genannt Soba — herzustellen. Diese köstlichen Nudeln gibt es in den meisten Naturkostläden (siehe Abschnitt über Nudeln).

Mais

Mais ist lange Zeit das Hauptgetreide in Nord- und Mittelamerika gewesen. Hochentwickelte indianische Kulturen wie Azteken, Inkas, Mayas und die Hopi-Gesellschaften wurden auf der Basis dieses Getreides errichtet. Als die Kolonisatoren nach Amerika kamen, gebrauchten sie Mais zur Bereitung von Mehlbrei, Maisbrei und Grütze wie auch anderer Nahrungsmittel. Mais, zu Mehl gemahlen, ergibt Maismehl für Brote und Mürbteiggebäck (Muffins). Maismehl, gekocht wie ein Getreide, ist ebenfalls ein ausgezeichnetes Gericht mit Namen Polenta. Zubereitung: Man kocht das Maismehl etwa 30 bis 45 Minuten, formt daraus Pastetchen und brät diese.

Maiskolben können Sie fünf bis acht Minuten in Wasser kochen oder zehn Minuten dämpfen. Vollkornmais und Maiskolben sind genauso wie alle gelben Gemüse reich an Beta-Karotin, welches, wie schon erwähnt, sehr wohl eine vorbeugende Wirkung gegenüber Krebs haben dürfte.

Hirse

Hirse ist äußerst nahrhaft und leicht zuzubereiten. Sie ist jahrhundertelang bei traditionellen Völkern in Afrika, Indien und China verwendet worden. Heute wird sie in der ganzen Welt angebaut, besonders in den USA, wo sie mehr als Viehfutter denn als Menschennahrung gebraucht wird. Gleichwohl ist Hirse höchst nahrhaft, reich an Kohlenhydraten, Faserstoffen, Phosphor und Kalium. Sie ist ferner eine Quelle für Protein, Eisen und B-Vitamine.

Hirse kann mit einer Vielzahl Gemüse gekocht werden, insbesondere Blumenkohl, um ein leichtes, köstliches Gericht zu bekommen.

Hafer

Hafer ist ein Teil europäischer und amerikanischer Tradition. Es gibt mehrere Arten von Haferzubereitungen, darunter ganzer Hafer (am schwierigsten zuzubereiten, weil am zeitaufwendigsten) und feine und grobe Haferflocken. Manche Haferflocken sind mehr raffiniert als andere, besonders die industriell hergestellten. Je raffinierter die Haferflocken sind, desto weniger Zeit erfordert die Zubereitung, manche brauchen nur drei bis fünf

Minuten. Nur minimal behandelte Haferflocken haben gewöhnlich eine Kochzeit von 20 bis 30 Minuten. Wir empfehlen Ihnen, die weniger raffinierten Flocken zu verwenden; sie haben weitaus mehr Nähr- und Faserstoffe als die industriell hergestellten und verpackten Fertig-Haferflocken. Sie schmecken sehr gut mit Rosinen oder Korinthen oder auch in einer Mischung mit anderem Getreide wie z.B. Bulgur. Die beste Zubereitung für Haferflocken ist, sie zu kochen; nehmen Sie eineinhalb bis zwei Tassen Wasser auf eine Tasse Hafer. Möglicherweise müssen Sie weiteres Wasser dazugeben, wenn beim Kochen welches verdampft.

Roggen

Ganzer Roggen wird gemeinhin als Viehfutter verwendet. Der meiste für den menschlichen Verzehr angebaute Roggen wird entweder zu Mehl vermahlen (zum Brotbacken) oder als Basis für Whisky benutzt. Roggenbrot und Whisky (nicht unbedingt in dieser Reihenfolge) sind natürlich Favoriten in der westlichen Welt.

Gerste

Gerste wird in der ganzen Welt angebaut, vor allem in Europa und den USA. Sie findet in Eintopfgerichten, und ihr Mehl als Brot Verwendung. Des weiteren dient angekeimte Gerste in Form von Malz der Herstellung von Bier und Milchgetränken sowie als natürliches Süßmittel. Gerstenmalz ist ein kräftiger, süßer Sirup, zu verwenden als Zuckerersatz bei einer stattlichen Anzahl von Dessertrezepten. Gerstenmalz bekommen Sie in den meisten Naturkostläden und Reformhäusern.

Gerste kann mit einer Vielzahl von Gemüsen gekocht oder zu einem Eintopf mit Zwiebeln, Karotten und anderen kräftigen Gemüsen verarbeitet werden. Die Kochzeit beträgt etwa eine Stunde. Auf jede Tasse Gerste kommen drei Tassen Wasser und eine Prise Salz; kochen Sie, bis die Körner weich sind.

Nudeln

Einige Vollgetreide werden zu Mehl gemahlen und dienen der Herstellung von nahrhaften und wohlschmeckenden Nudeln. Durch Nudeln kommen Sie rasch und bequem zu Getreide, da die Kochzeit meistens unter 20 Minuten liegt. Wir schlagen Ihnen vor, jede der nachfolgend aufgeführten Vollkornnudeln in Ihre Kost einzugliedern. Gebrauchen Sie sie wie jede Art von Teigwaren, entweder für sich allein mit einem Gewürz, in einer Suppe oder als Spaghetti.

- Vollweizennudeln. Es gibt eine große Vielfalt, in allerlei Größen und Formen.
- Vollweizen-Udon. Eine japanische Nudel, sehr ähnlich wie Spaghetti, mit angenehm köstlichem Geschmack und guter Verarbeitung. Udon besteht aus einer Mischung von ganzem und ausgesiebtem Weizen, was sie leicht verdaulich macht.
- Buchweizennudeln oder Soba sind eine weitere japanische Art, voll und kräftig und wie Buchweizen höchst nahrhaft. Buchweizennudeln schaffen sich ihre eigene, köstliche Brühe, wenn Sie sie mit wenigen Tropfen Tamari oder Sojasoße kochen.
- Maisnudeln. Sie sind leicht und schmackhaft und werden aus ausgesiebtem Maismehl hergestellt. Sie sind nicht so schwer wie Vollweizennudeln und eignen sich vorzüglich zu einer Makkaronispeise oder einem Salat.

Alle Vollkornnudeln übertreffen ihre raffinierten Verwandten haushoch an Qualität. Sie sollten jedoch aufmerksam die Etiketten auf allen verpackten Lebensmitteln, auch Nudeln, lesen, bevor Sie sie kaufen. Sie sollten nur natürliche Zutaten enthalten und frei sein von jeglichen künstlichen Stoffen. Kochen Sie Nudeln wie alle anderen Teigwaren. Geben Sie sie einfach in einen Topf mit kochendem Wasser; fügen Sie eine Prise Salz, einige Schalotten, etwas Schnittlauch und/oder anderes Gemüse hinzu und kochen 20 Minuten lang bzw. bis die Nudeln weich sind.

Gebrauchen Sie jedes der empfohlenen Gewürze (siehe Abschnitt „Gewürze“ in diesem Kapitel), um Ihren Nudeln mehr Geschmack zu geben.

Brot

Nur wenige Leute können gutem Brot widerstehen, und solches aus Vollgetreide ist bei weitem das köstlichste, nahrhafteste Brot, was es gibt. Brot kann zuweilen gleichermaßen Salz und Öl (Fett) enthalten, zwei Bestandteile, die seine Vorzüge als Getreideprodukt schmälern, da Salz und Öl die Tendenz zeigen, bei gemeinsamem Auftreten eine schädliche Wirkung auf den Körper zu haben. Brot ohne Zusatz von Salz oder Öl sind über den Handel verfügbar. Wenn Getreidekörner Risse bekommen oder — wie im Falle des Mehles — zerbrochen werden, setzt ihr Verfall ein, und sie beginnen ihren Nährwert zu verlieren, ein weiterer Punkt. Brot verdirbt, das volle Korn jedoch, wenn in Samenform an einem trockenen Ort gelagert, kann Jahre überdauern. Aus diesem Grund entscheiden sich viele Leute für den Kauf ihrer eigenen Getreidemühle, mahlen ihr Vollgetreide zu Mehl und verbacken es frisch. Auf diese Weise entstehen die qualitativ hochwertigsten Brote, die einem Gericht aus Vollkorngetreide am nächsten kommen.

Bitte lesen Sie die Etiketten auf verpacktem Brot. Leider ist Brot zu einem ganz anderen Produkt geworden, das in seiner Chemie mehr der Verpackung gleicht, in der es steckt, als dem Getreide, aus dem es ursprünglich gebacken wurde.

Ein Nahrungsmittel, das anstelle von Brot — weil viel leichter — verwendet werden kann, sind Reiswaffeln — flache, runde Scheiben aus Vollkorn-Puffreis. Sie sind reich an Faserstoffen und Kohlenhydraten und leicht verdaulich. Nehmen Sie Reiswaffeln anstelle von Kräckern für Brotaufstriche. Sie bekommen Reiswaffeln in den meisten Naturkostläden und Reformhäusern, zuweilen auch schon in Supermärkten.

2. Gemüse

Empfehlungen

- Variieren Sie Ihr Gemüse zwischen diesen drei Gruppen: Blattgemüse, rund und niedrig wachsende Gemüse (Kürbis und andere nahe am Boden wachsende Pflanzen) und Wurzeln.

- Waschen (nicht schälen!) Sie Gemüse wie Karotten, Pastinaken, Rettich und Süßkartoffeln. Essen Sie möglichst das Gemüse als Ganzes, z.B. Karotten und weiße Rüben mit Grün.
- Für „die Mahlzeit zwischendurch" können Sie auf rohes Gemüse wie Karotten, Sellerie und Kopfsalat zurückgreifen.

Wie bereits in Kapitel 2 erwähnt, sind Gemüse reiche Quellen für Vitamine, Mineralien, Kohlenhydrate und Faserstoffe. Darüberhinaus ist ihr Gehalt an Kalorien und Fett außergewöhnlich niedrig. Sie sind leicht, wohlschmeckend und mühelos zu verdauen. Da sie überaus unterschiedliche Nährwertqualitäten haben, empfehlen wir Ihnen, ein weites Spektrum an Gemüse zu sich zu nehmen, um voll und ganz in den Genuß der Vielfalt des Pflanzenreiches zu kommen.

Hinsichtlich der unten aufgeführten grünen Blattgemüse schlagen wir Ihnen vor, Mangoldblätter, Grünkohl und Broccoli ihres reichhaltigen Nährwertes wegen recht häufig auf den Tisch zu bringen. Bei den runden und niedrig wachsenden Gemüsen verwenden Sie vorrangig alle Kürbisarten, Kohl, Zwiebeln und Rosenkohl. Es gibt zahlreiche Wurzelgemüse, doch von den aufgelisteten empfehlen wir besonders Karotten, weiße Rüben, gelbe Kohlrüben und Daikon (ein langer, weißer Rettich, der ursprünglich in Japan beheimatet ist). Beachten Sie, daß alle gelben Gemüse, wie z.B. Kürbis und Karotten, sowie bestimmte grüne, wie z.B. Mangold und Broccoli, reich an Vitamin A bzw. Beta-Karotin sind und demzufolge regelmäßige Bestandteile Ihrer Ernährung sein sollten.

Diese und alle anderen Gemüse können geschmacklich intensiviert bzw. variiert werden durch Zugabe von Qualitätsgewürzen wie z.B. Reis- und Apfelessig, gerösteten Sonnenblumen- und Sesamsamen sowie Dressings auf Tofubasis. Geriebene Ingwerwurzel ist auch ein exzellentes Würzmittel.

Avocados und Oliven sollten aufgrund ihres Gehaltes an gesättigtem Fett vermieden werden.

Die Familie der Nachtschattengewächse, vor allem Spinat, Tomaten, alle Pfefferarten und Auberginen, aber auch Kartoffeln u.a. haben möglicherweise säurebildende Eigenschaften und können ungünstige Wirkungen bei einigen Leuten hervorrufen. Es gibt zahllose Anekdoten von Leuten, die herausgefunden haben, daß Nachtschattengewächse dazu neigen, Arthritis hervorzurufen oder auszulösen. Wir haben bis jetzt keinen wissenschaftlichen Beweis dafür; wer aber an Arthritis leidet, kann ja mal ausprobieren, ob überhaupt und, wenn ja, welche Wirkung auf Arthritisschmerz und -entzündung von den Nachtschattengewächsen ausgeht, indem er diese Pflanzen in seiner Ernährung vermindert oder ganz wegläßt.

Sie können eigentlich all die erwähnten Gemüse in ihrem nächstgelegenen Supermarkt besorgen. Und sie sind nicht teuer — weit billiger als Konserven und Tiefgefrorenes, wie Sie feststellen werden — und erheblich nahrhafter. Biologische Qualität (ungespritzt) bekommen Sie natürlich vorerst nur in Naturkostläden und Reformhäusern, allerdings auch etwas teurer.

Dort und auf Wochenmärkten können Sie die ausgefalleneren Gemüsesorten finden. Diese köstlichen Lebensmittel dürften Ihren Mahlzeiten mehr Exotik verleihen.

Auf dem Markt sind auch tiefgefrorene Gemüse ohne Salz erhältlich. Tiefgefrorenes ist zwar frischer Nahrung gegenüber grundsätzlich zweite Wahl, kann aber gelegentlich als Ersatz dafür herhalten.

Als ich mit dieser Ernährungsweise begann, brachten mich die Gemüse an den Rand der Verzweiflung. Ich entdeckte jedoch bald, daß Gemüse etwas ganz Besonderes ist — köstlich auf eine subtile Art und höchst nahrhaft. Sie versorgen mich mit einer Leichtigkeit und Energie, die offensichtlich die mehr sättigenden, schweren Eigenschaften von Vollgetreide ergänzen. Aber die größten Probleme hatte ich damit, zu begreifen, daß Gemüse nicht zu lange kochen darf.

Es folgt eine Aufstellung wichtiger und leicht erhältlicher Gemüse, die wir Ihnen zur Eingliederung in Ihre Kost ans Herz legen:

Blattgemüse	*runde und niedrig wachsende Gemüse*	*Wurzelgemüse*
Chinakohl	Bambus-Schößlinge	Daikonrettich
Daikonrettichblätter	Blumenkohl	Eiszapfenrettich
Endivie	Broccoli	Gelbe Kohlrüben
Gemüseampfer	Grüne Bohnen	Jinenjo-Kartoffeln
Grünkohl	Grüne Erbsen	Karotten
Hirtentäschelkraut	Gurken	Klettenwurzeln
Karottengrün	Kürbisarten	Kohlrabi
Kopfsalat	Hokkaidokürbis	Löwenzahnwurzeln
Kohlrabiblätter	Sommerkürbis	Lotoswurzeln
Löwenzahnblätter	Winterkürbis	Pastinaken
Mangoldblätter	Shiitake-Pilze	Radieschen
Petersilie	Porree	Roter Rettich
Porreeblätter	Rosenkohl	Schwarzer Rettich
Rettichblätter	Schalotten	Schwarzwurzeln
Sauerampfer	Tarokartoffeln	Sellerie
Senfblätter	Weißkohl	Weiße Rüben
Schnittlauch	Zucker-Schoten	Zichorienwurzel
Wasserkresse	Zwiebeln	
Weiße Rübe (Blätter)		
Wegerich		
Wirsingkohl		

Zubereitung von Gemüse

Detailliertere Angaben entnehmen Sie bitte den Rezepten in Kapitel 10, Abschnitt „Gemüse“.

Blattgemüse

Dämpfen. Die meisten Blattgemüse können in Minutenschnelle gedämpft werden. Haben Sie keinen speziellen Dämpftopf, geben Sie einfach einen guten Zentimeter Wasser auf den Boden eines rostfreien Stahltopfes und dann Ihr Gemüse hinein. Verschließen

Sie den Topf nun mit seinem Deckel und stellen ihn auf den Herd bei hoher Flamme. Wenn das Wasser kocht, dämpfen Sie das Gemüse bei mittlerer Hitze, bis es gar ist. Wie lange das dauert, hängt von der Art des Gemüses und, wie knackig Sie es mögen, ab. Blattgemüse zu dämpfen erfordert etwa drei Minuten. (Diese Methode ist auch anwendbar für die runden und niedrigwachsenden Gemüse wie auch für die Wurzelgemüse. Die schwereren, dickeren Gemüsesorten wie z.B. Rosenkohl und Karotten brauchen nur geringfügig länger als die Blattgemüse und können gelegentlich mit ihnen zusammen gekocht werden, für Gemüse-Potpourris.)

Kochen. Füllen Sie einen Topf mit Wasser, geben ein paar Tropfen Tamari oder Sojasoße oder aber eine Prise Salz (nach Wahl) hinein und setzen ihn zum Kochen auf. Das Gemüse tun Sie ins kochende Wasser und lassen es drei bis fünf Minuten kochen. (Sie können eine Menge Nährstoffe bewahren, wenn Sie das Gemüse erst hineintun, wenn das Wasser kocht, denn Vitamine und Mineralien werden oft aus der Nahrung herausgespült, wenn die Temperatur vor dem Kochen steigt. Und wieder können Sie auch anderes Gemüse auf diese Weise kochen; die Kochzeit richtet sich nach Größe und Dicke des Gemüses.)

Sautieren (dünsten). Schneiden Sie das Gemüse in dünne Streifen; bestreichen Sie eine Pfanne mit Öl (qualitativ hochwertiges Sesamöl ist ideal zum Sautieren von Gemüse), tun das Gemüse hinein und erhitzen. Nun sautieren Sie fünf Minuten auf mittlerer Flamme; sodann stellen Sie die Flamme herunter und kochen weitere zehn Minuten. Zum Würzen können sie wahlweise wenige Tropfen Tamari oder Sojasoße hinzufügen.

Runde und niedrig wachsende Gemüse

Dämpfen. Dämpfen ist eine ausgezeichnete Methode, um Rosenkohl, Broccoli, Weißkohl, grüne Erbsen, Pilze, grüne Bohnen und viele andere Gemüse aus dieser Kategorie zuzubereiten. Dämpfen Sie genauso, wie unter Blattgemüse beschrieben. Je kleiner Sie die

Gemüse schneiden, desto schneller sind sie natürlich gar.

Kochen. Eine ideale Methode für die Zubereitung aller Gemüse dieser Kategorie. Die Kochzeit variiert zwischen drei Minuten (in Scheiben geschnittener Kohl), 45 Minuten und einer Stunde (süßer Kürbis). Prüfen Sie das Gemüse während des Kochens in regelmäßigen Abständen, um zu ermitteln, wann es wie gewünscht weich ist. Auch hierbei verfahren Sie so, wie oben unter Blattgemüse beschrieben.

Backen. Backen ist vielleicht die beste Art, um all die Kürbissorten zuzubereiten. Der Kürbis wird zuerst halbiert und von seinen Samen befreit. Sodann legen Sie ihn mit der Schnittseite auf ein Backblech. Backen Sie bei 200 bis 220° C ein bis zwei Stunden bzw. bis der Kürbis weich ist. Sommerkürbis erfordert nur eine Backzeit von etwa 20 bis 35 Minuten.

Sautieren. Rosenkohl, Broccoli, Zwiebeln, grüne Erbsen, grüne Bohnen, Pilze, Porree usw., sie alle erhalten durch Sautieren einen herrlichen Geschmack. Schneiden Sie das Gemüse in die gewünschte Größe und geben es in eine mit ganz wenig Öl bestrichene Pfanne. Dann sautieren Sie 5 bis 15 Minuten bzw. bis die Gemüsestücke wie gewünscht weich sind.

Wurzelgemüse

Dämpfen. Sie können praktisch alle Wurzelgemüse dämpfen, und zwar in der gleichen Weise wie oben bei Blattgemüse beschrieben; für den Geschmack können Sie ein paar Tropfen Tamari oder Sojasoße ins Wasser geben. Wurzelgemüse erfordern eine längere Zeit, um richtig gar zu werden — gewöhnlich 10 bis 20 Minuten bei Rettichen, Rüben und Karotten. Testen Sie mit der Gabel oder schmecken Sie sie ab in bestimmten Abständen, um herauszufinden, wann sie weich sind.

Kochen. Auch hier ist die Methode die gleiche wie oben bei den Blattgemüsen. Sie geben die Wurzelgemüse ins kochende Wasser, dazu eine Prise Salz oder Sojasoße, wenn Sie wollen. Die Kochzeit bewegt sich zwischen 10 und 30 Minuten, je nachdem wie groß und dick die Gemüsestücke sind und wie weich sie werden sollen.

Backen. Backen ist ideal für Wurzelgemüse. Schneiden Sie die Gemüse in die gewünschte Größe und geben sie in eine Kasserolle oder Bratpfanne, die leicht mit Öl bedeckt sein muß; wenn Sie das Öl weglassen möchten, geben Sie etwa zwei Zentimeter Wasser auf den Boden der Pfanne, zusammen mit einer Kombu-Alge, wenn gewünscht (die Alge verleiht der Nahrung Mineralstoffe und Geschmack).

Sautieren. Schneiden Sie die Wurzeln in die gewünschte Größe und sautieren wie anderes Gemüse. Sautierte Wurzelgemüse passen hervorragend gut mit Gemüsen aus den beiden anderen Kategorien, z.B. Zwiebeln, Rosenkohl und Blumenkohl, zusammen.

Braten. Karotten, weiße Rüben und gelbe Kohlrüben eignen sich hervorragend für ein Gemüse-Shish-Kebab. Braten Sie die Gemüse am Spieß im Ofen oder über einem Barbecue-Grill und begießen sie gelegentlich mit einer Mischung aus Wasser, Sesamöl, etwas Zitronensaft und, falls erwünscht, ein wenig Tamari (natürliche Sojasoße), um den Geschmack zu verbessern und sie nicht austrocknen zu lassen. Auch Tempeh, ein Sojabohnenprodukt, das später beschrieben wird, Tofu, auch aus Sojabohnen, und Seitan, auch Weizenfleisch genannt (siehe unsere Rezepte unter „Vollgetreide“ in Kapitel 10), eignen sich vorzüglich für Gemüse-Shish-Kebab. Fisch und Geflügel können Sie auch mit Gemüse braten.

3. Bohnen

Empfehlungen

- Kochen Sie Bohnen mit Kombu-Algen (siehe den Abschnitt „Algen“ in diesem Kapitel), bis sie ganz weich sind. Das erhöht ihre Verdaulichkeit.

- Verwenden Sie regelmäßig Tofu, Tempeh und andere Nahrung aus Soja als Ersatz für Bohnengerichte. Tofu und Tempeh können beide innerhalb einer Viertelstunde zubereitet werden, und Tofu kann auch roh gegessen werden.

Bohnen sind die reichhaltigste pflanzliche Eiweißquelle. In Kombination mit einem Vollgetreide oder Sonnenblumen- oder Sesamsamen versorgen sie uns mit einem kompletten Protein, womit ich zum Ausdruck bringen will, daß wir eine Fülle all der essentiellen Aminosäuren erhalten. Bohnen liefern ferner große Mengen Vitamine, Mineralien, Kohlenhydrate und Faserstoffe. Und daß sie über einen hohen Nährwert verfügen, ist noch nicht alles, denn sie sind darüberhinaus sehr wohlschmeckende, sättigende Nahrungsmittel.

Nur Vollgetreide ist eine vielseitigere Nahrungsquelle für die Menschheit. Es dürfte unmöglich sein, all die Produkte aufzuzählen, die auf der Grundlage von Bohnen entstehen. Darunter sind Felafel, ein Gericht aus Kichererbsen aus dem Mittleren Osten, und Hummus, ein köstlicher, sahniger Aufstrich für Sandwiches und Kräcker, auch aus Kichererbsen, jedoch ohne Ähnlichkeit mit seinem entfernten Vetter Felafel. Tofu, Tempeh, Tamari, Shoyu und Miso sind allesamt aus Sojabohnen hergestellt und haben alle ihren einzigartigen vollen Geschmack und hohen Nährwert.

Tofu oder Sojabohnenquark ist reich an Protein; Sie bekommen ihn in Naturkostläden und Reformhäusern und zuweilen auch schon im Supermarkt. Tofu können Sie in rohem oder gekochtem Zustand essen, er dient als Grundlage für eine breite Palette von Nahrungsmitteln, von Dressings bis zu Desserts.

Tempeh ist auch ein Sojabohnenprodukt und in Pastetchenform im Handel. Geschmack und Konsistenz erinnern an Käse; er ist reich an Protein und Vitamin B_{12}. Tempeh können Sie in Minutenschnelle dämpfen, kochen, braten und backen; Sie können ihn im Eintopf, in Suppen und sehr gut zusammen mit Nudeln verwenden. Tempeh ist fermentierte Nahrung und von daher reich an verdauungsfördernden Enzymen. Er ist in den meisten Naturkostläden und vielen Reformhäusern erhältlich.

Die Ausgabe Nr. 8 der *Composition of Foods, Agriculture Handbook* (Zusammensetzung von Nahrungsmitteln) des amerikanischen Landwirtschaftsministeriums vergleicht die Nährwertkomponenten von Tofu und Tempeh mit denen von Rindfleisch. Die Zahlen sprechen für sich. Tempeh enthält mehr Eiweiß als Rindfleisch (19,5 Prozent gegenüber 17,9), fast doppelt soviel Eisen (5,0 Milligramm gegenüber 2,7) und nur etwa ein Drittel an Fett wie Rindfleisch (7,5/100 Gramm gegenüber 21,2/100 Gramm). Und Tempeh schneidet auch in praktisch jeder weiteren Kategorie so gut ab. Er enthält mehr Phosphor und mehr von den Vitaminen A, B_1, B_2, B_{12} und Niacin als Rindfleisch. Letzteres hat 70 Milligramm Cholesterin pro 100 Gramm, Tempeh hat überhaupt keines. Das gleiche gilt für Tofu; er ist ein nährstoffreiches, aber fettarmes Lebensmittel. Wenn Sie sich nun noch klarmachen, wie einfach und bequem beide, Tofu und Tempeh, zuzubereiten sind, dann beginnen Sie den wahren Wert dieser wohlschmeckenden Nahrung zu erkennen.

Es gibt buchstäblich Hunderte verschiedener Bohnensorten; einige nahrhafte Arten sind nachfolgend aufgeführt. Darüberhinaus finden Sie ein paar generelle Hinweise für die Zubereitung von Bohnen. Für spezielle Gerichte jedoch stehen detaillierte Anweisungen in den Rezepten unter „Bohnen“ in Kapitel 10.

Adukibohnen

Ursprünglich die Perle des Ostens, vornehmlich Japans, werden Adukibohnen jetzt auch in den USA angebaut. Die kleine, rote Adukibohne ist reich an Eiweiß, Kohlenhydraten und B-Vitaminen, enthält aber auch Eisen und Vitamin A. Diese Bohnen können zusammen mit Kombu-Algen auf normale Weise oder im Drucktopf gekocht werden. Ein köstliches, nahrhaftes Gericht bekommen Sie, wenn Sie sie zusammen mit Reis kochen. Getreide und Bohnen liefern selbstverständlich ein komplettes Protein, so daß alle essentiellen Aminosäuren vorhanden sind.

Schwarze Sojabohnen

Schwarze Sojabohnen stammen ursprünglich aus dem Orient und

wanderten schließlich gen Westen, wo sie bis auf den heutigen Tag geschätzt werden. Sie sind wohlschmeckend und nährstoffreich und leichter verdaulich als ihre Kusinen, die gelben Sojabohnen.

Kichererbsen

Kichererbsen, auch Garbanzobohnen genannt, zählen zu den Hauptnahrungsmitteln in Italien, Spanien, Mittelamerika und dem Mittleren Osten. Kichererbsen sind die Grundlage für so populäre, orientalische Gerichte wie Felafel und Hummus. Sie schmecken vorzüglich, wenn sie für sich allein oder zusammen mit in Scheiben geschnittenen Karotten und Zwiebeln gekocht werden. Die großen, goldgelben Bohnen sind reich an Eiweiß, Kohlenhydraten, B-Vitaminen und Eisen.

Nierenbohnen

Nierenbohnen sind große, rote, nierenförmige Bohnen (daher der Name!). Sie waren lange Zeit sehr begehrt in Mexiko und dem Südwesten der USA. Nierenbohnen können für sich allein oder als Suppengrundlage gegessen werden.

Lima-Bohnen

Lima-Bohnen sind sehr populär in den Mittelmeerländern und auch in weiten Teilen der USA. Sie ergeben schmackhafte Suppen und Eintopfgerichte. Neben ihrem hohen Gehalt an Eiweiß und Kohlenhydraten bieten Lima-Bohnen eine ausgezeichnete Quelle für Vitamin A und Kalzium.

Linsen

Linsen sind im gesamten Mittleren Osten beliebt. Man nimmt an, daß die auf alten ägyptischen Wandbehängen von 1200 v.Chr. abgebildeten Bohnen Linsen sind. Linsen sind auch Bestandteil der traditionellen jüdischen Küche und auch bei vielen Amerikanern geschätzt. Linsen gehören zu den am einfachsten und am schnellsten zuzubereitenden Bohnen; wenn Sie sie 45 Minuten bis eine Stunde kochen, erhalten Sie ein köstliches, eiweißreiches Gericht; mit Linsen bekommen Sie in hervorragender Weise den Einstieg zu dieser Nahrung, wenn Sie nicht gewöhnt sind, Bohnen zu essen. Sie sind eine gute pflanzliche Quelle für Eisen.

Pintobohnen

Die kleinen weißen Pintobohnen haben Tradition im Südwesten der USA, vornehmlich in Texas. Allein oder in Kombination mit Karotten und Zwiebeln ergeben sie köstliche Speisen. Pintobohnen enthalten Eiweiß und Kohlenhydrate und sind wie Linsen und Kichererbsen gute Quellen für Eisen.

Gelbe Sojabohnen

Die gelben Sojabohnen gehören zu den meistverehrten Nahrungsmitteln des Ostens. Sie haben für die Herstellung einer unglaublichen Menge von Lebensmitteln Verwendung gefunden. Tofu, Tempeh, Natto (fermentierte Bohnenzubereitung mit vollem exotischen Geschmack), Tamari, Shoyu und Miso (Sojabohnenpaste, reich an verdauungsfördernden Enzymen und Nährstoffen, verwendet als Grundlage für Suppen und Dressings) sind nur ein kleiner Ausschnitt aus der Palette der Sojabohnenprodukte. Gelbe Sojabohnen selbst sind schwierig zuzubereiten, da es sehr viel Zeit in Anspruch nimmt, und sie schwer verdaulich sind. Die meisten in den USA angebauten Sojabohnen dienen als Viehfutter. Doch die traditionellen Völker des Ostens erkannten den unschätzbaren Nährwert dieser Sojabohne und nahmen sie als Grundlage für auf natürliche Weise verarbeitete Nahrungsmittel. Tofu und Tempeh erfreuen sich wachsender Beliebtheit, da immer mehr Leute proteinreiche Nahrung suchen, deren Gehalt an Fett und Cholesterin niedrig ist. Miso, ein fermentiertes Sojabohnenprodukt, findet als Grundstock für verschiedene vegetarische Suppen Verwendung, kann aber ein wenig zuviel Natrium enthalten. Es gibt allerdings auch Misosorten mit wenig Natrium, die reich an verdauungsfördernden Enzymen und Nährstoffen sind. Wenn Sie sich für Miso entscheiden, empfehlen wir Ihnen, eine Sorte mit wenig Natrium zu nehmen und nur $\frac{1}{8}$ bis $\frac{1}{4}$ Teelöffel Miso pro Schale Suppe zu verwenden, um sicherzugehen, nicht soviel Natrium zu bekommen, ohne auf die im Miso vorhandene Fülle von Vitaminen und

Mineralstoffen verzichten zu müssen. (Ein Rezept für eine Misosuppe finden Sie im Abschnitt „Bohnen" in Kapitel 10.)

Brucherbsen

Brucherbsen gehören zu den am einfachsten zuzubereitenden Bohnen und sind sehr leicht verdaulich. Sie sind eine köstliche Grundlage für Suppen und Eintopfgerichte. Kochen Sie sie zusammen mit Karotten, anderen Wurzelgemüsen und eventuell etwas Wakame-Algen zu einem kräftigen, schmackhaften Suppen-/ Eintopfgericht. Brucherbsen enthalten Protein, Kohlenhydrate und Eisen und sind ferner reich an Beta-Karotin, der pflanzlichen Quelle für Vitamin A.

Zubereitung von Bohnen

Kochen. Kochen ist die bevorzugte Methode für die Zubereitung vieler Bohnenarten. Weichen Sie die Bohnen über Nacht ein und kochen sie mit einem einzelnen Streifen Kombu-Alge, wenn gewünscht. Wenn die Bohnen zu 80 Prozent gar sind — probieren Sie einige davon, um festzustellen, ob sie fast gar sind —, fügen Sie eine Prise Salz (wenige Körner zwischen den Fingerspitzen werden genügen) oder ein paar Tropfen Tamari oder Shoyu hinzu. Für die meisten Bohnen gilt eine Kochzeit von eineinhalb bis zwei Stunden. (Bohnen halten sich gut im Kühlschrank, so daß Sie sie am Abend zuvor kochen und bis zur Mittagszeit oder einige Tage in der Woche kühl lagern können. Nach Entnahme aus dem Kühlschrank können sie in Minutenschnelle erhitzt werden.)

Kochen im Drucktopf. (Bevor Sie mit dem Kochen der Bohnen beginnen, vergegenwärtigen Sie sich, daß das Sicherheitsventil regelmäßig gereinigt wird, da es sonst durch Verunreinigungen funktionsunfähig wird; es muß gewährleistet sein, daß bei Überdruck der Dampf entweichen kann.) Waschen Sie die Bohnen, geben sie zusammen mit Kombu-Algen in den Drucktopf, fügen pro Tasse Bohnen drei Tassen Wasser hinzu und verschließen den Topf mit dem Deckel. Stellen Sie die Flamme hoch, bis die Bohnen (gewöhnlich innerhalb von zehn Minuten) unter vollem Druck stehen. Sodann kochen Sie 45 Minuten auf kleiner Flamme. (Während der Kochzeit ertönt ein leises Zischen, wodurch angezeigt wird, daß die Bohnen unter Druck kochen. Damit ist sichergestellt, daß keine Nährstoffe verlorengehen.) Wenn die Zeit um ist, warten Sie, bis der Druck entweicht, oder aber Sie stellen den Topf unter kaltes Wasser, um den Vorgang zu beschleunigen. Sodann nehmen Sie den Deckel ab, würzen die Bohnen mit wenigen Tropfen Tamari oder Shoyu und lassen eine weitere halbe Stunde kochen oder solange, bis die Bohnen gar sind.

Backen. Geben Sie die Bohnen in einen Topf mit Wasser (eine Tasse Bohnen auf drei bis vier Tassen Wasser) und kochen sie mit einer Kombu-Alge etwa 15 bis 20 Minuten, um die Schale der Bohnen zu lockern. Ist das geschehen, schütten Sie Bohnen samt Wasser in eine Auflaufform, verschließen diese und backen drei bis vier Stunden bei 175°C. Sind die Bohnen zu 80 Prozent gar, können Sie würzen, etwa mit Rosinen oder Miso, um den Geschmack anzureichern. Fügen Sie während der Backzeit Wasser hinzu, sollte das nötig sein. Halten Sie die Bohnen feucht — sie sollten am Ende weich und cremig sein.

Und wenn Sie es mal eilig haben? Tofu und Tempeh können auf vielerlei Art und Weise zubereitet werden — von Dämpfen bis Kochen — das dauert nur 10 bis 15 Minuten. Tofu ist vorgekocht und kann mit kleingeschnittenen Zwiebeln, geriebenem Ingwer und einem Tropfen Tamari obendrauf roh gegessen werden.

Bohnen sind vollwertig und sättigend. Unter den aufgeführten Sorten werden Adukibohnen, Linsen, Kichererbsen, Brucherbsen und Pintobohnen ihres Nährwertes und kräftigen Geschmacks wegen besonders empfohlen.

4. Algen (Meeresgemüse)

Empfehlungen

- Versuchen Sie, Algen als Beilage einzuführen; nehmen Sie nur kleine Mengen davon — bis zu einem Eßlöffel pro Portion.
- Probieren Sie Algen in der Suppe und im Eintopf, anstatt sie als Beilage zu verwenden. Das wird Ihnen helfen, sich an ihren anfangs fremden Geschmack zu gewöhnen.
- Sie sollten Algen vor Gebrauch stets sorgsam abspülen und/oder einweichen, um soviel Natrium wie möglich zu entfernen.
- Wenn Sie Medikamente gegen erhöhten Blutdruck einnehmen, sollten Sie nur kleine Portionen Algen (1 Teelöffel) einmal die Woche essen und sämtliches Fleisch und alle Milchprodukte, Eier und Gemüsekonserven aus Ihrer Kost verbannen. Sie sollten sich ferner davor hüten, irgendwelche Gewürze, die Salz enthalten, zu verwenden.

Jahrhundertelang hat die Menschheit die Früchte des Meeres geerntet, indem sie aus seinen Tiefen eine schier unglaubliche Menge an nahrhaften und exotischen Gemüsen hervorholte. An der Ostküste der USA findet man Alaria, Dulse, Kombu, wilde Nori, Kelp und andere. In Japan, wo Algen jahrhundertelang kultiviert worden sind, hat sich die Algenerzeugung zu einer hohen Kunst entwickelt. Die Japaner bewirtschaften Kulturen mit Arame, Hiziki, Kombu, Wakame, Agar-Agar (eine Art natürliche Gelatine, ausgezeichnet für Nachspeisenrezepte) und vielen anderen. Die Iren haben Irisches Moos und Dulse, die Franzosen Korsisches Moos. Algen werden im kanadischen New Brunswick und in Afrika kultiviert.

Futuristen und Visionäre haben stets in den Meeren eine gewaltige Nahrungs-Ressource für eine weltweit wachsende Bevölkerung gesehen, mit gutem Grund. Algen sind mit die nährstoffreichsten Nahrungsmittel, die der Menschheit bekannt sind. In

100 Gramm der Hiziki-Alge sind 1400 Milligramm Kalzium, 56 Milligramm Phosphor, 29 Milligramm Eisen und 150 I.E. (internationale Einheiten) Vitamin A. Algen sind ferner reich an Jod, Magnesium, Zink und vielen anderen Spurenelementen. Man braucht gar keine großen Mengen an Algen zu verzehren, um von diesen enormen Vorzügen zu profitieren. Im Gegenteil, man sollte gar nur geringe Portionen dieses hochpotenzierten Nahrungsmittels essen, weil es sehr natriumreich ist. Aus diesem Grund bestehen wir darauf, daß Sie die Algen vor Gebrauch abspülen und einweichen. Vernünftig und in Maßen verwendet können Algen ein Segen für Ihre Ernährung und Gesundheit sein.

Nachfolgend eine Aufstellung der Algenarten, zu deren Aufnahme in Ihre Ernährung wir Sie anregen möchten. In Kapitel 10 in der Sektion „Algen" finden Sie unsere Rezepte, die Ihnen detaillierte Anweisungen für die Zubereitung dieser Algen geben. Vergessen Sie nicht, Algen vor der Zubereitung mindestens eine halbe Stunde einzuweichen.

Alaria (Alaria esculenta)

Alaria wächst im Nordatlantik in Küstennähe, wird auch eßbarer Kelp genannt und ist mit der japanischen Wakame verwandt. Sie können sie in kleine Stücke schneiden und eine halbe Stunde lang mit Karotten, Zwiebeln, Daikon-Rettich und anderem kräftigen Gemüse dämpfen. Sie ist ferner für Suppen und Eintopfgerichte zu gebrauchen. Alaria ist reich an B-Vitaminen, den Vitaminen C und K, Kohlenhydraten und vielen Spurenelementen.

Arame (Eisenia bicyclis)

Arame ist eine köstliche Algenart aus Japan, die wie ein Gemüse (gedämpft mit Karotten und Zwiebeln) oder in Suppen und Eintopfgerichten verwendet werden kann. Sie ist fadenartig und zart und hat eine Kochzeit von 20 bis 30 Minuten. Sie ist reich an Protein, Kohlenhydraten und den Vitaminen A und B; sie enthält ferner viele Mineralien, z.B. Kalzium, Eisen, Natrium, Kalium und Spurenelemente.

Dulse (Palmaria palmata)

Dulse kommt in milden Gewässern sowohl an der Atlantik- wie an der Pazifikküste Nordamerikas vor. Sie kann auf vielerlei Arten gegessen werden: Roh, in Zitronensaft mariniert, mit Gemüse gedämpft oder in Suppe oder Eintopf. Dulse, eine Blattalge, kann auch geröstet und gemahlen werden zur Verwendung als Gewürz, oder leicht gedämpft als Teil eines Salates gegessen werden. Dulse ist reich an Protein, den Vitaminen A, C und E sowie B-Vitaminen. Sie enthält ferner Fett, Jod und eine Vielzahl von Mineralstoffen und Spurenelementen.

Hiziki (Hizikia fusiforme)

Hiziki ist eine reichhaltige, fadenförmige Alge (in der Form Nudeln ähnlich), die beiderseits der Küsten von Japan und China zu Hause ist. Sie können sie mit vielerlei Gemüsen kochen, etwa eine bis eineinhalb Stunden. Karotten, Zwiebeln und Daikon-Rettich sind ausgezeichnete Entsprechungen zu Hiziki, die reich an Protein ist und Kohlenhydrate, Fett, Vitamin A, B-Vitamine, Kalzium, Phosphor, Eisen und viele Spurenelemente enthält.

Irisches Moos (Chondrus crispus)

Diese Algenart wird seit Jahrhunderten an der Atlantikküste geerntet und ist traditionell als natürliches Andickmittel für Suppe und Eintopf verwendet worden. Sie ist ein Bestandteil der traditionellen, irischen Hustenmedizin. Irisches Moos ist reich an Vitamin A und Jod und enthält darüberhinaus Eiweiß, Kohlenhydrate, Vitamin B_1, Eisen, Natrium, Phosphor, Kalzium und viele weitere Mineralien und Spurenelemente.

Kombu

Kombu tritt in mehreren Arten auf; die gebräuchlichste stammt aus Japan *(Laminaria japonica)*. Sie wird zusammen mit Bohnen gekocht (dadurch werden die Bohnen weicher und nach Ansicht vieler Leute auch leichter verdaulich) und, wie Gemüse, mit Zwiebeln, Karotten, gelben Kohlrüben, weißen Rüben und Daikon-Rettichen. Kombu ist in Form von breiten Streifen im Handel und leicht auf vielfältige Art zu verwenden. Sie ist eine der nährstoffreichsten Algen, reich an Protein, Kalium, Vitamin A, B-Vitaminen, Eisen, Natrium, Kohlenhydraten, Fett und vielen Spurenelementen.

Laver (Porphyra perforata)

Laver kommt im pazifischen Ozean vor, von den Polarregionen bis hin zu den südlichen, gemäßigten Breiten. Auch unter der Bezeichnung Meerlattich bekannt, ist Laver traditionell von den Indianern, den Japanern und den Europäern verwendet worden. Laver können Sie dünsten oder in Suppen und Eintopfgerichten verwenden. Laver ist reich an B-Vitaminen, Vitamin C, Eiweiß und Kohlenhydraten.

Nori (Porphyra tenera)

Nori wächst längs der Küsten sowohl von Japan als auch den USA. Im Osten werden die geernteten Nori zu Blättern flach gepreßt; diese werden getrocknet und dazu verwendet, Reis zu umwickeln (Reisrollen in gerösteten Nori-Algen, genannt Sushi) oder auch Reisbälle (Reisbälle in geröstete Noriblätter eingewickelt). Nori kann in Minutenschnelle geröstet werden und in kleinen Stückchen oder gemahlen als Gewürz über Getreidespeisen, Suppen und Eintopfgerichte gestreut werden. Nori gehört zu den nährstoffreichsten Algenarten und ist äußerst reich an Vitamin A, Eiweiß, Kohlenhydraten und B-Vitaminen. Ferner enthält Nori die Vitamine C und D, Kalzium, Phosphor, Eisen und viele Spurenelemente.

Wakame (Undaria pinnatifida)

Wakame ist eine reichhaltige, zarte Algenart, geradezu prädestiniert für Suppen und Eintopfgerichte. Sie ist eine Blattalge und kann auch allein oder zusammen mit Gemüse gekocht werden. Weichen Sie sie einfach 20 Minuten ein, schneiden sie in kleine Stücke und kochen sie (mit gerade soviel Wasser, daß sie bedeckt ist) mit Gemüse Ihrer Wahl. Als Gewürz bieten sich Sesamsamen an.

Diese Algen bekommen Sie in Naturkostläden und einigen Reformhäusern. Sie sind leicht zuzubereiten und, wie wir gesehen haben, Goldminen hinsichtlich ihres Nährwertes. Neben den oben beschriebenen Arten gibt es auch ein Algenprodukt unter der Bezeichnung Agar-Agar, das als Andickmittel für Desserts und Soßen Verwendung findet. Da farb- und geschmacklos, ist Agar-Agar die ideale natürliche Gelatine. Es ist ebenfalls in Naturkostläden und Reformhäusern erhältlich.

5. Tierische Nahrung

Empfehlungen

- Bei Verlangen nach tierischer Nahrung sollte Ihre erste Wahl auf Fisch und Ihre zweite auf Geflügel (Huhn) fallen.
- Essen Sie Fisch mit niedrigem Fettgehalt.
- Entfernen Sie die Haut und alles Fett vor und nach der Zubereitung von Geflügel (Huhn).
- Essen Sie vom Huhn nur das weiße Fleisch; es ist weitaus fettärmer als das dunkle.
- Verwenden Sie gelegentlich Fisch oder Huhn in der Suppe als eine leichte und leicht verdauliche Form, solche Nahrung zu sich zu nehmen.
- Wenn Sie auswärts essen, bitten Sie darum, daß Ihr Fisch in so wenig Butter und Salz wie möglich gekocht wird.
- Vermeiden Sie fettreichen Fisch wie Schwertfisch, Weißfisch, Blaufisch, Makrelen und Lachs.

In Kapitel 10 in der Sektion „Tierische Nahrung" zeigen wir Ihnen Methoden der Zubereitung von Fisch und Huhn. Die nachfolgenden Fischarten sind fett- und cholesterinarm: Seezunge, Heilbutt, Schellfisch, Flunder, Kabeljau, Snapper, Thunfisch (wenn in Wasser eingelegt!) und Bachforelle.

Die meisten Schellfischarten enthalten wenig bis mäßig viel Fett, manche jedoch, wie Hummer und Garnele, sind sehr cholesterinreich. Kammuschelfleisch hat zwar wenig Fett, wird aber oft mit viel Butter zubereitet. Allerdings, wenn Sie sich eng an das

Programm anschließen, dürfte auch eine gelegentliche, kleine Portion Fisch kein Problem werden.

6. Gewürzzubereitungen und Dressings

Empfehlungen

- Verwenden Sie die unten angegebenen Gewürzzubereitungen über Vollgetreide, Gemüse und Salaten.
- Vermeiden Sie alle besonders verarbeiteten Gewürze, aber auch Salz (außer in ganz kleinen Mengen beim Kochen) und Pfeffer.

Wir empfehlen die nachfolgenden Gewürzzubereitungen und Dressings. (Detaillierte Anweisungen in Kapitel 10 in der entsprechenden Sektion.)

- Sesamsamen, geröstet und zu feinem Pulver zermahlen, zum Überstreuen von Vollgetreide, wie Sie es mit Tafelsalz gewohnt sind.
- Sesamsamen und kleine Fische. Geröstete, gemahlene Sesamsamen in Kombination mit einer der vielen Arten getrockneter Kleinfische wie z.B. getrocknete Sardinen oder Chirimen-Iriko (sardinenähnlicher Kleinfisch aus dem Fernen Osten, Anm. d. Übs.); diese Zutaten können auf vielerlei Weise gemahlen werden: Mit Mörser und Stößel, in einem Suribachi — eine Schale mit rauhem, mit Rillen versehenen Inneren — mit Stößel oder im Mixer. Der Fisch kann separat gemahlen und dann dem Sesampulver beigegeben werden. Bei diesem Gewürz sollte ein Anteil von etwa 10 Teilen Sesam zu einem Teil Fisch zugrundeliegen. Dieses stark eiweißhaltige Gewürz liefert Vitamin D und viele weitere Vitamine und Mineralstoffe.
- Sesamsamen und Algen. Geröstete, gemahlene Sesamsamen in Kombination mit gerösteten, gemahlenen Kombu-, Dulse- oder Nori-Algen. Bei diesem Gewürz sollte ein Anteil von etwa 10 Teilen Sesam zu einem Teil Alge

zugrundeliegen.

- Geriebene Ingwerwurzel. Ausgezeichnet für Tofu, Suppen und Eintopfgerichte. Ingwerwurzel können Sie eigentlich in jedem Supermarkt, aber auch in den meisten Naturkostläden und Reformhäusern bekommen.
- Qualitativ hochwertiger Reis- oder Apfelessig.
- Geröstete Sonnenblumenkerne. Ausgezeichnet für Gemüse und Getreide.
- Salat-Dressing auf Tofubasis (Siehe Kapitel 10 unter Rezepten).
- Orangen- oder Grapefruitschale. Sehr gut zu Fisch oder Huhn sowie Bohnengerichten. Orangen- oder Grapefruitsaft kann mit Miso vermengt werden zur Bildung eines köstlichen Salat-Dressings. Nehmen Sie nur wenig Miso mit warmem Orangensaft und gießen das über Salate.
- Öl und Essig.
- Zitronensaft oder Zitronenscheiben, wie für Fisch.
- Fischflocken wie Bonito für Suppen und Eintopfgerichte.
- Meerrettich.
- Schalotten, Schnittlauch und Petersilie.
- Natürlich hergestelltes Shoyu und Tamari. Shoyu, natürliche Sojasoße, und Tamari sind traditionelle, japanische Würzmittel. Beide sind aus Sojabohnen hergestellt, die gekocht werden und dann auf natürliche Weise ablagern können, ohne Zusatz von Chemikalien zur Beschleunigung der Fermentierung. Es bestehen große Unterschiede in Geschmack und Verarbeitung zwischen beiden Würzmitteln; Shoyu wird direkt aus Sojabohnen erzeugt, wohingegen Tamari ein Nebenprodukt bei der Misoherstellung ist. Miso ist ein weiteres Sojaprodukt, dessen Rezeptur auch Getreide beinhaltet. Shoyu und Tamari enthalten beide Natrium — zwischen 17 und 18 Prozent ihrer Gesamtbestandteile. Das ist nur halb soviel wie bei Kochsalz. Doch auch wenn Shoyu und Tamari bei natürlicher Verarbeitung harmloser als Salz sind, sollte damit nicht nach Belieben verfahren werden. Sie sollten keines dieser Würzmittel zum Würzen bei Tisch verwenden;

zum Kochen jedoch sind beide unübertrefflich. Schon wenige Tropfen reichen, um den natürlichen Geschmack Ihrer Nahrung zu verstärken und hervorzuheben.

Traditionell hergestellte Shoyu und Tamari enthalten keine künstlichen Zusätze. Sie sind auf natürliche Weise abgelagert und ausgereift durch die Sorgfalt japanischer Meister auf diesem Gebiet. Beide Produkte sind reich an verdauungsfördernden Enzymen und Bakterien, und die Japaner sagen seit langem, daß geringe Mengen Shoyu und Tamari (aber nicht zusammen verwenden!) die Verdauung fördern.

Wir raten dringend jedem, der diese Produkte verwenden möchte, sie von seriösen Naturkostproduzenten zu beziehen. Auf dem heutigen Markt — besonders in asiatischen Läden/Restaurants — befinden sich zahlreiche Sojasoßen, die in Massen produziert werden und ein weites Spektrum von zweifelhaften Zusätzen und Chemikalien zum Zweck der schnelleren Fertigstellung und des Aromas wegen enthalten.

7. Snacks

Empfehlungen

- Verwenden Sie für Snacks oder Mahlzeiten zwischendurch unraffinierte, natürliche Nahrungsmittel.
- Meiden Sie Snacks, die mit übermäßig viel Öl, Salz oder gar Zucker zubereitet oder ihrer Faserstoffe beraubt worden sind und voller künstlicher Zusätze stecken, wie das bei den meisten der stark verarbeiteten Snacks auf dem Markt der Fall ist.

Da sich Zwischendurchmahlzeiten impulsiv ergeben, sind Sie gut beraten, sich zu Hause mit gesunden Snacks einzudecken. Natürliche Nahrungsmittel liefern zumindest echten Nährwert, wenn Sie den Drang verspüren, „etwas“ zu essen. Nachfolgend eine Aufstellung gesunder Snacks.

- Trockenfrüchte.
- Rohes Gemüse, wie Karotten, Sellerie u.a.
- Reiswaffeln.
- Popkorn (ohne Salz oder Butter).
- Puffgetreide.
- Natürliche Süßigkeiten ohne Zucker wie z.B. Yinnies, die Sie in vielen Naturkostläden bekommen, zusammen mit weiteren Arten natürlicher Snacks und Desserts.
- Hochwertiges Vollkornbrot.
- Sonnenblumen-, Kürbis- und Sesamsamen (probieren Sie mal geröstete Samen zusammen mit Rosinen und anderen Trockenfrüchten).
- Natürlicher, ungesüßter Apfel- oder anderer Fruchtaufstrich mit Reiswaffeln oder Vollkornbrot.

8. Früchte und Desserts

Empfehlungen

- Ersetzen Sie zuckerhaltige, industriell produzierte Desserts durch natürliche, vollwertige Nachspeisen (hergestellt aus Vollgetreide und natürlichen Süßmitteln).
- Verwenden Sie Früchte, Fruchtsäfte, Gerstenmalz und Yinnie-(Reis-)Sirup anstelle von Zucker als Süßmittel zur Zubereitung.

Die Nachspeise ist ganz klar einer der erfreulichsten und am meisten befriedigenden Teile einer jeden Mahlzeit. Wir empfehlen Ihnen, daß der Zucker dabei als natürlicher Bestandteil in Ihrer Nahrung enthalten ist, so wie bei Früchten, oder daß Sie ein mildes, natürliches Süßmittel wie oben angegeben zu einem Vollkorndessert verwenden (z.B. Haferkekse aus Hafermehl und Rosinen, gesüßt mit Apfelsaft oder Gerstenmalz; Karottenkuchen aus Vollweizenmehl und Karotten, gesüßt mit einem der natürlichen Süßmittel).

Wir empfehlen natürliche Desserts zur Auswahl, die nicht so extreme Reaktionen im Körper wie gewaltige Insulinschübe aus der Bauchspeicheldrüse auslösen und dennoch die nötige Nahrung genauso wie Kohlenhydrate oder Zucker liefern.

Die von uns empfohlenen Desserts und andere, die Sie gemäß unseren Richtlinien selbst erfinden, werden Sie mit zufriedenstellendem Geschmack und hohem Nährwert versorgen. Für den Anfang schauen Sie sich in Kapitel 10 unter „Früchte und Desserts“ unsere Rezepte an, wegen der Anweisungen für die Zubereitung. Nachfolgend eine Aufstellung möglicher Nachspeisen.

- Gekochte Früchte, so wie gebackene Äpfel oder Birnen.
- Früchtemüsli. In Scheiben geschnittene Früchte mit groben Haferflocken, Rosinen, Sonnenblumenkernen und einem der vielen erhältlichen, natürlichen Süßmittel (Fruchtsaft, Gersten- oder Reismalz) gekocht.
- Selbstgemachtes Apfelmus. Geschälte, entkernte Äpfel (und/oder andere Früchte) werden gekocht, bis sie weich sind, und püriert. Als Gewürz können Sie Zimt, Muskatnuß oder etwas anderes Mildes dazugeben.
- Kanten. Ein gelatineartiges Dessert aus Früchten, Fruchtsaft und der Alge Agar-Agar (Näheres im Rezeptteil in Kapitel 10).
- Hafer- oder andere Vollgetreidekekse. Hafermehl mit etwas Vollweizenfeinmehl und Rosinen sowie Gerstenmalz oder Apfelsaft zum Süßen.
- Couscous-Kuchen. Ein Kuchen aus besonders verarbeitetem Weizen. (Rezept in Kapitel 10)
- Obsttorten. Äpfel, Kirschen, Erdbeeren, Blaubeeren oder andere Früchte können Sie für herrliche Obsttorten verwenden, indem Sie statt weißem Mehl Vollweizenmehl, statt gezuckerten, konservierten Früchten frisches Obst, statt Zucker natürliche Süßmittel verwenden. Gleichermaßen können Sie mit den meisten Kuchenrezepten verfahren.

Mit ein wenig Phantasie können Sie unendlich viele köstliche und gesunde Desserts selbst schaffen.

9. Getränke

Empfehlungen

- Um ein Optimum an Gesundheit zu erreichen, hören Sie damit auf, Getränke zu sich zu nehmen, die Koffein, Tein, Zucker und künstliche Zusätze enthalten.
- Vermeiden Sie eisgekühlte oder extrem kalte Getränke; sie versetzen dem Körpersystem einen Schock und bringen die Verdauung durcheinander.
- Wenn Sie Alkohol trinken, tun Sie es in Maßen und versuchen Sie, nur Biere und Weine von hoher, natürlicher Qualität, auf natürliche Weise gebraut oder fermentiert, ohne Zucker oder künstliche Zusätze, zu trinken.

Wir empfehlen die folgenden Getränke zum regelmäßigen Gebrauch:

- Kaffeeersatz aus geröstetem Getreide (aus gerösteter Gerste und anderem Getreide).
- Quellwasser.
- Kukicha (Dreijahres-Zweig-Tee) und/oder Hojicha (Dreijahres-Blätter-Tee), erhältlich in Naturkostläden und vielen Reformhäusern.
- Gemüsesäfte.
- Fruchtsäfte.

Soweit das Programm für die Übergangskost, eine Reihe von allgemeinen Richtlinien für gesundes Essen. In Kapitel 8 finden Sie einen empfohlenen Menüplan für sieben Tage und in Kapitel 9 eine Einkaufsliste der Nahrungsmittel, die Sie für gesunde Mahlzeiten benötigen. Nutzen Sie diese Nahrungsmittel und ersetzen Sie dadurch Ihre Standardkost bis zu dem Grad, daß Sie sich wohl damit fühlen. Setzen Sie sich das empfohlene Ernährungsprogramm, welches nachfolgt, zum Ziel. Das wird Sie dazu ermutigen, regelmäßige Veränderungen in eine sichere, gesunde Richtung zu tun. Vergessen Sie nicht, Ihr eigenes Tempo zu bestimmen, und weigern Sie sich, sich durch einen gelegentlichen Rückschlag davon abhalten zu lassen, weiter auf Ihr Ziel zuzusteuern: Eine sichere, gesundheitsförderliche Ernährungsweise.

Die empfohlene Ernährung ist die beste Lebensweise, die wir anbieten können. Sie ist so beschaffen, daß wir davon überzeugt sind, daß die meisten Leute sie schließlich und endlich befolgen können und wollen, sofern die Zeit und ein tieferes Verständnis von Nahrung und gesundheitsbewußtem Kochen gegeben sind. Die empfohlene Ernährung setzt sich aus denselben neun Nahrungsmittelkategorien zusammen wie die Übergangskost, mit der Abweichung, daß man hier versucht, seine Ernährung allein auf die unten aufgeführten Nahrungsmittel zu beschränken. Der Kürze halber werden wir gelegentlich Ihre Aufmerksamkeit auf die spezifischen Nahrungsmittel, die zuvor bei der Übergangskost besprochen wurden, lenken, statt dieselben Informationen noch einmal zu wiederholen.

Die empfohlene Ernährung

1. *Vollgetreide.* Essen Sie wenigstens zweimal pro Tag ein Vollgetreidegericht. Vollkorngetreide, Vollkornnudeln und Vollkornbrote eingeschlossen, sollten 40 bis 50 Prozent Ihrer Nahrung ausmachen.
2. *Frisches Gemüse.* Essen Sie wenigstens vier Gerichte mit gekochtem Gemüse pro Tag. Gemüse sollten 25 bis 30 Prozent Ihrer Nahrung ausmachen.
3. *Bohnen.* Essen Sie ein Bohnengericht drei- bis viermal pro Woche; Bohnen sollten 10 Prozent Ihrer Nahrung ausmachen.
4. *Algen (Meeresgemüse).* Algen sollten zwei- oder dreimal pro Woche als Beilage oder in der Suppe oder im Eintopf gegessen werden. Nehmen Sie nur geringe Mengen Algen, etwa einen Eßlöffel pro Portion, zu sich, außer wenn Sie Medikamente gegen zu hohen Blutdruck einnehmen, dann sollten Sie die Menge auf einen Teelöffel ein- bis zweimal die Woche

beschränken.

5. *Tierische Nahrung.* Wir empfehlen Ihnen, wenn Sie tierische Nahrung essen, dann in erster Linie Fisch und in zweiter Wahl Geflügel (Huhn). Begrenzen Sie den Verzehr von Fisch auf ein-bis zweimal die Woche und den Verzehr von Hühnerfleisch auf ein- bis zweimal im Monat!
6. *Gewürzzubereitungen und Dressings.* Verwenden Sie gerösteten Sesam und die vielen empfohlenen Würzmittel, die bei der Übergangskost angegeben sind. Vermeiden Sie unbedingt Kochsalz, Pfeffer und industriell hergestellte Gewürzzubereitungen und Dressings.
7. *Snacks.* Rohes Gemüse, Reiswaffeln, Salat, kleine Portionen geröstete Samen mit Trockenfrüchten und weitere gesunde Zwischenmahlzeiten können in Maßen täglich gegessen werden. Näheres unter Übergangskost.
8. *Früchte und Desserts.* Gekochte Früchte oder Vollkorn-Nachspeisen, mit natürlichen Süßmitteln oder Obst gesüßt, können ein- oder zweimal pro Tag gegessen werden.
9. *Getränke.* Nehmen Sie nur Getränke zu sich, die weder Koffein, noch Tein, Zucker oder künstliche Zusatzstoffe enthalten. Näheres in der Aufstellung bei der Übergangskost.

Auf den ersten Blick scheint die empfohlene Ernährung übermäßig restriktiv zu sein, aber wir versichern Ihnen, daß Sie lernen können, die Nahrung dieser Ernährungsweise genauso zu lieben wie diejenige Ihrer derzeitigen Kost, mit dem Unterschied, daß unsere Ernährungsweise für Sie viel gesünder ist. Sie haben nichts weiter zu tun, als sich mit den Geschmackstypen der Nahrungsmittel und den verschiedenen Arten ihrer Zubereitung anzufreunden. Wenn Sie sich ernsthaft bemühen, die Übergangskost zu befolgen, werden Sie feststellen, daß Sie ganz von allein einen Geschmack für Vollgetreide, Gemüse, Bohnen, Algen und natürliche Desserts entwickeln. Zu guter Letzt werden Ihnen diese Nahrungsmittel so lieb und teuer werden, daß sie einen immer größeren Anteil in Ihrer Ernährung einnehmen werden. Kurz gesagt, Sie werden auf Ihrem Weg zur empfohlenen Ernährung immer weiter fortschreiten, und das mühelos einfach tun.

Ziehen Sie die Einkaufsliste in Kapitel 9 zu Rate. Sie wird Ihnen helfen, die Nahrungsmittel auch zu bekommen, die Sie für Ihren Beginn mit dem Programm benötigen. Die meisten der Lebensmittel auf dieser Liste können Sie in Ihrem Supermarkt kaufen, komplett sowie in biologischer Qualität bekommen Sie sie im Naturkostladen und zuweilen im Reformhaus. Wenn Sie noch nie zum Einkaufen in einem Naturkostladen waren, werden Sie diese Liste vielleicht nützlich finden.

* * *

Bis hierher haben Sie eine Menge über Nahrung vom wissenschaftlichen Aspekt her, der die Grundlage für diese solide, gesunde Ernährungsweise geliefert hat, gehört. Doch gibt es weit mehr zum Essen, ja zum Leben schlechthin, zu sagen, als unser rationaler, wissenschaftlicher Versuch angeben kann. Vor dem Zwanzigsten Jahrhundert und dem rasanten Anstieg der modernen Wissenschaft lebten und ernährten sich die Menschen nach einer subtileren, wenn auch unerklärlichen Kraft, die wir Intuition nennen. Das Überleben basierte auf der Fähigkeit der Menschheit, in Harmonie mit der Umgebung, dem Land und den wichtigen Kreisläufen auf der Erde — den Gesetzmäßigkeiten des Wetters und den Jahreszeiten — zu leben. Auch wenn die traditionellen Völker unter diversen Infektionskrankheiten aufgrund mangelhafter Hygiene litten, so gab es niedrige bis nicht existente Quoten für Degenerationskrankheiten. Von daher gibt es gute Gründe, über unsere Fähigkeit, intuitive Nahrungsauswahl zu treffen, zu sprechen. In der heutigen Zeit hat die Wissenschaft den Platz eingenommen, den in vergangenen Zeiten die althergebrachte Weisheit innehatte, und dennoch gründen sich manche unserer Vorlieben für eine bestimmte Nahrung immer noch auf unsere physische Beziehung zu den umgebenden Verhältnissen. Wir geben im Sommer leichter Nahrung wie Salaten, Früchten und kalten Getränken den Vorzug, im Winter jedoch eher heißer, schwerer Nahrung wie Suppe, Eintopf und Brot. Die meisten von uns ernähren sich am Morgen anders als am Abend, und wir sind gut beraten, wenn wir einige Stunden vor dem Schlafengehen nichts mehr essen. Wir sehen diese intuitiven Reaktionen als gesunden Menschenverstand an; wir brauchen keinen Doppelblindversuch dafür, daß wir erkennen, daß solche Reaktionen ihr besonderes Gewicht für Gesundheit und Wohlbefinden haben.

Lassen Sie sich von Ihrer eigenen Intuition und Ihrem gesunden Menschenverstand leiten, wenn Sie die in diesem Buch dargebotenen Informationen in Ihr Leben integrieren. Da Nahrung so untrennbar mit unserem alltäglichen, physischen Wohlbefinden verknüpft ist, wird sie schnell zur Grundlage für unsere Krankheit oder unsere Gesundheit, unser Gefängnis oder unsere Freiheit. Lassen Sie nicht zu, daß unsere diätetischen Richtlinien für Sie zu einem begrifflichen Gefängnis werden; verwenden Sie die angebotenen Informationen als Richtschnur für eine bessere Ernährung, die Sie auf die Reise zu besserer Gesundheit führen soll. Bedenken Sie alles, was wir gesagt haben, mit Sorgfalt, kauen es gut, verdauen es und machen es sich zu eigen. In dem Maße, wie Sie den Richtlinien langsam und mit Bedacht folgen, werden Sie den Punkt erreichen, wo Sie ohne jeden Zweifel erkennen, welche Nahrung Ihnen Wohlgefühl vermittelt und welche Sie sich mies fühlen läßt. Mit der Zeit werden Sie lernen, die Ernährung dahingehend zu beeinflussen, daß Sie Ihre subtileren Bedürfnisse erfahren, ob Sie beispielsweise mehr Gemüse, weniger Getreide oder mehr Fisch an einem bestimmten Tag oder in einer bestimmten Woche brauchen als im Programm vorgesehen. Wenn Sie mit diesem Programm arbeiten, wird Ihnen Ihr Körper bald schon sagen, was er braucht. Denken Sie nicht, daß die Vielfalt, die Würze des Lebens schlechthin, Sie in der Minute im Stich läßt, wo Sie sich auf diese Ernährungsweise einlassen. Sie werden feststellen, daß selbst in der empfohlenen Ernährung eine unglaubliche Flexibilität herrscht, durch die Vielfalt der Gerichte, die Sie zubereiten können, durch die Häufigkeit, in der Sie bestimmte Nahrungsmittel zu sich nehmen können.

Zu guter Letzt, Nahrung ist nicht alles, auch nicht in puncto Gesundheit. Unsere Umgebung, unser Verhalten, unser Glaube an uns selbst und die gewaltigen Kräfte des Universums, all das spielt eine wichtige Rolle für unsere Gesundheit und unser Glück. Die Nahrung hat ihren wesentlichen Platz in diesem Riesengemälde und kann eine Menge bewirken, um unsere Gesundheit zu verbessern und mehr Harmonie in unser Leben zu bringen.

*Die in diesem Buch als *empfohlene Ernährung* bezeichnete Ernährungsform ist bei uns auch unter dem Begriff *makrobiotische Ernährung* bekannt. Näheres darüber in der Bibliographie am Schluß des Buches (Anm.d.Übs.).

Kapitel 4

Ihr neues Übungsprogramm

KURZ NACHDEM ICH mit der dargelegten Ernährungsweise angefangen hatte, begann ich auch mit regelmäßigen Körperübungen. Wenn ich zu der Zeit auch wenig Vertrauen in das hatte, was ich da tat, so machte ich mir dennoch die Vorstellung zu eigen, daß meine einzige Hoffnung zu überleben darin bestand, das Programm in seiner Gesamtheit anzunehmen. Die Übungen setzten sich zusammen aus Spazierengehen, Gymnastik und einer Reihe fernöstlicher Übungen, Do-In genannt, die sich auf den Prinzipien der Akupunktur aufbauen. Diese drei Typen von Übungen waren, wie ich fand, sehr effektiv hinsichtlich darauf, mich in Form zu bringen, Verspannungen abzubauen und die Vitalität zu steigern.

Aerobic oder isotonische Übungen stärken Herz, Kreislauf und Lungenkapazität und sind ausgezeichnet für die meisten Menschen geeignet. Diese Arten von Übungen beinhalten Spazierengehen, Joggen, Radfahren, Schwimmen und Gymnastik, wodurch die Muskeln gestreckt werden und die Aufnahme von Sauerstoff gesteigert wird (Kniebeugen, Zehen berühren, Hampelmann). Isometrische Übungen wie z.B. Gewichtheben, Liegestütze u.a. setzen Muskeln gegen schwere oder unbewegliche Gegenstände und sind nicht geeignet, die Belastbarkeit des Herzens zu steigern, ja, sie können sogar gefährlich sein für diejenigen, die herzkrank sind. Durch Aerobic werden wir dahin gebracht, tief zu atmen, und das sorgt für mehr Sauerstoff für die Lunge, das Herz und den gesamten Körper. Wird das Herz trainiert, pumpt es mit jedem Schlag mehr Blut, d.h. es arbeitet effektiver und wird nach und nach durch regelmäßige Bewegungsübungen gestärkt. Ein deutliches Signal dafür, daß Ihr Herz kräftiger wird, ist langsamerer Pulsschlag. Das bedeutet, die Fasern rund um das Herz, die für Kontraktion und Expansion verantwortlich sind, werden mehr aufeinander abgestimmt. Sie sind in der Lage, sich zusammen auszudehnen und somit mehr Blut in die Herzkammern fließen zu lassen sowie sich gemeinsam zusammenzuziehen und somit auf einen Schlag mehr Blut aus dem Herzen herauszupumpen. Wenn das Herz weniger in der Minute schlägt, kann es sich längere Zeit erholen. Der Unterschied zwischen 90 und 60 Schlägen pro Minute besteht darin, daß sich das Herz bei 60 zwischen den einzelnen Schlägen doppelt solange ausruhen kann.

Das Herz eines erwachsenen Mannes schlägt durchschnittlich etwa 72mal in der Minute, das einer erwachsenen Frau um 76mal. Im allgemeinen ist davon auszugehen, daß bei allen, deren Herz bei ruhiger Körperhaltung mehr als 80mal pro Minute schlägt, die Gesundheit stark angegriffen und der Herzinfarkt vorprogrammiert ist.

Körperübungen verringern nicht nur die Anzahl der Herzschläge pro Minute; sie senken ebenfalls den Blutdruck. Körperübungen tragen dazu bei, die Klebrigkeit der Blutplättchen — das sind die kleinen, farblosen Scheiben, die im Blutstrom schwimmen und bei der Gerinnung helfen — zu beseitigen. Wenn man sich mit stark fetthaltiger Kost ernährt, werden diese Plättchen klebrig und beginnen zu klumpen oder zu verdicken, was sie daran hindert, zügig durch die kleineren Adern und die Kapillaren zu fließen. Wie wir in Kapitel 2 besprochen haben, wird so das Blut daran gehindert, die verschiedenen Gewebe zu nähren, welche zur Versorgung mit Blut von diesen winzigen Kapillaren abhängig sind. Ohne Blut sterben die Gewebe. Die Klebrigkeit der Blutplättchen zu vermindern oder zu beseitigen, das ist ein wichtiger Schritt hin zu besserer Blutzirkulation. (Körperübungen verringern allerdings nicht den Blutcholesterinspiegel, und der Cholesterinspiegel ist es, der die größte Verantwortung für Klumpen im Blut und das Einsetzen von Arteriosklerose trägt. Ihre neue Ernährungsweise wird Ihren Blutcholesterinspiegel senken und — gepaart mit Körperübungen — die Blutzirkulation dramatisch verbessern.)

Körperübungen unter Einbeziehung der Beine sind besonders wichtig. Wenn sich die Muskeln in den Waden durch Bewegungsübungen entspannen und zusammenziehen, wirken sie wie Hilfspumpen. In der Entspannungsphase absorbieren die Muskeln Blut; ziehen sie sich zusammen, drücken sie das Blut zurück Richtung Herz. Diese Art von kontinuierlicher Maßnahme nimmt dem Herzen eine große Bürde ab. Spazierengehen ist ein ausgezeichnetes Beispiel für eine Übung, die das Herz stärkt und gleichzeitig die Blutzirkulation durch die Arbeit der Beinmuskeln verbessert.

Körperübungen verbessern ferner die Durchblutung des Gehirns und helfen bei der Auflösung von Blutgerinnseln überall im Körper, so auch in Lunge, Herz und Gehirn.

Alle Körperübungen verbrennen natürlich Kalorien und beseitigen Fett aus dem Körper. Aktive Menschen sehen adretter aus, weil ihre Muskeln fester und kompakter sind. Neben Muskeln erscheint die gleiche Menge Fett schlapp und schlaff.

Natürlich beginnen Muskeln, die nicht gebraucht werden, zu schwinden bzw. sich aufzulösen. Interessanterweise gilt das gleiche auch für Knochen; ohne Körperübungen verlieren wir leicht Kalzium, und unsere Knochen werden schwach, spröde und anfälliger für Brüche. Studien haben ergeben, daß Körperübungen in beträchtlichem Maße Verspannungen abbauen und dazu beitragen, zwanghafte Hungergefühle einzudämmen. Ein flotter, halbstündiger Spaziergang wird mehr für die Gesundheit Ihres Herzens, Ihren Seelenfrieden und Ihren ungezügelten Appetit leisten als jedwede bis jetzt erfundene Pille. Wie auch immer, die Kehrseite ist ebenso wahr: Die Statistik zeigt, daß weniger Körperübungen mit zunehmenden Verspannungen und größerem Appetit einhergehen.

Leute, die regelmäßig und tatkräftig Körperübungen machen, reden davon, daß sie ein echtes „Hoch“ erfahren. Doch selbst ein bescheidenes Maß an körperlicher Bewegung wird Ihnen tiefe Entspannung und besseren Schlaf bescheren. Sie werden ferner ein stärkeres Gefühl von Selbstvertrauen und Wohlbefinden erleben.

Spezialisten für Körperübungen zufolge brauchen Sie sich nur an drei Tagen in der Woche zehn Minuten lang zu ertüchtigen, um auf Ihrem Weg zu ausgezeichneter körperlicher Verfassung gut voranzukommen. Tatsächlich ist Ihr eigener Puls der beste Maßstab für die Effektivität Ihrer Körperübungen. Wer sich hinlänglich guter Gesundheit erfreut, sollte Übungen machen, die seinen Pulsrhythmus für wenigstens zwei Minuten jeweils auf 120 Schläge in der Minute erhöhen; außerdem sollte die dafür aufgewendete Zeit wenigstens eine halbe Stunde jeweils betragen. Diese Gangart ist nicht besonders anstrengend für einen gesunden Erwachsenen; annähernd 220mal in der Minute kann das Herz maximal schlagen. An diesem Punkt angekommen arbeitet das Herz nicht mehr schneller, ungeachtet der Belastung, der es ausgesetzt ist.

Dennoch, wichtig für jeden, der mit dem Gedanken spielt, mit einem Übungsprogramm zu beginnen, ist es, den Hausarzt zu konsultieren, und zwar vorher. Das ist besonders wichtig für diejenigen, die an irgendeiner chronischen Krankheit — wie Herz- und Gefäßerkrankung, Diabetes und Arthritis — leiden.

Spazierengehen

Spazierengehen ist vielleicht die beste Körperübung von allen, und zweifellos die ungefährlichste. Fachleute sagen uns, daß ein halbstündiger, flotter Spaziergang völlig reicht, um das gesamte Körpersystem wieder in Schwung zu bringen, vor allen Dingen dann, wenn Ihre Geschwindigkeit fünf bis acht Kilometer in der Stunde beträgt. Nicht jeder kann dieses Tempo sogleich schaffen, nähern Sie sich ihm von daher allmählich, nach und nach.

Sie sollten versuchen, sich auf wenigstens einen flotten, halbstündigen Spaziergang pro Tag einzulassen. Unmittelbar beim Aufbruch werden Sie spüren, wie Ihr Herz auf Touren kommt. Sie werden tiefer Luft holen und Ihr gesamtes kardiovaskuläres System, die Lunge und viele Muskeln in Bewegung bringen. Wenn Sie spüren, keinen flotten Marsch durchhalten zu können, versuchen Sie, für wenigstens zwei Minuten auf ein höheres Tempo zu kommen und dann eine Weile lang eine gemütlichere Gangart einzulegen. Nach kurzer Rast legen Sie wieder an Tempo zu und halten es weitere zwei Minuten. Diese schnellen Zwei-Minuten-Intervalle machen Sie zehnmal, oder Sie behalten einfach dieselbe flotte Gangart zwanzig Minuten oder länger bei. Eine dieser Möglichkeiten wird Ihnen ein ausgezeichnetes Konditionstraining liefern.

Spazierengehen ist eine der besten Übungen, um Verspannungen abzubauen und Sie wieder in einen Zustand des Gleichmuts zu bringen. Verspannung kann gedacht werden als überschüssige Energie, die eingesperrt ist. Bestimmte Organe fangen an durchzudrehen — das Herz schlägt schneller, und der Magen sondert überschüssige Säure ab; der Blutdruck steigt. Wenn Sie einen Spaziergang machen, setzen Sie Ihren ganzen Körper in Bewegung, und so verbrennt die überschüssige Energie schnell und wirksam. Ihr Organismus kommt zur Ruhe; Herzschlag und Blutdruck werden wieder normal. Verspannung löst sich. Alle Aerobic-Übungen, so auch Spazierengehen, eignen sich vorzüglich zum Abbau von Streß und seinen negativen Nebenwirkungen. (Mehr über Streß und den Umgang damit im folgenden Kapitel.)

Spazierengehen ist in einer Weise therapeutisch, wie Sie es nicht voraussehen können, insbesondere wenn Sie es in ruhiger Atmosphäre tun können, etwa in einem Park oder auf dem Lande. Selbst in einer Großstadt, inmitten der wimmelnden Massen von soviel Energie, können Sie eine gewisse Anonymität gewinnen, sich in der Menge auflösen und Ihre Angespanntheit von dem pulsierenden Leben, das durch die Hauptstraße eilt, wegtragen lassen.

Natürlich verbrennt auch ein Spaziergang Kalorien. Wenn Sie einen Kilometer gehen, verbrauchen Sie genauso viele Kalorien, als wenn Sie einen Kilometer laufen. Der Unterschied liegt darin, daß das Laufen das kardiovaskuläre System, die Lunge und die

Muskeln besser stimuliert, da es ihnen mehr Belastung auferlegt. Wer jedoch noch nicht einige Zeit lang Körperübungen macht oder keine Freude am Joggen hat, für den ist der Spaziergang bei weitem das nächstbeste.

In der Tat wurden wir für den Spaziergang geschaffen — wir sind perfekt dafür konstruiert — und es gibt keinen Grund, außer bei Behinderungen, warum die meisten von uns die Vorzüge dieser wundervollen, gesundheitsfördernden Übung nicht nutzen können. Ein Spaziergang kostet nichts und erfordert keinen Partner (obwohl er genauso auch eine sehr gesellige Aktivität sein kann). Er bringt großen Nutzen und viel Freude, und es steht jedem frei, ihn zu unternehmen.

Zusätzlich zum Spazierengehen mache ich drei oder viermal in der Woche Gymnastik. Es handelt sich dabei um kurze Streckübungen, wie nachstehend beschrieben, die nicht mehr als zehn oder fünfzehn Minuten Zeit, morgens oder abends, in Anspruch nehmen.

Gymnastik

Kniebeugen

Stellen Sie sich vor die Rückseite eines Stuhles und halten sich daran fest. Halten Sie Ihren Rücken gerade, atmen ein und beugen die Knie, bis Ihr Gesäß auf die Fersen zu liegen kommt. Nun stellen Sie sich wieder aufrecht und atmen dabei aus, und der Kreis ist geschlossen. Achten Sie darauf, bei dieser Übung und allen weiteren tief zu atmen. Machen Sie das zehnmal oder so oft, wie Sie sich wohl dabei fühlen. Überanstrengen Sie sich nicht. Versuchen Sie sich wenigstens zwei Minuten an der Übung.

Beugen des Oberkörpers

Die Hände in die Hüften gestemmt, beugen Sie Ihren Oberkörper hinunter auf die Knie zu; beugen Sie sich so weit vor, wie es Ihnen ohne Überanstrengung möglich ist. Lassen Sie die Hände während der Übung an Ihrer Hüfte (versuchen Sie nicht, bis zu den Zehen zu kommen). Sie sollten ein leichtes Ziehen in den Wadenmuskeln und der Achillessehne spüren. Jetzt richten Sie sich wieder auf und lehnen sich soweit wie möglich nach hinten, um die Muskeln in Brust, Magen und Oberschenkel zu strecken. Nun stellen Sie sich wieder gerade, der erste Kreis ist geschlossen. Überanstrengen Sie sich nicht. Führen Sie das fünf bis zehnmal durch, die Übung sollte wenigstens zwei Minuten dauern.

Anheben der Beine

Legen Sie sich auf den Boden. Ziehen Sie die Knie an und bringen die Füße an Ihr Gesäß, so daß die Füße flach auf dem Boden bleiben und die Fersen so nahe am Gesäß wie möglich zu liegen kommen. Der Rücken bleibt am Boden, nicht aufrecht setzen. Jetzt strecken Sie Ihre Beine wieder geradeaus, halten sie in ausgestrecktem Zustand für einen Moment über dem Boden und legen sie dann hin, und der Kreis ist geschlossen. Machen Sie das zehnmal oder so oft, wie es Ihnen angenehm ist. Überanstrengen Sie sich nicht.

Seitwärtsbeuge

Stehen Sie gerade, die Beine in Schulterbreite gespreizt. Beugen Sie Ihren Oberkörper, soweit Sie können, nach links herunter, dann soweit wie möglich nach rechts. Zurück in die aufrechte Position. Eine Runde beinhaltet einmal Beugen in jede Richtung. Das streckt die Unterleibsmuskeln, besonders an den Seiten, wo oft Fettüberschüsse sitzen, die sogenannten Fettpölsterchen. Ferner werden Rücken, Brust und Schultern gedehnt. Wiederholen Sie das zehnmal oder so lange, wie Sie sich wohl dabei fühlen. Denken Sie daran, während der Übung tief zu atmen, und behalten Sie wenigstens zwei Minuten lang einen gleichmäßigen Rhythmus bei, bevor Sie sich ausruhen. Überanstrengen Sie sich nicht.

Diese Übungen sind dazu bestimmt, die Sauerstoffzufuhr zu erhöhen und Herz und Muskulatur in Schwung zu bringen. Sie sind nicht anstrengend, aber wirkungsvoll.

Während drei Jahreszeiten fahre ich regelmäßig mit dem Fahrrad. Radfahren ist eine ausgezeichnete Aerobic-Übung für Herz und Gefäße, ganz zu schweigen davon, daß die Beine ordentlich trainiert werden.

Denken Sie daran, daß jegliche Bewegung in gewissem Sinne Körperübung ist. Alles, was man mit Spaziergängen und Gymnastik erreichen will, ist die Intensivierung der Lebenspraxis über einen kürzeren Zeitraum hinweg. Jeden Tag ein Spaziergang von einer halben Stunde (oder länger wenn möglich) und drei oder vier Tage in der Woche Gymnastik, das wird Ihnen reichlich Bewegung verschaffen und sich spürbar in Ihrer Gesundheit niederschlagen.

Sobald Sie damit beginnen, regelmäßig Körperübungen zu machen, werden Sie feststellen, daß Sie automatisch mehr Bewegung bekommen, ohne viele Gedanken daran zu verschwenden. Das ist einer der Gründe, warum Sie es langsam angehen sollten. Wenn Sie sich überfordern, wird die Übung schnell schmerzhaft und bringt nichts. Sind Sie jedoch geduldig und arbeiten sich allmählich an eine schwierigere Gangart heran, werden Sie wahrscheinlich eher bei einem Übungsprogramm dabeibleiben. Nach und nach nehmen Ihre Kräfte zu und damit Ihre Fähigkeit, das Tempo ohne Anstrengung zu steigern. Ehe Sie es merken, werden Sie Ihren Wagen ein Stück vom Ziel weg parken, gerade soweit, daß Sie es zu Fuß erreichen können, oder Sie benutzen die Treppe, anstatt mit dem Lift zu fahren, in der Erkenntnis, daß sich Ihnen Tag für Tag hunderte herrliche Gelegenheiten bieten, kurze aber intensive Trainings abzuleisten.

Die dritte Art Körperübung, die ich praktiziere, ist Do-In, eine Übung/Massage, die sich auf den Prinzipien der Akupunktur aufbaut. Do-In wird häufig unter der Bezeichnung *Akupressur*-Massage geführt, weil es anstelle der Akupunkturnadeln mit dem Druck der Finger und mit Bewegungsübungen arbeitet. Es ist hilfreich, etwas über Akupunktur zu wissen, um Do-In richtig einzuschätzen.

Akupunktur ist in China und Japan seit mehr als zweitausend Jahren praktiziert worden und hat sich bis auf den heutigen Tag als eine der gebräuchlichsten, medizinischen Behandlungsarten im Osten erhalten. Nur mittels Gebrauch von kleinen, dünnen Nadeln, die in die Haut gerade unter die Oberfläche gesteckt werden, können Akupunkteure, so behaupten sie jedenfalls, praktisch jede Krankheit wirksam behandeln. Akupunktur ist erwiesenermaßen äußerst wirksam zur Schmerzlinderung und Betäubung, doch nur wenige Leute im Westen verstehen, warum sie wirkt. Hinsichtlich ihrer Tauglichkeit als Behandlungsmethode für Krankheiten ist wenig bewiesen.

Die Weltgesundheitsorganisation (WHO) stellt fest, daß die Akupunktur eine wirksame Behandlungsweise für nicht weniger als vierzig Krankheiten sei, und die Akupunkteure selbst halten sich für fähig, u.a. Erkrankungen des Nervensystems und des Magen-Darm-Traktes, Blindheit, Taubheit, Arthritis und schlimmes Kopfweh behandeln zu können.

Die Akupunktur hat erst kürzlich in der westlichen Welt und im besonderen in den USA Anerkennung gefunden. Sie erreichte in der Tat erst im sechzehnten Jahrhundert den Westen, als Missionsärzte das Verfahren aus Asien nach Europa brachten. In den USA begann die Akupunktur innerhalb der letzten zehn bis fünfzehn Jahre Fuß zu fassen. Ihre wachsende Popularität ist in hohem Maße der Berichterstattung des Kolumnisten James Reston von der *New York Times* zuzuschreiben, der ihre Wirksamkeit am eigenen Leibe erfahren hatte. Auf einer Reise durch China im Jahre 1971 bekam Reston eine akute Blinddarmentzündung und mußte in Peking operiert werden. Die Operation verlief erfolgreich; der Eingriff hatte jedoch zur Folge, daß er an „beträchtlichem Unwohlsein, um nicht Schmerz zu sagen“ zu leiden begann. Ein chinesischer Akupunkteur wurde zu ihm gesandt, um sich um ihn zu kümmern. Dieser steckte drei Nadeln in Restons rechten Ellenbogen und eine unter jedes Knie. Ferner verbrannte er einige Kräuter über Restons Magen, währenddessen er die Nadeln „manipulierte, um die Gedärme zu stimulieren und den Druck und die Blähung des Magens zu beseitigen“, wie Reston später berichtete. Weiter sagte er, daß er ein „bemerkenswertes Nachlassen von Druck und Blähung innerhalb einer Stunde erlebte und das Problem seither nicht wieder auftauchte“.

In der Folge seiner Wiederherstellung reiste Reston zu einer

Vielzahl chinesischer Hospitäler, wo er Zeuge war, wie die Akupunktur zur Betäubung bei mehreren größeren Operationen eingesetzt wurde, z.B. als einem Mann ein Gehirntumor entfernt werden sollte. Während der Operation war der Mann „vollkommen bei Bewußtsein"; er unterhielt sich mit Reston durch einen Dolmetscher und aß Apfelsinenstücke, während sein „Schädeldach offengelegt war". Ein anderes bemerkenswertes Beispiel: Reston wohnte einer Operation an einem Mann bei, der ein „ungeheuer klaffendes Loch" in seinem Rücken hatte, wodurch er „das Keuchen" der Lunge des Patienten sehen konnte. Was den Reporter nur umso mehr erstaunte, war die Tatsache, daß nur eine einzige Akupunkturnadel — in der rechten Schulter des Patienten — zum Einsetzen der Betäubung verwendet wurde. Und auch hier war dieser Mann völlig bei Bewußtsein und plauderte während der Operation mit Reston.

Reston war verständlicherweise von der Wirkungskraft der Akupunkteure und ihrer kleinen Nadeln beeindruckt. Er schrieb: „Es gibt genügend objektive Beweise praktischer, medizinischer Information über die Verwendung von Akupunktur, um die Erforschung zu rechtfertigen..." Er schloß mit den Worten: „Irgendetwas ist hier tatsächlich im Gange, und das ist wahrlich zu bedeutsam, um es den Zeitungsreportern zu überlassen."

Durch Restons Bericht veranlaßt, besuchten viele amerikanische Ärzte China und bestätigten Restons Bemerkungen über die Bedeutung der Akupunktur als Mittel in der Anästhesie. Inzwischen haben Kritiker der Akupunktur zu argumentieren versucht, es handele sich dabei rein um Hypnose. Diese Ansicht hat jedoch durch Studien, die die Wirksamkeit der Akupunktur unter kontrollierten Bedingungen erkennbar machten, eine Niederlage nach der anderen hinnehmen müssen. Dessenungeachtet bleiben viele medizinische Autoritäten unüberzeugt, wieder andere schreien nach weiteren Studien zwecks Untermauerung der klinischen Beobachtungen.

Mehrere Theorien unternehmen den Versuch, die Funktionsweise der Akupunktur zu erklären. Einige Wissenschaftler vermuten, daß sie das autonome Nervensystem stimuliere und so einen

Einfluß auf Schmerzen und diverse Arten von Krankheiten ausübe. Andere behaupten, daß die Nadeln den Körper dazu veranlassen, Endorphin abzusondern, eine körpereigene, morphiumähnliche Substanz, die schmerzlindernd und leicht euphorisch wirkt. (Mehr über Endorphin im nächsten Kapitel.)

Keine dieser Erklärungen spricht die Fragen an, warum die Nadeln an ganz bestimmten Stellen angesetzt werden müssen, und in welcher Weise diese Stellen oder Punkte eine Wirkung auf weit entfernte Teile des Körpers ausüben (z.B. ließen drei Nadeln in Restons Ellenbogen und je eine unter seinen Knien die Schmerzen in seinem Magen verschwinden).

Nur die traditionelle Sichtweise der Akupunktur versucht diese Fragen zu beantworten, sie findet jedoch bis jetzt nicht viel Beachtung, weil es dafür in der westlichen Medizin weder eine theoretische Basis noch einen experimentellen Beweis gibt. Jene Theorie besagt, daß menschliche Wesen innerhalb eines Energiefeldes leben, welches den Körper umgebe und durchdringe. Die Energie fließe entlang bestimmter, unterschiedlicher Bahnen, die Meridiane genannt werden.

Experten der traditionellen, fernöstlichen Medizin glauben, daß zwölf Meridiane senkrecht durch den Körper verlaufen, vorzustellen wie zwölf tiefe Flüsse. Punkte, die zu Organen und Organsystemen in Beziehung stehen, sind entlang jedem Meridian angesiedelt. Der Akupunkteur führt eine Nadel in einen dieser Punkte ein und gebraucht sie wie eine Antenne, um Energie in ein spezielles Organ durch den Punkt und den Meridian, die er dafür ausgesucht hat, zu leiten.

Ein fernöstlicher Heilkundiger betrachtet die Gesundheit als den Zustand, in dem die Energie frei diese Meridiane entlang fließt; d.h. keine Blockade oder Stagnation entlang der Energiebahnen. Wird die Energie blockiert, entsteht ein Symptom — entweder Schmerzen oder eine Krankheit. Die Blockade verhält sich wie ein Staudamm — sie sorgt dafür, daß die Energie an einer Stelle zunimmt und an einer anderen abnimmt. Die Nadeln erfüllen den Zweck, das Ungleichgewicht zu regulieren, indem sie Energie zu der schwachen Stelle leiten und sie von der starken

Stelle abziehen. Das geschieht durch die Plazierung und die Manipulation der Nadeln. Alte, fernöstliche Philosophen entwickelten die Praxis des Yoga und die des Do-In aufgrund dieser Theorie von der Energie.

Do-In verwendet Massagetechniken und Streckübungen in der Absicht, Blockaden entlang dieser Energiebahnen zu beseitigen. Anstatt in mehrere Punkte Nadeln einzustecken, massiert man die Punkte oder versucht, den Meridian selbst zu strecken, um den Energiefluß den Meridian entlang anzuregen und den Stau aufzulösen, der das Problem verursacht haben könnte.

Dieses Gebiet ist natürlich umstritten, und wenn es im Westen auch ein wenig Befürwortung für die Akupunktur gibt, einfach deswegen, weil sie offensichtlich funktioniert, so ist uns doch noch kein Beweis für die Wirksamkeit des Do-In zu Ohren gekommen. Obwohl ich keine rationale Erklärung dafür habe, kann ich doch behaupten, daß meine persönliche Erfahrung mit Do-In sich für mich gelohnt hat, und ich möchte Ihnen Mut machen, die Do-In-Übungen einmal auszuprobieren, und hoffe, daß Sie ebensoviel Nutzen daraus ziehen können wie ich. Die Übungen sind ungefährlich und einfach. Sie setzen den Körper keiner oder nur geringer Belastung aus, und jedermann kann sie praktizieren. Alle Do-In-Übungen sollten sachte und aufmerksam durchgeführt werden. Versuchen Sie, sich auf das zu konzentrieren, was Sie tun — will sagen, versuchen Sie zu „sehen“, wie ein bestimmtes Organ oder mehrere Organe sich entspannen oder vitaler werden. Das wird darüberhinaus dazu beitragen, die Gesundheit positiv zu beeinflussen, wie Sie später erfahren werden, wenn wir die Auswirkungen des Geistes auf den Körper besprechen. Lassen Sie uns nun die Übungen durchgehen und sehen, ob Sie eine Steigerung von Gesundheit und Lebenskraft spüren, wenn Sie sie regelmäßig anwenden.

Die Do-In-Übungen

Setzen Sie sich auf einen bequemen Stuhl, der Ihnen Ihren Rücken geradehalten hilft. Atmen Sie tief durch und versuchen Sie, sich zu entspannen. Reiben Sie ein paar Minuten lang kräftig Ihre Hände aneinander. Sie sollten sich bald warm anfühlen. Die Blutzirkulation sollte stärker werden, und Sie sollten so etwas wie eine leichte Vibration in den Händen verspüren. Folgen Sie anschließend den nachfolgenden Schritten.

Kopf

Klopfen Sie leicht über Ihre gesamte Kopfhaut, mit den Fingern oder mit ganz locker geballten Fäusten, etwa zwei Minuten lang. Es sollte eine sanfte, ja angenehme Empfindung sein. Wenn Sie damit fertig sind, reiben Sie kräftig Ihr Gesicht, mit Schwerpunkt auf Stirn, Wangen, Nase und Kinn, weitere zwei Minuten lang.

Kopf und Gesicht gelten als Regionen, wo viele Meridiane zu finden sind. Werden diese Punkte stimuliert, so behaupten die Vertreter der Akupunktur, sendet man Energie in viele Organe des Körpers. Ich fühle mich nach dieser Übung immer ein bißchen klarer im Kopf und geistig wacher.

Schultern

Klopfen Sie mit der locker geballten Faust oder dem fleischigen Teil Ihrer Hand unterhalb des Daumens sanft doch fest auf Ihre Schultern, ausgehend von der Nackenbasis hin zur Schulterkante, zwei Minuten lang. Nehmen Sie die rechte Hand für die linke Schulter und die linke Hand für die rechte Schulter. Klopfen Sie zwei Minuten auf jede Schulter.

Entsprechend der Akupunkturlehre verlaufen die Meridiane von Dickdarm und Lunge entlang der Schulterhöhe. Akupunkteure behaupten, daß durch das Klopfen auf diese Meridiane die Energie und Vitalität dieser Organe gesteigert werden.

Arme

Wenn Sie mit den Schultern fertig sind, machen Sie mit Ihren Armen weiter, und zwar reiben Sie sie kräftig oder klopfen darauf, wieder mit locker geballter Faust, zwei Minuten lang. Sie sollten Ihre Arme in der Weise massieren, daß Sie entlang der äußeren Armseite hinunter in Richtung Hand gehen und brustwärts zurück entlang der Arminnenseite. Es heißt, daß man durch diese Vorgehensweise den natürlichen Energiefluß entlang dem Meridian fördert. Verfahren Sie so mit beiden Armen mehrere Male.

In den Armen befinden sich die Meridiane von Herz, Lunge, Dünndarm und Dickdarm sowie zwei weitere Meridiane, die mit der Funktion des Herzgefäßsystems in Beziehung stehen.

Hände

Nun reiben Sie Ihre Hände erneut kräftig aneinander, etwa eine Minute lang, und schütteln sie dann wie einen Mop eine weitere Minute. (Leser mit Arthritis tun gut daran, nur die Handrücken und die Handinnenflächen zu reiben und auf die weitere Übung zu verzichten.) Nehmen Sie nun mit der rechten Hand Ihren linken Daumen und drehen ihn ein paar Mal im Uhrzeigersinn, ziehen sodann leicht daran und lassen ihn los. Verfahren Sie so mit jedem Finger bei beiden Händen. Nun klopfen Sie mit locker geballter Faust auf die Innenflächen beider Hände, und zwar genau auf die Mitte, etwa ein oder zwei Minuten lang. Das soll den Energiefluß zum Herzen stimulieren.

Eine Anzahl wichtiger Meridiane und Akupunkturpunkte befindet sich in den Händen; sie betreffen Herz und Kreislauf, Dick- und Dünndarm und Lunge.

Brust

Klopfen Sie mit locker geballten Fäusten eine Minute lang leicht auf den oberen Teil Ihrer Brust. Das sollte sachte geschehen und keinerlei Schmerzen verursachen. Empfinden Sie bei dieser oder einer anderen Übung irgendwelche Schmerzen, müssen Sie sofort abbrechen.

Brustmassage soll Herz und Lunge stimulieren.

Beine

Klopfen Sie mit locker geballter Faust auf die Außenseiten Ihrer Beine, ausgehend von der Hüfte abwärts, entlang der Außenseite jedes Beines, hin zu Ihrem Fuß, dann zurück die Innenseite jedes Beines hinauf, ausgehend von Ihrem Fuß bis zum Oberschenkel, etwa eine Minute lang. Verwenden Sie eine weitere Minute darauf, mit Ihren Daumen gründlich Oberschenkel und Waden zu massieren.

Es heißt, daß die in den Beinen angesiedelten Meridiane Blase, Nieren, Magen, Gallenblase, Leber und Milz betreffen. Noch einmal, dadurch daß man auf diese Meridiane klopft oder sie massiert, soll der Energiefluß zu diesen speziellen Organen angeregt werden.

Füße

Reiben Sie ein oder zwei Minuten lang kräftig Ihre Füße, klopfen Sie sodann mehrere Minuten lang auf Ihre Fußsohlen. Dadurch wird die Blutzirkulation in Ihren Füßen gesteigert, und einer Erschöpfung kann abgeholfen werden.

Die Füße sind eine weitere Region von größerer Bedeutung in der Akupunktur, weil sich dort so viele wichtige Meridiane befinden sollen, darunter diejenigen von Leber, Milz, Magen, Gallenblase, Geschlechtsorganen und Nieren. Durch die Fußmassage werden diese Organe wahrscheinlich stimuliert und belebt. Nach der fernöstlichen Medizin sind erschöpfte Füße das Zeichen einer allgemeinen Erschöpfung des Körpers, und eine gute Fußmassage kann viel dazu beitragen, Verspannung und geistige wie körperliche Müdigkeit zu beseitigen.

Der gesamte Übungsablauf sollte nicht mehr als zehn bis fünfzehn Minuten in Anspruch nehmen. Die Übungen können zu jeder Tageszeit und an beinahe jedem Ort ausgeführt werden. Denken Sie daran, sie sorgsam und gründlich zu machen. In Zusammenhang mit der Massage können Sie einen dumpfen Schmerz spüren, etwa so wie von einer guten Schultermassage. Ist der Schmerz, den Sie empfinden, jedoch stärker, brechen Sie die Übung ab. Ich bin davon überzeugt, daß Sie schon bald eine Verbesserung in Gesundheit und Vitalität an sich feststellen werden, wenn Sie die Übungen regelmäßig sorgfältig durchführen.

Es gibt absolut keine wissenschaftliche Erklärung für den Gewinn, der aus diesen Übungen gezogen werden kann, aber im schlimmsten Fall sind sie harmlos und im besten Fall für Sie ebenso wertvoll, wie sie es für mich gewesen sind und für die Tausende von Menschen im Osten, die sie von altersher praktiziert haben. Somit versuchen Sie sie ruhig einmal, als Teil des in Kapitel 8 beschriebenen Programms. Sie dürften keine Probleme damit haben, sie in Ihren Zeitplan einzufügen, und Sie werden überrascht sein ob ihrer Wirksamkeit. Verbinden Sie diese Übungen mit einem täglichen, flotten Spaziergang und Ihrer neuen, gesunden Ernährung, und Sie werden sich auf einem guten Weg hin zu einer Wiedergeburt von Körper und Geist befinden.

Kapitel 5

Die Auswirkungen des Geistes auf den Körper

MIT EINEM MENSCHEN, den Sie lieben, gehen Sie einen unberührten Sandstrand entlang. Es ist weiter niemand zu sehen. Die Sonne geht unter in einem faszinierenden Meer leuchtender Farben. Keine Wolken sind am Himmel. Zeit existiert nicht. Der Augenblick ist so dauerhaft wie das Meer selbst und so vertraut wie das Wasser, das sanft plätschernd Ihre Füße umspült. In diesem Moment kennen Sie überhaupt keine Sorgen.

Wenn Sie sich fünf bis fünfzehn Minuten lang auf dieses oder ähnliche Bilder konzentrieren, kann dadurch Ihr Blutdruck sinken, und es können Cholesterinspiegel, hormonelle Gleichgewichtsstörungen, Kopfschmerzen und nervöse Verspannungen reduziert und unter Kontrolle gebracht und die Widerstands- und Abwehrkräfte des Körpers gestärkt werden. Man nennt so etwas positives Denken, positive Vorstellungen oder gelenkte Vorstellungen, diese Methode, wie man die Kraft des Geistes für die Kontrolle über die inneren Verhältnisse im Körper nutzen kann.

Es ist weithin anerkannt, daß Geist und Körper sich gegenseitig in hohem Maße beeinflussen, und daß ausgesprochen emotionale und psychologische Faktoren über Gesundheit oder Krankheit entscheiden können.

Es ist wissenschaftlich erwiesen, daß unsere Gefühle einen starken Einfluß auf das körpereigene Immunsystem, unsere beste

Waffe gegen Erkrankungen, ausüben. Positive Gefühle wie Liebe, Gewißheit, Zufriedenheit im Beruf und Vertrauen scheinen die Widerstandsfähigkeit zu stärken, indem sie den Körper befähigen, Krankheiten zu verhindern und abzuwehren. Negative Gefühle hingegen wie Überspannung, Ärger, Hoffnungslosigkeit und Niedergeschlagenheit neigen dazu, die Widerstandsfähigkeit zu schwächen, zuweilen bis zu dem Punkt, daß sie gegenüber einer Krankheit keine Wirkung mehr zeigt. Solche emotionalen Zustände sind mit Herz- und Gefäßerkrankungen, Krebs, Lungenleiden, Nierenkrankheiten, Migräne, Diabetes, Leberzirrhose, Selbstmord und Unfallverletzungen in Zusammenhang gebracht worden.

Das bedeutet, Ihr Gemütszustand kann Ihre Gesundheit in entscheidendem Maße beeinflussen. Weiterhin bedeutet es, Sie können — mit der richtigen geistigen Einstellung — in ein paar Wochen lernen, Ihre inneren Kräfte zu beeinflussen und die Widerstandsfähigkeit Ihres Körpers gegenüber Krankheiten zu steigern.

Vereinfacht dargestellt, greift das Immunsystem infizierte bzw. anormale Zellen im Körper an und zerstört sie, indem es Antikörper — weiße Blutkörperchen bzw. Lymphozyten — bereitstellt, die die kranken Zellen vernichten. Weißer Eiter in einer Wunde ist nichts weiter als eine Ansammlung weißer Blutkörperchen, die sich in dem Bereich konzentrieren, um gegen Infektionen anzukämpfen. Im Laufe unseres Lebens ist unser Immunsystem meistens stark genug, um die meisten Krankheiten an der Wurzel zu ersticken oder wenigstens so weit in Schach zu halten, daß wir weiterleben können, ungeachtet etwaiger Schwierigkeiten, die uns dabei begleiten mögen.

Bis vor kurzem behandelte die Medizin Körper und Geist wie getrennte Dinge. Krankheit, so glaubte man, entstand aus einer Fehlfunktion des Körpers heraus. Dieser Sichtweise entsprechend hieß Krankheiten behandeln, die Unzulänglichkeiten des Körpers durch den Einsatz von Medikamenten und — in geringerem Maße — Operationen und Bestrahlungen zu korrigieren. Penicillin und die Antibiotica, die sogenannten Wunderdrogen, wurden zur Antwort auf jede Erkrankung.

Als Technologie und Pharmakologie eine überragende Stellung einnahmen, wurde die Rolle des Arztes als Heiler weniger bedeutsam als seine Rolle als Wissenschaftler oder Spezialist/ Techniker. In der Rolle des Spezialisten tendierte der Arzt dahin, seine Aufmerksamkeit auf ein einzelnes Organ — z.B. Herz oder Gallenblase — oder ein spezielles Symptom und dessen mögliche Ursache zu konzentrieren. Die Geisteshaltung des Patienten oder sein geistiger Zustand wurde für den Heilungsprozeß als unerheblich angesehen.

Kürzlich zu diesem Komplex durchgeführte Studien lassen wenig Zweifel darüber aufkommen, daß der Geist die Wirksamkeit des Immunsystems gleichermaßen steigern wie herabmindern kann. Man fand heraus, daß sich Mäuse rapide und in großer Anzahl Krebs zuzogen, wenn sie in hohem Maße Belastungen durch Lärm, Geruch und Schmerzlaute anderer Tiere ausgesetzt waren, sehr ähnlich den Streßsituationen, deren Opfer viele von uns Tag für Tag sind. Wenn jedoch die gleiche Art Mäuse angenehmere Lebensbedingungen vorfindet, erkranken im Vergleich zu der hochgradig gestreßten Gruppe weniger als 10 Prozent an Krebs.

Studien haben gezeigt, daß Schocks, die man Tieren einmalig nur eine Stunde lang alle sechzig Sekunden zuführte, die Zeit, die Tumore für ihre Entwicklung brauchen, verkürzen, die Größe der Tumore ansteigen lassen und die Zeitspanne, die die Tiere nach Ausbruch des Krebses überleben, herabsetzen. Andere Studien haben ergeben, daß die Widerstandsfähigkeit einfach durch Manipulation von Umgebung und emotionalen Faktoren zum An- und Abschalten gebracht werden kann.

Leute, die hochgradig auf ein Ziel ausgerichtet sind, von ihrer Arbeit besessen und von Terminen und Ehrgeiz getrieben, werden unter der Bezeichnung Typ A geführt und haben eine weitaus höhere Sterblichkeitsrate bei Herzanfall und -infarkt als andere Teile der Gesellschaft. Als Gruppe betrachtet hat der Typ A höhere Blutdruck- und Herzschlagwerte als der Durchschnitt; darüberhinaus zeigt er auch höhere Hormonspiegel solcher Hormone wie Adrenalin, Hydrocortison und Insulin im Blut an, alles Hormone, deren Ausschüttung in Zeiten hoher Belastung ansteigt.

Wenn nicht effektiv damit umgegangen wird, mündet anhaltender Streß in Hoffnungslosigkeit und Verzweiflung, ein Gefühl, daß das Leben wenig oder gar keine Befriedigung mit sich bringt. Das geschieht, weil die natürliche Antwort auf Streß, die Reaktion „Flucht nach vorn", unterdrückt wird, und das gibt einem das Gefühl des Eingesperrtseins, ohne ein Entrinnen aus den Bedrängnissen des Lebens. Das erhöht nur die Streßeffekte und führt, wie Forscher herausfanden, häufig zu irgendeinem persönlichen Trauma, etwa Scheidung oder Midlife-Crisis. Forscher entdeckten, daß derartige Gemütszustände auch zu Erkrankungen und sogar zum Tod führen. Studien haben gezeigt, daß Depression der am meisten vorkommende Gefühlszustand im Vorstadium von Krebs ist.

Beim Studium der Auswirkungen, die ein Trauerfall auf jene hat, die soeben den Verlust eines Nächsten zu beklagen hatten, fanden Wissenschaftler heraus, daß die Grundbausteine des Immunsystems, Lymphozyten genannt, nicht in der Lage waren, auf Krankheit angemessen zu reagieren. Die Lymphozyten formierten sich nicht gegen die Erkrankung, und ermöglichten ihr so, sich auszubreiten. Ein Trauerfall, ein gänzlich emotionaler Zustand, wirkte stark schwächend auf das Immunsystem.

Letzten Endes schadet Streß der allgemeinen Gesundheit auf zweierlei Art und Weise: Er schafft die Bedingungen innerhalb des Körpers, die von sich aus den Ausbruch einer Krankheit veranlassen (der Cholesterinspiegel steigt, schafft eine Störung des hormonellen Gleichgewichts und schädigt verschiedene Organe), gleichzeitig hemmt er die Fähigkeit des Körpers, Krankheiten zu bekämpfen, indem er das Immunsystem schwächt.

Diese Entdeckungen mögen uns einen gewissen Einblick dahinein verschaffen, warum nur ein Teil derjenigen, die rauchen, Lungenkrebs bekommen, oder warum nur manche der Leute, die einem Virus bzw. einer ansteckenden Krankheit ausgesetzt sind, auch krank werden. Abgesehen davon, daß manche Leute sich besser ernähren und gesünder leben, ist das Maß an Streß einfach nicht für jeden dasselbe; noch bewältigt ein jeder den Streß mit der gleichen Wirksamkeit. Jeder von uns entwickelt von Zeit zu Zeit Krebszellen in seinem Organismus. Unter normalen Umständen ist das Immunsystem in der Lage, diese Zellen zu zerstören, bevor sie sich ausbreiten können. Wer jedoch hochgradig streßgeplagt ist, und wessen Immunsystem als Folge davon geschwächt ist, der muß durchaus damit rechnen, daß er derartige anormale Zellen nicht vernichten kann und somit dem Verderben gestattet, sich auszubreiten.

Nehmen Sie sich einen Moment Zeit, Ihre eigenen Erfahrungen mit Krankheiten zu überdenken. Fragen Sie sich, in welchem emotionalen, psychologischen und beruflichen Zustand Sie sich vor Ausbruch einer Krankheit befanden, ob es nun eine ernstzunehmende Erkrankung oder einfach eine gewöhnliche Erkältung war.

In meinem Fall ergab sich ein unterschiedliches Gesamtbild geistiger und emotionaler Verhaltensmuster, die wie Orte auf einer Landkarte aufgezeichnet werden können, ausgehend von meinen frühen Vierzigern, hin zu dem Moment mit siebenundvierzig, wo mein Krebs diagnostiziert wurde, weiter durch den Zeitraum der Behandlung und die gesamte Genesung hindurch.

Lange, bevor meine Krankheit diagnostiziert worden war, litt ich sehr viel unter Streß. Im Mai 1978 bereitete sich das Methodist Hospital auf eine größere Inspektion durch die Gesundheitsbehörde Pennsylvanias (Pennsylvania Department of Health) vor, und ich als Leiter der Verwaltung war verantwortlich, dafür zu sorgen, daß das Krankenhaus stets optimal arbeitete. Die Inspektion wurde für die erste Juniwoche angesetzt, und den ganzen Mai über war ich überarbeitet und voller Unruhe. Da ich erst vor kurzem zum Leiter der Verwaltung des „Methodist" ernannt worden war, hatten etliche Leute von der Stammbelegschaft und ein paar Mitglieder des Krankenhaus-Treuhänderausschusses noch ihre Zweifel hinsichtlich meiner Qualifikation als geeigneter Verwaltungschef. Ich begriff, daß die Resultate der Inspektion sich dramatisch in meiner Karriere niederschlagen würden. Befürchtungen, ich könne versagt haben, erzeugten eine gewaltige Spannung in mir.

In meinen frühen Vierzigern war ich in eine Midlife-Crisis hineingeraten, die eine Menge damit zu tun hatte, daß ich keine Befriedigung in meiner Arbeit sah. Zwei Jahrzehnte war ich als Anästhesiologe tätig gewesen, und die Zeit der Herausforderungen und Überraschungen war für diesen Job passé. Meine Karriere war mein Leben, und nachdem bei diesem Job für mich der Lack ab war, stand meine gesamte Existenz auf dem Spiel. Da war Verwaltungschef des Hospitals die Lösung für mich — eine durch und durch neue Karriere, voll von neuen Herausforderungen und zu erwartendem Gewinn. Jeder Gedanke, meine neue Tätigkeit aufgeben und eine Arbeit, die für mich Schnee von gestern war, wiederaufnehmen zu müssen, jagte mir Schauer des Entsetzens durch den gesamten Organismus. So wurde die Inspektion so eine Art Prüfung für mich.

Mitten in den Vorbereitungen für die Inspektion starb mein Vater an Krebs. Er war etwa neun Monate dahingesiecht, währenddessen meine Mutter und ich bemüht waren, ihm das Leben so angenehm wie möglich zu gestalten.

Alles das — die Inspektion, der Druck in Karriere und Privatleben und meines Vaters Krankheit — schien auf einmal auf mich einzustürmen, und da, am 31. Mai 1978, wurde mir auch noch beigebracht, daß ich Krebs hätte.

Es scheint bezeichnend, daß meine Rückenschmerzen auf unerklärliche Weise schlimmer wurden, kaum daß meine Diagnose feststand; als im August mein Vater starb und die letzten, mir verbliebenen Hoffnungen sich in Nichts auflösten, wurden die Schmerzen und die Krankheitssymptome intensiver.

Im Anschluß an die drei Operationen, die an mir vorgenommen wurden, und eine kurze Erholungsphase im Hospital wurde ich nach Hause geschickt, um wieder zu Kräften zu kommen. Dort in der Abgeschiedenheit meines Apartments verstärkten sich meine Depressionen. Gedanken an Selbstmord waren so nahe wie das Geländer meiner Terrasse, das mir, vom siebenundzwanzigsten Stock aus, einen wirkungsvollen Abgang aus meiner Welt voll

Krebs und Schmerz verschafft hätte. Stattdessen wählte ich den Weg zurück an die Arbeit, weil ich erkannte, daß ich über kurz oder lang den Verstand verlieren würde, wenn ich nicht etwas tat, um meinen Geist zu beschäftigen. Da gab es ja noch beruflichen Herausforderungen ins Auge zu sehen. Diese Pflichten wurden eine wichtige Ablenkung von meiner Welt voller Selbstmitleid und Todessehnsucht. Sie gaben mir etwas, wofür es sich zu leben lohnte. Ich war noch ein funktionierendes, menschliches Wesen, das sich an seinem Arbeitsplatz und gegenüber seiner Umgebung nützlich machen konnte. Das erfüllte mich mit einem wiedererweckten Gefühl von Selbstwert und innerer Kraft. Durch meine Rückkehr an die Arbeit zwang ich mich zu der Erkenntnis, daß ich sehr wohl in der Lage war, auf mich achtzugeben, und daß mir eine Menge Kraft in Körper und Geist verblieben war.

Diese Einsicht war ein erstes Zeichen dafür, daß mein Lebenswille sich zu rühren begann. Ich fing an, mich meinen Problemen zu stellen. Ich war willens, für mein Leben zu kämpfen. Als sich ein Ausweg anbot, war ich bereit, auf volles Risiko zu setzen und mein Bestes zu geben, um ihn zu verwirklichen.

Die Erfahrung hat mich gelehrt, daß Menschen, sobald sie sich zum Kampf entschlossen haben, Kräfte und Fähigkeiten in ihrem Inneren mobilisieren, die sich sonst nicht formieren würden. Der einfache Schritt, den Kampf um die Chance aufzunehmen, reicht schon, um Hoffnung zu entfachen. Wir alle sind viel stärker, als wir meinen, und wenn wir erst einmal Hoffnung haben, werden wir auch erfinderisch. Positive Gefühle geben den Ansporn zu positiven Handlungen, welche ihrerseits für die positiven Resultate sorgen. Das ist nachweislich bestätigt.

Dr. O. Carl Simonton, ein Bestrahlungsonkologe und Pionier in der Anwendung von Verhaltenstherapie und positivem Denken bei der Krebsbehandlung, hat festgestellt, daß Krebspatienten mit positiver Einstellung zu ihren Chancen, wieder in Ordnung zu kommen, weit besser daran sind und wesentlich länger leben als jene, deren Einstellung zum Leben und zu ihrer Behandlung negativ ist. Viele von Simontons Patienten berichten von einer Umkehrung ihres vorher für unheilbar diagnostizierten Krebses.

Norman Cousins beschreibt in seinem Buch *Der Arzt in uns selbst* seinen Kampf gegen eine Krankheit, die das Bindegewebe seines Körpers befallen hatte, wofür es seitens der Ärzte keinerlei Behandlung oder Heilung gab. Er hätte nur eine geringe Chance zu überleben, wenn überhaupt, sagte man ihm. Nachdem Cousins dieses Urteil vernommen hatte, nahm er die Sache selbst in die Hand. In Zusammenarbeit mit seinem Hausarzt und durch intensives Studium medizinischer Fachliteratur machte er sich daran, selbst einen Plan für seine Wiederherstellung zu entwickeln, in welchem solch psychologisch ausgerichtete Therapien wie Lachen und das Zusammenwirken bejahender Emotionen wie Liebe, Glaube und Hoffnung enthalten waren. Außerdem nahm er hohe Dosen Vitamin C zu sich, die, so schloß er aus seinen Studien, für seinen speziellen Zustand eine gute Wirkung hätten.

„Und die Rechnung ging auf", schrieb Cousins. „Ich machte die erfreuliche Entdeckung, daß zehn Minuten echtes, dröhnendes Lachen einen derart betäubenden Effekt hatten, daß ich für wenigstens zwei Stunden schmerzfrei schlafen konnte. Wenn die schmerzbefreiende Wirkung des Lachens abgeklungen war, haben wir den Filmprojektor wieder angestellt [er schaute sich Marx-Brothers-Filme an], und nicht selten führte das zu einer weiteren Phase der Schmerzfreiheit."

Das Lachen half Cousins offensichtlich nicht nur beim Schlafen, sondern brachte, wie er feststellen konnte, auch die Chemie seines Körpers wieder in Schwung, so daß seine krankheitsbedingte Entzündung tatsächlich zurückging, und zwar deutlich jeweils mehrere Stunden nach einer Lachphase.

Cousins wurde nicht müde, sich selbst von der Krankheit zu heilen, ungeachtet der grausamen Prognose seines Hausarztes, er würde nicht überleben. Nachdem er starken Medikamenten, Krankenhäusern und einem Todesurteil die kalte Schulter gezeigt hatte, faßt er seine Erfahrungen in den folgenden, knappen Sätzen zusammen: „Arzneimittel sind nicht immer notwendig. Der Glaube an die Heilung jedoch ist es immer!"

Der Glaube trägt deshalb zur Heilung bei, weil er die Chemie des Körpers reaktiviert und die Fähigkeit zur Bekämpfung der Krankheit kräftigt. Das ist nirgendwo besser demonstriert als in der Studie über Placebos. Ein Placebo ist eine Substanz, die wie eine Medizin aussieht, aber keine therapeutische Wirkung hat. Zumeist handelt es sich einfach um eine Zuckerpille in Verkleidung eines Medikaments. Es ist jedoch erwiesen, daß ein Patient, der ein Placebo unter der Behauptung einnimmt, es handele sich um ein Schmerzmittel, sehr häufig tatsächlich schmerzlindernde Wirkung verspürt.

Die Forschung hat herausgefunden, daß Placebos nicht deshalb wirken, weil die Leute sich selbst täuschen, indem sie sich vorstellen, weniger Schmerzen zu spüren, sondern weil die Chemie ihres Gehirns sich mit der Akzeptanz, eine Pille wird die gewünschte Wirkung erzielen, verändert. Wenn ein Placebo eingegeben wird, sondert das Gehirn eine Reihe von Substanzen, die Endorphine, ab, morphinähnliche Stoffe mit starken, schmerzlindernden Eigenschaften. Sie erzeugen sehr häufig ein Gefühl des Wohlseins und milder Euphorie. Wenn ein Placebo eingegeben, dann aber eine andere Arznei, die die Absonderung der Endorphine verhindern kann, verabreicht wird, wird keine Schmerzlinderung erfolgen, selbst wenn der Patient glaubt, das Placebo sei ein starkes Schmerzmittel. Anders ausgedrückt, wenn der Glaube nicht in eine physiologische Reaktion übersetzt werden kann, werden die Schmerzen unverändert bestehen bleiben. Somit hat der Körper unter normalen Umständen die Fähigkeit, Glauben in Schmerzlinderung zu verwandeln.

Die Chemie des Gehirns ist nicht die einzige Körperfunktion, in die durch positive Emotionen eingegriffen werden kann. Der Blutcholesterinspiegel kann gesenkt werden, einher geht eine Verringerung von Verspannung und Aufregung, und verspannungsbedingte, hormonelle Gleichgewichtsstörungen können sich selbst regulieren. Positive Emotionen bzw. Glaube ziehen eine totale Verringerung von Streß und den damit verbundenen Nebenwirkungen nach sich und damit eine Steigerung der Fähigkeit des Körpers, Krankheiten abzuwehren und zu bekämpfen.

Im Rahmen einer Untersuchung an der Ohio-State-University verabreichten Forscher einer Kaninchen-Population eine stark fetthaltige Kost, die entsprechend unseren Ausführungen in Kapitel 2 den Blutcholesterinspiegel anhebt und das Risiko von Herzinfarkt und -anfall erhöht. Nach einer gewissen Zeit wurde bei den Kaninchen eine Autopsie vorgenommen sowie eine Untersuchung ihrer Kranzarterien auf Arterioskleroseschäden (Fettablagerungen, die die Arterien verstopfen). Alle Kaninchen außer einer kleinen Untergruppe zeigten in der Tat Ablagerungen in den Kranzgefäßen. Die Forscher konnten nicht ausmachen, warum diese kleinere Gruppe — die eine um 60 Prozent niedrigere Rate an Koronarerkrankungen aufwies — den Auswirkungen der stark fetthaltigen Ernährung entgangen war. Wie sich herausstellte, war die kleinere Gruppe der Kaninchen jeden Tag von einem der Forscher aus den Käfigen geholt und gestreichelt worden, und er sprach zu den Tieren mit liebevoller Stimme. Konnte dieses freundliche Verhalten gegenüber den Kaninchen der Grund dafür sein, daß sich die eine Gruppe als gesünder herausstellte?

Die Forscher beschlossen, diese Annahme zu prüfen, und führten zwei weitere Male die Untersuchung durch, indem sie jedes Mal eine kleinere Gruppe Kaninchen täglich aus den Käfigen nahmen, um sie zu streicheln und ihnen Zuwendung zu geben. Alle drei Studien kamen zu dem gleichen Ergebnis. Die lieb und freundlich behandelten Kaninchen erkrankten weit weniger an Arteriosklerose als die anderen Versuchstiere.

Dieses Phänomen läßt sich ohne weiteres auf menschliche Verhältnisse übertragen. Ein beachtenswertes Beispiel wurde in einem Stadtteil von Roseto, Pennsylvania, beobachtet, bei dessen Einwohnern ein überraschend geringes Auftreten von Herzinfarkt festzustellen war (ein Mann unter tausend starb an Herzinfarkt — der nationale Durchschnitt liegt bei etwa 3,5 per Tausend; Frauen aus Roseto lagen noch weit niedriger unter der nationalen Norm). Hinzu kam, daß die Einwohner von Roseto auch bei Geschwüren, Altersschwachsinn und anderen gewöhnlichen Krankheiten unter dem Durchschnitt lagen. Als die Forscher begannen, Ermittlungen über die Hintergründe dieser ungewöhnlich niedrigen Krankenziffern anzustellen, fanden sie zu ihrem Erstaunen heraus, daß die Einwohner von Roseto zu einem hohen

Prozentsatz unter Fettleibigkeit — einem bedeutenden Risikofaktor hinsichtlich Herz- und anderer Erkrankungen — litten und ihre Bluthochdruck- und Cholesterinspiegelquoten sich nicht von den national üblichen unterschieden, d.h. kein Unterschied beim Krankheitsrisiko. Die Forscher waren nicht überrascht, bei den Einwohnern von Roseto eine Ernährung vorzufinden, die typischerweise reich an Fett und anderen ungesunden Bestandteilen war, sowie eine Bewegungspraxis gleich dem amerikanischen Durchschnitt. Somit schlossen die Forscher körperliche Aktivität als Faktor zugunsten der niedrigen Krankheitsquoten aus.

Was die Forscher jedoch herausfanden, war folgendes: Roseto war eine extrem eng verbundene Gemeinschaft, deren Mitglieder sich regelmäßig in Krisenzeiten gegenseitig beistanden. Menschen in Not erhielten automatisch Nahrung, Geld und andere Unterstützung von Familienangehörigen und Freunden innerhalb der Gemeinschaft. Diesem freundlichen Umgang miteinander verdankten die Einwohner von Roseto ihre erhöhte Fähigkeit, mit Streß fertigzuwerden und Krankheiten abzuwehren, die sie anderenfalls zu erdulden hätten.

* * *

Unsere Programme für Ernährung und Körperübungen sollen Ihnen helfen, die Belastungen in Ihrem Leben zu verringern und unter Kontrolle zu bringen, und Sie in die Lage versetzen, noch erfolgreicher den Herausforderungen zu begegnen, die das Leben an Sie stellt. Doch es gibt da noch eine andere, höchst wirkungsvolle Methode, kontrolliert mit Streß umzugehen und ein tiefes Gefühl von Frieden, Harmonie und Vertrauen in sich zu entwickeln. Es handelt sich um die Methode mit der Bezeichnung Meditation oder, wie manche Leute sagen, gelenkte Vorstellung oder Gebet.

Meditation kann den Cholesterinspiegel und bestimmte, angsterzeugende Hormone im Blut verringern. Sie führt zu einem tiefen Stadium der Entspannung, indem sie Verspannungen, Angst und Furcht vermindert und beseitigt. Meditation erzeugt in denjenigen, die sie praktizieren, ein Gefühl des Wohlbefindens, wodurch ihre Fähigkeit wächst, an sich selbst und ihre Zukunft zu glauben. Wenn Sie in ein tiefes Stadium der Entspannung eintreten, beginnt das Auf und Ab des Lebens zu verblassen, wie Requisiten auf einer Bühne. Während der Meditation erleben Sie ein Gefühl der Zeitlosigkeit, das Ihnen hilft, der inneren Qual von Verkrampfung und Eingesperrtsein zu entkommen, welche der Psyche große Angst aufbürdet. Sie bewegen sich über diese Grenzen hinaus zu einem höheren Gefühl des Friedens. Das gilt besonders, wenn Sie sich auf positive Bilder konzentrieren, wie z.B. Gesellschaft und Liebe von jemandem, den Sie sehr schätzen, oder einen Ort, an dem Sie sich besonders glücklich fühlen.

Meditation kann den Menschen helfen, von seit langem bestehenden Konflikten mit anderen loszukommen, so daß eine Atmosphäre der Versöhnung und Vergebung Groll, Abweisung oder Haß ersetzen kann. Manche Ärzte vermuten, daß ebenso, wie sich negative Emotionen nachteilig auf bestimmte Bereiche des Gehirns auswirken, wodurch eine Lähmung der Abwehrkräfte erfolgen kann, positive Emotionen den entgegengesetzten Effekt haben — sie regen das Gehirn an, die Abwehrkräfte zu steigern. (In Kapitel 7 offerieren wir eine Reihe von Meditationstechniken, mit denen Sie die oben erwähnten Ziele erreichen können).

Auf den ersten Blick mag die Meditation vielen wie ein reichlich erdentrücktes, vergeistigtes Treiben vorkommen, so etwa wie der Stoff, aus dem die Träume sind, doch Laborversuche zeigen, daß derartige Techniken durchaus unsere Fähigkeit zur Bewältigung von Streß, zur Erhaltung guter Gesundheit und zur Überwindung von Krankheiten verbessern. Dr. Simonton betont, daß es so etwas wie eine *spontane Remission* nicht gibt; das ist ein Begriff, der von Ärzten zur Kategorisierung einer Genesung, die offensichtlich ohne Grund erfolgt, verwendet wird. „Bei jedem Fall", so behauptet er, „gibt es eine Art Ursache-und-Wirkung-Prozeß. Der Vorgang, durch den eine spontane Remission eintritt, befindet sich lediglich außerhalb unseres derzeitigen Verständnisses." Das gleiche gilt für viele der unbekannten Ursachen, die positive Gedanken dazu veranlassen, positiv auf den Körper zu wirken — wir verstehen einfach nicht, warum so etwas funktioniert, nur, daß es das in vielen Fällen tut.

Kapitel 6

Die Kraft des Glaubens

BIS HIERHER HABEN WIR die Erörterung zumeist auf rationale oder wissenschaftlich begründete Argumente für die heilsame Wirkung von gesunder Ernährung, Körperübungen und der Kraft des positiven Denkens beschränkt, und wie Sie feststellen konnten, sind genügend Belege zur Bekräftigung des in diesem Buch vorgestellten Programms vorhanden. Und doch sind da Zeiten in unserem Leben, wo auch rationales Denken nicht mehr ausreichen mag. Als mein Krebs entdeckt worden war, gab es nur wenig, was die Wissenschaft für mich tun konnte. In dem Bewußtsein, sterben zu müssen, wenn ich nicht zu außergewöhnlichen Mitteln greifen würde, integrierte ich ein Programm, das, soweit es mich betraf, wenig oder gar keine wissenschaftliche Grundlage aufwies, in meine Therapie. In *Rückruf ins Leben: Die Geschichte meiner Krebsheilung* habe ich meine Einführung in ein diätetisches und philosophisches System (Makrobiotik) beschrieben, das all dem entgegenstand, was ich bis dato als rationales Denken, ja sogar gesunden Menschenverstand angesehen hatte.

Da dies die einzige Behandlungsmethode war, von der ich wußte, sie bot mir die einzig wirkliche Chance zu überleben, wurde mir klar, daß ich Bereiche jenseits der Grenzen der Wissenschaft würde erforschen müssen. Indem ich daranging, stürzte ich in eine Krise, der sich viele von uns heute gegenübersehen, nämlich:

Wie beantwortet man für sich selbst die tiefergehenden Fragen des Lebens — Fragen nach dem Geist, dem Schicksal und den jenseits unseres Denkvermögens liegenden Mächten — angesichts einer Gesellschaft, deren Weltsicht die Existenz des Spirituellen oder Übernatürlichen in Abrede stellt? Ich mußte mir ferner die Frage stellen, wie man irgendetwas glauben kann, welches die Wissenschaft noch für gültig erklären muß.

Nehmen Sie teil an der Geschichte, wie ich dazu gekommen bin, meinen Glauben als eine Ergänzung zu meiner rationalen, intellektuellen Perspektive des Lebens anzunehmen. Sie ist in vielerlei Hinsicht ähnlich den Geschichten anderer Leute, die sich aufgrund einer Konfrontation mit überwältigenden Hindernissen an Gott wandten, um Kraft und Hilfe zu bekommen, und beides reichlich erhielten. Diese Bereitschaft zu beten, oder zu glauben, es gebe eine unendliche Kraft, an die man sich wenden könne, kann nicht mit einem Male zustandekommen. In vielen Fällen muß man seine Art und Weise zu denken buchstäblich ändern, und das braucht Zeit und Mühe.

Ich mußte lernen, die Tatsache zu akzeptieren, daß es zwei Wege gibt, die Realität zu sehen: Zum einen rational, was bedeutet, daß jedes Ding in der Natur für sich als getrennte, eigenständige Wesenheit angesehen wird, deren Dynamik von einem unwillkürlichen oder mechanistischen Naturgesetz gelenkt wird; zum anderen spirituell, was bedeutet, daß alle Dinge in der Natur, alles Lebendige inbegriffen, eine Einheit bilden und die Dynamik dieser gesamten Ein-heit von einer höheren Macht oder einem höheren Bewußtsein gelenkt wird, dessen Ziel darin liegt, jedes Ding in einen höheren Seinszustand zu bringen.

Die meiste Zeit meines Lebens glaubte ich an die Überlegenheit des rationalen Denkens und der Wissenschaft. Erst als ich mit meiner eigenen Sterblichkeit und einer meiner rationalen Denkweise konträren Philosophie konfrontiert wurde, begann ich, das Beschränkte meiner bisherigen Sichtweise wahrzunehmen. Es ist schon komisch, daß die Wissenschaftler, die in den Grenzbereichen der Physik arbeiten, einer Disziplin namens Quantenmechanik, uns vorführen, daß in der Tat alle Wirklichkeit eins ist und

Materie und Energie zwei Manifestationen ein und derselben Sache sind. Das mag von vielen ein beachtliches Maß an Glauben erfordern, wir werden jedoch sehen, daß die aus dieser fortgeschrittenen Wissenschaft resultierenden Entdeckungen wesentliche, spirituelle Implikationen mit sich bringen.

Den Glauben an ein höheres Wesen oder Bewußtsein zu haben, erfordert etwas, was eine wohl schwierige, intellektuelle Überantwortung darstellt. Schon die Art und Weise, in der zu denken man uns gelehrt hat, ist der Vorstellung von Gott entgegengesetzt, oder der Vorstellung von der Realität als vereinigtes Ganzes. Doch vielleicht mit Hilfe von Wissenschaft und traditioneller, spiritueller Literatur könnten wir in der Lage sein, die Realität auf andere Weise wahrzunehmen. Der mögliche Lohn aus solch einer Vision von der Wirklichkeit kann der Sieg über Hoffnungslosigkeit und Zweifel sein sowie die Befreiung von Angst und Pein in Zeiten schwärzester Momente. Eine spirituelle Einstellung zum Leben weist beispielsweise dem Schmerz eine Bedeutung zu und zeigt den Weg, wie aus Leiden etwas Gutes herauskommen kann.

Ich bin zu der Überzeugung gelangt, daß die Kraft hinter allem, was existiert, die ich wie viele andere Gott nenne, unendlich liebt und unendlich gibt, gleichzeitig aber ein unbarmherziger Zuchtmeister ist, ein Lehrer, der buchstäblich vor nichts zurückschreckt, wenn es darum geht, unser Bewußtsein zu wecken. Einer der Wege, die er zu diesem Zweck offensichtlich einschlägt, ist, uns mit bestimmten Erfahrungen zu konfrontieren, die derart unsere Gefühle verwirren, derart unsere alten Vorstellungen über den Haufen werfen, daß wir auf die Knie gezwungen werden wie das Mauerwerk eines zusammengebrochenen Gebäudes. An diesem entscheidenden Punkt kann eine Art Wiedergeburt, eine Verwandlung stattfinden und tut es häufig auch: Es ist der Beginn eines neuen Lebens.

Also ist meine Geschichte ein Abstoßen alter Vorstellungen durch äußerst schmerzhafte Erfahrungen und ein Aufnehmen neuer Wege des Seins, welche selbst auch schließlich wieder veralten und genauso abgestoßen werden müssen. Dieser Prozeß dauert fort bis zum Tod.

Wir beginnen also mit einer Vorstellung, an der ich bis zum Äußersten festhielt — daß es nur eine Art zu denken, nämlich rational und wissenschaftlich, gibt. Wie soviele gebildete Amerikaner von heute betrachtete ich mich zu der Zeit als einen Super-Rationalisten. Um für wahr angesehen zu werden, mußte alles eine physische Präsenz vorweisen können. Man konnte entweder die Sache selbst mit einem seiner fünf Sinne erfahren oder ihre Wirkung mit wissenschaftlichen Instrumenten messen. Mit anderen Worten, alles, was in der Natur existiert, offenbart sich selbst. Das, was sich nicht selbst offenbart, existiert auch nicht.

Der Grundstein für rationalistisches bzw. naturalistisches Denken wurde im siebzehnten Jahrhundert von dem Mathematiker und Philosophen René Descartes gelegt, der auf die Zeit der Aufklärung seine Schatten vorauswarf und argumentierte, daß die Natur auf eine geordnete, systematische Weise funktionierte. Das Universum, so meinte er, arbeite wie eine große Maschine, deren grundlegende Teile nach einem mechanischen, voraussehbaren Schema vorgehen, ganz ähnlich einer Uhr. Seine Sicht vom Universum war mechanistisch. Er sah Geist und Materie bzw. den Beobachter und das Beobachtete getrennt voneinander. Er behauptete, man könne einem Vorfall in der Natur zuschauen, ohne ihn zu beeinflussen oder von ihm beeinflußt zu werden, geradeso, als ob man einer Maschine bei der Arbeit zusehen würde.

Ferner hieß es in der Philosophie des Descartes, daß alle Vorgänge im Universum eine Ursache haben. Wie die Vernunft selbst funktioniere die Natur nach einfachen Ursache-und-Wirkung-Verhältnissen: *A* beeinflußt *B,* woraus *C* entsteht. Descartes' Philosophie sollte als Cartesianismus in die Geschichte eingehen.

Als nächster großer Meister erschien Isaac Newton auf der Bildfläche; er sorgte für die mathematischen Formeln, die Descartes' Philosophie untermauerten. Newton zeigte, daß vom Fall eines Apfels bis hin zu den Umlaufbahnen der Planeten alles nach geordneten, systematischen Gesetzen ablief, die mathematisch vorausberechnet werden konnten, und er hatte tatsächlich Erfolg damit. Die Newtonsche Physik lieferte die wissenschaftliche Grundlage für eine mechanistische Sicht vom Universum, eine

Sicht auf der Basis linearer bzw. auf dem Prinzip von Ursache und Wirkung beruhender Verhältnisse.

Hier kam ein Bild vom Universum zum Vorschein, das ein wenig einem Billardspiel ähnelte: Eine Kugel trifft eine andere, was in der Folge weitere Kugeln in Bewegung setzt, ad infinitum. Jedes Ereignis in der Natur habe eine verständliche Ursache. Nun war es an der Menschheit, die Natur zu dem Zweck zu studieren, die Ursachen zu bestimmen, die die verschiedenen Wirkungen auslösen.

Die Newtonsche Physik avancierte zum Großvater aller Wissenschaften; von der Medizin bis zur Psychologie gestaltete sich alles nach dem Newtonschen Modell. Es sollte die rationale Antwort auf alles werden. Der einzig geziemende Weg zur Entdeckung der Geheimnisse der Natur war dieser Sicht zufolge ein geordnetes, systematisches Verfahren, ein Verfahren, das unter dem Begriff der wissenschaftlichen Methode bekannt werden sollte. Da diese Methode auf der Newtonschen Physik basierte, wurde sie dazu verwendet, um besondere Beziehungen zu isolieren, um Wirkungen und deren Ursachen zu untersuchen.

Denker der Aufklärung argumentierten, daß Wunder unmöglich seien, weil die Natur in geordneten Bahnen operiere und per Definition Wunder die Berechenbarkeit und Ordnung der Naturgesetze verletzen. Gleichermaßen wurden Fragen nach dem Übernatürlichen bzw. Gott als jenseits der Vernunft bzw. Wissenschaft angesehen. Denn gab es einen Gott, so konnte er die Naturgesetze nicht brechen, oder aber er wollte es nicht, und deshalb konnte er nicht Teil der menschlichen Realität sein. Und da keiner das Vorhandensein Gottes auf wissenschaftliche Weise demonstrieren konnte, wurde die Menschheit als Zentrum des Universums betrachtet, und mithin blieb den menschlichen Wesen der Job des Entwirrens und letztlich Kontrollierens der Geheimnisse der Natur.

Die Breitseite gegen Wunder und Theismus im allgemeinen wurde mit voller Kraft von David Hume abgefeuert, einem Denker der Aufklärung, dessen Essay *Of Miracles* (Von Wundern), veröffentlicht Mitte siebzehntes Jahrhundert, dermaßen überzeugend war, daß er gleichermaßen sowohl die gebildeten Laien als auch beachtliche Teile des Klerus beeinflußte. Seit den Tagen Humes wurden die Naturgesetze für unantastbar gehalten, und Gott oder das Übernatürliche verlor mehr und mehr an Bedeutung.

Es ist leicht einsehbar, daß bei solch einer Philosophie Wissenschaft und Technologie als die einzigen Mittel angesehen wurden, durch die man Wissen erlangen könne. Und da Wissen zum Überleben des Menschen unabdingbar ist, bekam die Wissenschaft eine gottähnliche Position in der Gesellschaft. In gleicher Weise kamen die Wissenschaftler selbst zu Macht und Ansehen, wohingegen jene, die am Religiösen festhielten, Glaube an einen allmächtigen Gott inbegriffen, nun für naiv und sogar irregeführt gehalten wurden.

Jeglichen Zweifeln daran, daß diese mechanistische Sichtweise vom Universum die allein gültige Sichtweise war, haben schließlich zwei weitere Newtonsche Denker den Rest gegeben — ich meine Charles Darwin und Sigmund Freud. In *Über die Entstehung der Arten durch natürliche Zuchtwahl* (1859; dt. 1883) trat Darwin in überzeugender Weise dafür ein, daß sich das Leben auf der Erde über Jahrmillionen hin allmählich aus gemeinsamen Vorfahren heraus entwickelt habe und daß diese Evolution durch einen Prozeß mit Namen „natürliche Selektion" zustandegekommen sei, oder durch das, was später unter dem Begriff „das Überleben des Stärkeren" bekannt werden sollte. Seit Urzeiten hätten die Lebewesen sich der Notwendigkeit gegenübergesehen, sich an eine sich verändernde, feindliche Umgebung anpassen zu müssen; jene Arten, die sich durch die Entwicklung neuer Eigenschaften anpaßten und diese ihrer Nachkommenschaft vererben konnten, hätten sich ausgebreitet und überlebt, während alle anderen verschwunden wären. Wenn Darwin auch wenige, oberflächliche Hinweise auf den Schöpfer gab, so befreite seine Argumentation viele von der Notwendigkeit, Gott als den Schöpfer des Lebens und insbesondere der Menschen zu betrachten. Darwins Agnostizismus trat in seinem 1871 (auch auf deutsch) erschienenen Buch *Die Abstammung des Menschen und die geschlechtliche Zucht-*

wahl offen zutage; nach der Veröffentlichung wurden seine Gedanken zum Sammelplatz für die universelle Überlegenheit der Menschheit.

Schließlich offerierten Freuds Theorien über die Psyche eine Grundlage für das Verständnis menschlichen Verhaltens. Laut Freud gestaltet sich die menschliche Psychologie durch die sexuelle Natur der Menschheit sowie durch Beziehungen aus der Kindheit, insbesondere solche in der Familie. Freud sah in den Menschen selbständige Einheiten, die aus Verhaltensmustern heraus, die von ihren Erfahrungen ihnen aufgeprägt werden, funktionieren. Hier erkennen wir erneut die Betonung des Ursache-und-Wirkung-Prinzips. Jedes charakteristische Merkmal einer Persönlichkeit wurde als Reaktion auf eine äußere Ursache festgeschrieben. Gott, so behauptete Freud, sei einfach eine Projektion auf die Vaterfigur. Wie er einst gegenüber Carl Jung, einem seiner maßgeblichsten Studenten, bemerkte, sei das Gerede über das Übernatürliche „ausgemachter Blödsinn."

Der Punkt, auf den es hier ankommt, ist, daß das wissenschaftliche, intellektuelle Establishment zu der Überzeugung gelangte, das menschliche Schicksal sei unabhängig von göttlichem Einschreiten. Die Wissenschaft konnte nichts jenseits eines gesetzkonformen, mechanistischen Universums ausmachen, welches nicht von seinem geordneten, berechenbaren Schema abwich. Die menschliche Rasse sollte offenbar ihre eigene Zukunft gestalten und hinsichtlich Seelenheil oder völliger Vergessenheit auf sich selbst achten müssen. Mehr noch, wenn jemals Heil über sie kommen würde, dann durch den Erfolg der menschlichen Vernunft und durch ihre zwei mächtigsten Instrumente, nämlich Wissenschaft und Technologie.

Ich hatte die Philosophie des Cartesianismus beinahe pauschal übernommen. Zu der Zeit, als ich mit dem College und der medizinischen Ausbildung begann, galten Darwin und Freud als über jede Kritik erhaben. Obwohl manche in speziellen Bereichen Gründe für und wider anführten, schien die Freud'sche Psychologie in den fünfziger Jahren für praktisch jeden Impuls beim menschlichen Verhalten eine rationale Erklärung zu haben. Nachdem ich Arzt geworden war, verstärkte sich mein Vertrauen in Wissenschaft und Technologie noch hinsichtlich der Fähigkeit der Medizin, Leben zu retten und Gesundheit wiederherzustellen. Die Menschheit hatte anscheinend das Kräftespiel von Leben und Tod fest im Griff und war zumindest die herrschende Macht auf Erden, wenn nicht das Zentrum des Universums.

Dennoch, ungeachtet der gewaltigen Kraft rationalen Denkens hegte ich weiter den Verdacht, daß hinter dem Leben und dem menschlichen Schicksal mehr stecken müsse als diese naturalistische Sicht vom Universum. Und doch war mir nicht wohl dabei, auch mir selbst gegenüber derartigen Empfindungen Ausdruck zu verleihen. Immer, wenn Leute eine mehr spirituelle Perspektive des Lebens forderten, schienen mir ihre Argumente eher emotional denn vernünftig. Wenn es darum geht, ein schlüssiges Argument zu liefern, ist das Herz, wie wir alle wissen, ein ziemlich stumpfes Instrument, wohingegen der Intellekt die scharfe Klinge eines Qualitätsskalpells besitzt. Überdies ist der Intellekt ein blutdürstiger Gegner; es ist klüger, die eigenen spirituellen Sehnsüchte ruhig zu halten.

In der Zeit nach meiner Promotion an der Medical School hatte mein Verstand den Teil von mir fest im Griff, der nach spiritueller Erfüllung lechzte. Ich sage *fest im Griff,* nicht abgetötet — die leise Stimme in mir sprach noch gelegentlich mit einem ziemlich kraftlosen, doch eindringlichen Wispern.

Dieses Wispern war niemals stark genug, meinen Ehrgeiz hinsichtlich persönlicher Leistung und Befriedigung aufzuhalten, denn rationales Denken ist dem Ehrgeiz sehr dienlich, und ich war so ehrgeizig wie nur was. Da die Dinge nur als getrennte Wesenheiten existieren und es für eine spirituelle Wirklichkeit keinerlei Grundlage gibt, braucht man nur seine eigenen Prioritäten im Auge zu behalten, die sich gewöhnlich nach den einzelnen Erfordernissen des Überlebens richten. Ich focht meinen Überlebenskampf in dem konkurrenzgeschwängerten Königreich der Medizin aus und später in der Krankenhausverwaltung. Da Liebe ein gewisses Maß an Selbstlosigkeit erfordert, muß sie ganz klar scheitern in einer von Kompetenzgerangel beherrschten Umgebung. Folglich sah ich mich ganz schön allein in dieser Welt, mit wenigen engen Freunden, so manchen ziemlich entschiedenen Feinden und wenig bzw. überhaupt keiner Liebe. Und wie das Leben so spielt, just zu dem Zeitpunkt, als ich meinen größten Erfolg feiern konnte — meine Ernennung zum Verwaltungschef am Methodist Hospital —, wurde ich mit der größten Niederlage meines Lebens konfrontiert — Krebs. Und plötzlich wurde das Wispern lauter, und meine Götter Wissenschaft und Vernunft begannen, in sich zusammenzufallen.

In gewissem Sinne hatte ich die Grenzen rationalen Wissens und rationaler Macht erreicht. Ich war dabei zu sterben, und es gab wenig, was die Medizin für mich tun konnte, außer eine krebsbefallene Rippe und die Hoden zu entfernen. Trotz radikaler, chirurgischer Eingriffe und der Arzneimittel schien mir mein Tod sicher und nahe bevorstehend.

Die Operationen warfen mich gefühlsmäßig wie spirituell völlig zu Boden. Ich war zu der Zeit Mitglied der Unitarier-Kirche; ein unitarischer Pfarrer besuchte mich jeden Tag während meines Krankenhausaufenthaltes, und auch regelmäßig weiter, als ich mich zu Hause erholte. Auf überaus freundliche und einfühlsame Weise wollte er mich bitten, über mich selbst hinaus nach Hilfe und Kraft zu greifen. Als der Rationalist, der ich war, hatte ich jedoch keinerlei Basis, an solche Dinge zu glauben, erst recht nicht, als ich völlig gebrochen im Bett lag. Ich war verbittert. Der Beruf, dem ich mein Leben geopfert hatte, konnte nichts für mich tun, und über einen wohlwollenden, gnädigen Gott zu sprechen, erschien mir wie ein schlechter Scherz. Wie konnte ein solcher Gott mich in diesem Zustand belassen? Dann erkannte ich, daß meine Bitterkeit jeglicher Chance, die ich zur Genesung hatte, im Wege stand, zumal sie ein Schwelgen in Selbstmitleid war, welches ein verzehrender, schwächender Zeitvertreib ist.

Schließlich geriet ich in ein System hinein, das keine rationale Basis hatte, doch ich blieb dennoch dabei, weil ich darin Hoffnung fand. Wie ich mich damit befaßte, wurde ich aus meiner rationalen Welt in eine metaphorische, mystische Welt geschleudert. In der Tat war gerade die Art, in der ich zu diesem fremden System

Zugang bekam, mit Jungs Worten ein höchst „bedeutsamer Zufall".

Am 9. August 1978, dem Tag der Beerdigung meines Vaters, fuhr ich vom Friedhof aus in südlicher Richtung den New Jersey Turnpike entlang nach Philadelphia, wo ich zu Hause bin. Niedergeschlagen und unter fortwährenden, rasenden Rückenschmerzen las ich zwei junge Anhalter auf, etwas, was höchst untypisch für mich war. Sie schienen frisch aus dem College zu kommen, ich erfuhr jedoch später, daß sie gerade in Boston einen makrobiotischen Kochlehrgang absolviert hatten. Nach einigen Höflichkeitsfloskeln erwähnte ich gegenüber dem neben mir sitzenden jungen Mann, daß ich an Krebs sterben müsse und soeben von der Beerdigung meines Vaters käme, der derselben Krankheit zum Opfer gefallen sei. Dieser junge Koch — fünfundzwanzig Jahre jünger als ich — erzählte mir in ganz unbekümmertem Ton, daß ich nicht zu sterben bräuchte, sondern mich retten könnte, indem ich meine Ernährung und meine Lebensweise änderte.

Zuerst glaubte ich ihm natürlich so wenig, wie wenn er mir erzählt hätte, daß er fliegen könnte. Doch der Grundstein war gelegt. Damals wußte ich es nicht, aber ich war schon auf dem Pfade der Genesung. Binnen einem Monat aß ich Naturreis, Gemüse und Algen bei einer Gemeinschaft und versuchte verzweifelt doch skeptisch, wieder in Form zu kommen.

Die gesamte Zeit meiner Wiederherstellung hindurch war ich Heilmethoden ausgeliefert — die beiden wichtigsten waren Ernährung und Akupunktur —, für die in der westlichen Medizin kein Verständnis vorhanden ist. Es gab keine akzeptablen Studien, die bewiesen, daß Akupunktur irgendeinen tatsächlichen, therapeutischen Wert besaß; es gab sie einfach nicht, soweit es die moderne Medizin betraf. Und die Studien, die zeigten, daß Ernährung ein wesentlicher Faktor zur Verhütung von Krebs, Herzerkrankungen und anderen Krankheiten war, kamen soeben erst ans Licht der Öffentlichkeit und wurden noch ungeheuer kontrovers diskutiert. Immerhin behauptete niemand, daß Ernährung ein Faktor bei der Krebsbehandlung sein könnte.

Als ich mich jedoch wieder hochkommen sah, entwickelte ich

zunehmend Vertrauen in die Kraft dieser Verfahren. Was meine rationalen Grundmauern immer wieder ins Wanken brachte, war die Tatsache, daß Ernährung, Akupunktur und Do-In (Selbstmassage) mit Begriffen erklärt wurden, die zu rationalem Denken im Widerspruch standen. Aber das leuchtete nur ein, weil diese Disziplinen dreitausend Jahre alt waren; derartige Methoden waren in alter Zeit entwickelt worden, lange bevor unsere gegenwärtige Art des rationalen Denkens ihren beherrschenden Platz im menschlichen Geist eingenommen hatte.

Wie in Kapitel 4 ausgeführt, hat die Erläuterung der Akupunktur mit dem Vorhandensein einer universellen Energie, im Osten *Ki* oder *Prana* genannt, zu tun, von der man glaubt, daß sie allem Lebendigen innewohnt, und die für den Brennstoff des Lebens schlechthin gehalten wird. Ernährung und Akupunktur steigern lediglich den Energiefluß und bringen den Körper in einen Zustand des Gleichgewichts bzw. einen Zustand, wo diese Energie ungehindert durch den Körper fließt. Andere Verhaltensmuster können diesen Energiefluß ebenfalls beeinflussen. Angst, Furcht und Verspannung z.B. führen dazu, die Energie in verschiedenen Teilen des Körpers zu blockieren oder zu stoppen, wodurch Krankheit entsteht, wohingegen Lachen, Freude und Liebe die Energie auf natürliche Weise aus dem Körper zu der Person oder dem Gegenstand fließen lassen, die bzw. der die Reaktion hervorgerufen hat.

Für einen Westler klang diese Erklärung mehr theologisch als wissenschaftlich. Eine universelle Quelle der Energie als die eigentliche Quelle des Lebens erweckte den Eindruck einer anderen Art und Weise, über Gott und seine Gnade zu sprechen. Ob wir nun *Ki* oder Gnade sagten, schien unwesentlich zu sein; worauf es ankam, es gab diesem System aus der theologischen Perspektive einen echten Sinn, wenn es auch schwierig, wenn nicht unmöglich war, ihm aus wissenschaftlicher Sicht einen Sinn zu geben. Könnte dieses energetische Feld, das laut dieser östlichen Theorien den Körper umgab, in Wahrheit die menschliche Seele sein? Sicherlich, ein energetisches Feld, das dem Körper Leben gab, braucht nicht zu sterben, wenn der Körper aufhört zu existieren. Energie ist nicht vom Sauerstoff oder irgendeinem anderen biologischen, lebenstragenden System für seine Existenz abhängig. Ja, Energie gibt es in allen Formen der Materie im ganzen Universum. Könnte dieses energetische Feld bzw. das Bewußtsein, das wir Seele nennen, nicht einfach in einen anderen Seinszustand übergehen?

Solche Spekulationen ließen mein Leben wie einen Traum erscheinen und gaben den Anlaß für meinen schweren, inneren Konflikt. Ich befand mich fortwährend im Kriegszustand mit mir selbst. Was ich zu hören bekam, war eine östliche Interpretation von Gott und seiner unbegrenzten Macht. Ja, der einzige Weg, jemals wieder gesund zu werden, war nach dieser Sichtweise, mich gegenüber dieser heilenden Energie bzw. Gnade zu öffnen. Mein rationaler Verstand konnte solche Konzepte wie *Ki,* oder etwa die Ernährungstherapie, nicht tolerieren, was das betrifft; inzwischen wurde die ruhig gehaltene Stimme in mir mutiger — sie wollte verzweifelt glauben. Und mein Leben stand auf des Messers Schneide.

Gleichwohl wurde mir die Anerkennung dieses Aspektes noch schwerer gemacht durch die fernöstliche Vorstellung von der Wirklichkeit, eine Sichtweise, die rationalem Denken diametral entgegensteht. Während ein Rationalist die Wirklichkeit als eine Wechselwirkung sich im Raum bewegender Objekte betrachtet, begreift der Mensch des Ostens die Realität als ein einziges Bild, dessen Elemente samt und sonders vereinigt und voneinander abhängig sind. Jedes einzelne Element in diesem Bild ist eine Lebensnotwendigkeit für die Vollkommenheit des Ganzen. Daraus folgt, daß nichts abgetrennt bzw. abgesondert werden kann, ohne daß die Integrität des Bildes oder jemandes Begriff von der Realität verändert, ja verfälscht wird. Das ist die ganzheitliche oder monistische Perspektive in reinster Form; sie sagt aus, daß jedes einzelne Geschehnis im Universum sich auf jedes andere Geschehnis bezieht und davon abhängig ist, gleichgültig, wie weit voneinander entfernt auch etwaige zwei Geschehnisse möglicherweise zu sein scheinen. D.h. der Beobachter und das Beobachtete sind in dem Augenblick vereinigt, wo sie miteinander in Beziehung treten und jeder den anderen beeinflußt, da beide Teil des größeren Zusammenspiels oder einzigen Geschehnisses mit Namen Universum sind.

Diese Philosophie meint im Klartext, daß das wahre Universum selbst ein einziges großes Lebewesen darstellt, und jedes einzelne Geschehnis bzw. jeder einzelne Gegenstand in diesem Universum mit einer individuellen Funktion bzw. Zelle inmitten eines gigantischen, lebenden Körpers verglichen werden kann. Das Universum ist Eins. Während eine Zelle innerhalb des Körpers für sich allein und abgesondert gesehen werden kann, ist sie dennoch vom Körper als Ganzem abhängig, und von den lebendigen Gefügen innerhalb des Körpers, im Hinblick auf ihr Leben. Auch der Körper ist abhängig von seinen Zellen, sowohl im gesamten als auch im einzelnen, im Hinblick auf sein Leben. Das eine existiert nicht ohne das andere. Und was immer wo immer im Kosmos geschieht, es hat gleichermaßen seine Auswirkung auf mich und umgekehrt, alldieweil ich ein Teil dieses größeren Körpers bin, dieses lebendigen Gebildes, das wir Wirklichkeit oder Realität nennen.

Den gesamten Winter 1978 hindurch und in Frühling und Sommer 1979 nahm ich meine Mahlzeiten bei einer Familie ein, die sich das östliche, diätetische und philosophische Anschauungsgut zu eigen gemacht hatte. Ich verbrachte jeden Abend mit mehreren weiteren Studenten und Familienmitgliedern, um an der fremden Ernährungsweise teilzunehmen und über solch esoterische und sonderbare Dinge wie die Heilwirkung von Nahrung, die fernöstliche Philosophie, einige der großen, fernöstlichen, philosophischen Werke, die Philosophie von Yin und Yang und die makrobiotische Weltanschauung, d.h. die ganzheitliche Perspektive der Wirklichkeit, zu sprechen.

In der Anfangszeit war ich sicher, mich selbst direktemang in den Wahnsinn katapultiert zu haben. Jeden Abend mußte ich vom Dinner nach Hause gehen und mich fragen, ob ich dabei war, mich in die Unzurechnungsfähigkeit zu entlassen. Ich empfand einen gewaltigen Konflikt, zumal die Philosophie großen Anklang bei einer ästhetischen, vielleicht spirituellen Ader in mir fand. Sicherlich mußte man seine Auswahl treffen hinsichtlich dessen, wieviele von diesen Aspekten man sich einverleiben sollte; gab es da doch wohl einiges an Spreu unter dem Weizen. Gleichwohl gab mir die spirituelle Perspektive das Gefühl, über erheblich mehr Kraft und Kapazität in mir zu verfügen, als die rationale Perspektive jemals zu liefern imstande wäre. Alles in allem sprach die spirituelle Komponente dafür, daß ich die Macht des Universums auf meiner Seite hätte und an einer unbegrenzten Versorgung mit Energie angeschlossen wäre. Alles, was ich zu tun hätte, wäre, dieses grenzenlose Potential an mich zu ziehen, und zwar durch Beibehaltung gesunder Ernährungsgewohnheiten, Körperübungen und Gebet bzw. Meditation. Die Mystiker des Ostens wie Westens erhoben dieselbe Forderung: Mittels Fasten, Beten und schlichtem Lebensstil läutert man sich selbst. Man entwickelt sich zu einer besseren Antenne für die subtilen Inspirationen Gottes. Handlungen gewinnen mehr und mehr an Bedeutung, weil sie durch höhere spirituelle Kräfte anstatt durch kapriziöse Appetitanreize in Bewegung gesetzt werden.

Unglücklicherweise lebte und arbeitete ich nicht in einem tibetischen Kloster, sondern in einem Hochhaus-Apartment mitten in Philadelphia. Was das Gute an Tibet war, ließ sich irgendwie nicht auf die South Broad Street übertragen. Mir blieb nichts weiter übrig, als am Morgen aufzuwachen und in Richtung Büro loszumarschieren, wohl wissend, wie weit ich mich von der Welt entfernt hatte, in der ich aufgewachsen war.

Tag für Tag sauste ich hin und her zwischen diesen beiden Welten — von der Welt des Cartesianismus in ihrer Eigenschaft als Grundlage der modernen Medizin in die Welt der ganzheitlichen Perspektive der Wirklichkeit (Makrobiotik), die Grundsubstanz derjenigen Ernährungsweise und Philosophie, von der ich Hilfe für die Rettung meines Lebens erhoffte. Es ist überflüssig zu erwähnen, daß mich so etwas wie eine Identitätskrise plagte. Ich hatte nichts in der Hinterhand, was mir helfen konnte, einem neuen Denkmodell gewachsen zu sein, ganz anders als in meiner Kindheit, wo ich den von der katholischen Kirche ausgelegten, christlichen Glaubensvorstellungen ausgesetzt war. Wie auch immer, schon vor vielen Jahren war ich aus der Kirche ausgetreten, und ihre Vorschriften waren nicht länger Teil meines alltäglichen Denkens. Diese gesunde Lebensweise freilich schien mir so fremdartig, daß ich den Eindruck bekam, daß die dafür werbenden Leute sich nach und nach Erklärungen für die Realität ausdenken würden. War etwas dran an dieser spirituellen oder ganzheitlichen Anschauung, oder war ich in die Welt der Märchen geraten?

Anscheinend hatte ich zwei Möglichkeiten zur Auswahl: Entweder meine rationale Urteilsfähigkeit außer Kraft zu setzen und zu hoffen, daß es Wert hatte, was ich tat, oder aber einfach zu negieren, daß irgendwelche Substanz in dem war, was mit mir geschah. Ich entschied mich mal für das eine, mal für das andere.

Zum Glück für die Gesundheit meines Verstandes unterzog ich mich regelmäßigen, medizinischen Tests, die zumindest eine vertraute Realität dazwischenzuwerfen schienen. Die Untersuchungen ergaben deutliche Verbesserungen in meiner Gesundheit. Meine fremdartige, unorthodoxe Methode schien zu greifen, entweder aufgrund oder trotz der metaphorischen Erklärung, die ihr als Grundlage diente.

Schon bald begann ich mich zu fragen, ob rationales Denken die einzige Möglichkeit war, das Universum zu betrachten bzw. seine Wahrheiten aufzudecken. Die Antwort, die sich abzuzeichnen begann, hieß, daß rationales Denken bis zu einem gewissen Grade richtig war, jedoch eine ergänzende, gegensätzliche Sicht von der Wirklichkeit existieren könnte, die ebenso richtig sein mochte.

Gewiß, das Newtonsche Modell unterliegt schwerwiegenden Einschränkungen, wie moderne Physiker herausfanden. Eine Sache: Die wissenschaftliche Methode, wie sie in modernen Labors zur Anwendung kommt, ist nur darauf eingerichtet, Vorgänge zu untersuchen, die unter besonders kontrollierten Bedingungen reproduziert werden können. Wissenschaftliche Studien im traditionellen Rahmen müssen auf der Untersuchung von Ursache-und-Wirkung-Verhältnissen aufgebaut sein. Einmalige oder zufällig geschehene Vorgänge bewegen sich außerhalb des wissenschaftlichen Bereichs. Im Labor ist man in der Tat darauf aus, den Zufall auszuschließen, um die Wechselwirkung zweier oder mehrerer Faktoren in der Isolation zu untersuchen. Doch, welche Situation in unserem Leben ist nicht vom Zufall beeinflußt bzw. von Umständen, die wir nicht hätten kalkulieren können?

Jung schrieb dazu: „Wenn wir die Dinge im natürlichen Umfeld belassen, sehen wir ein ganz anderes Bild [im Unterschied dazu, was das Labor hervorbringt]: Jede Entwicklung wird in Teilen oder insgesamt von Zufällen gestört, so sehr, daß es unter normalen Umständen eher eine Ausnahme ist, wenn ein Verlauf von Ereignissen völlig im Einklang mit bestimmten Gesetzen geschieht."

Der Zufall ist so sehr Teil unseres Lebens, daß praktisch alle von uns unsere Verletzbarkeit durch das Auftreten von Zufällen erkennen. Wie viele Male beispielsweise haben wir den Anflug von Unruhe in den Sinn kommen gespürt, wenn jemand, den wir lieben, zur Haustür hinausgeht, um eine eigentlich alltägliche Besorgung zu erledigen? Wir wissen, der Zufall unternimmt seine Reise auf den Schultern von Bedrohung und Rettung gleichermaßen. Es geschieht nur durch eine entsprechend unzuverlässige Fähigkeit, die wir Intuition nennen, daß Zufallsereignisse vorausgesehen oder „gespürt" werden können.

Es ist unmöglich, mit einem bestimmten Maß an Gewicht vorauszusagen, was im Leben eines Menschen geschehen wird. Zufallsereignisse finden in jedem Augenblick statt; die Möglichkeiten sind unbegrenzt. Zufall ist ein wesentlicher Faktor gleichermaßen bei der Entstehung und der Genesung von Krankheit.

Tatsache ist, Sie und ich, wir sind beide einzigartige Vorkommnisse in der Natur. Kein Arzt kann Ihnen sagen, was *Ihnen* widerfahren wird, gleichgültig, in welchem Gesundheitszustand Sie sich befinden. Ein Arzt kann Ihnen nur mitteilen, was die statistischen Darstellungen aussagen. Vom statistischen Aspekt her standen meine Chancen, den Krebs zu überleben, peinlich dürftig, so dürftig, daß es unwahrscheinlich schien, daß ich nach Erstellung der Krebsdiagnose noch vier Jahre leben würde. Solange, wie ich die statistischen Aussichten akzeptierte, bestand keinerlei Hoffnung, am Tod vorbeizukommen. Doch jeder von uns ist eine einzigartige Wesenheit im Universum, Opfer einzigartiger, unkalkulierbarer Ereignisse. Die Wissenschaft konnte nicht voraussagen, daß ich auf dem New Jersey Turnpike zwei Anhalter treffen würde, daß ich mit einer Getreide- und Gemüseernährung beginnen würde, daß ich regelmäßig beten und eine spektakuläre Wiederherstellung meiner Gesundheit erleben würde.

Im September 1979 plante ich eine Knochen-Scanneruntersuchung, um herauszufinden, wie groß meine Fortschritte waren. Unmittelbar vor dem Test teilte mir einer meiner Ärzte mit, er erwarte, die Krankheit in derselben Form wie schon vor vierzehn Monaten vorzufinden. Er war wohl optimistisch, daß ich die Krankheit gestoppt hätte, erwartete jedoch, daß der Krebsherd sich kontinuierlich weiter in meinem Körper ausbreiten würde. Er warnte mich davor, große Veränderungen zu erwarten; Knochen bräuchten lange zum Heilen, sagte man mir.

Die Untersuchungen ergaben, daß ich vollständig frei von Krebs war; es gab keinerlei Krankheitsherde mehr im gesamten Körper; meine Knochen waren geheilt.

Klar, das war weit mehr als alles, was ich erwartet hatte. Auf irgendeine Art und Weise waren viele Faktoren zusammengekommen, um diesen ungewöhnlichen, wenn nicht einzigartigen Vorgang zustandezubringen. Gewiß, ich hatte durch die Praktizierung eines hervorragenden Ernährungs- und Körperübungsprogramms meinen Teil zu dem Genesungsprozeß beigetragen; ich hatte meine Abwehrkräfte dazu ermuntert, den Kampf aufzunehmen. Doch der Mechanismus, durch den diese Komponenten im richtigen Maße aufeinandertrafen, blieb für mich rätselhaft.

An diesem Punkt in meinem Leben hatte ich begonnen, mich der Möglichkeit von Wundern zu öffnen. Es war zuviel passiert, um einfach die Tür zu solchen Gedanken zuzuschlagen. Verstandesmäßig konnte ich feststellen, daß einzigartige Ereignisse andauernd stattfinden, und nun stand Hume dumm da. Wenn es einen Gott gab, der an der menschlichen Wirklichkeit teilzunehmen wünschte, konnte er das einfach dadurch tun, daß er beschloß, den Lebensverlauf von Individuen zu verändern wie auch den Gang der Geschichte, und zwar durch das Auftreten von etwas, das uns wie ein einzigartiger oder zufälliger Vorfall vorkommen würde.

In den Tagen nach meiner Knochen-Scanneruntersuchung fühlte ich mich wie ein Lazarus in der Zeit von heute. Ich war von einem langen, düsteren Aufenthalt im Grab zurückgekehrt. Im Gegensatz dazu war mein neues Leben nahezu unerträglich reich und erfreulich. Ich war erfüllt mit einer Energie, die über mich hinaus reichte und mich stärker und lebendiger fühlen ließ als jemals zuvor. Jene leise Stimme in mir hatte inzwischen den Klang einer Maus, die durchdringend piepst; sie drängte mich zu einem Ort, wo sie sich ausführlich äußern konnte.

Aus Gründen, die mir nicht ganz klar sind, fühlte ich mich zu meinen religiösen Wurzeln, der Römisch-katholischen Kirche, hingezogen. Die St. Peter und Paul Kathedrale in Philadelphia ist ein Mammutgebilde, fast so groß wie ein Häuserblock, ein Ort voll von Unerklärlichem und reich an Hinweisen auf die Unendlichkeit. Innerhalb ihrer dunklen Nischen flackern die Kerzen wie strahlende Lichtwesen. Die scheinbar endlosen Reihen der Kirchenbänke laden zum Studieren der Perspektive ein und vermitteln einem ein Gefühl für die Aufeinanderfolge von Zeit und Raum. Weiter weg von den Bänken der Altar — groß, reich verziert und sanft beleuchtet unter einem Marmor-Baldachin, der von vier mächtigen Marmor-Säulen getragen wird. Die hohe Decke ist gemeißelt und mit Blattgold-Einlagen überzogen. Große, bunte Glasfenster werfen einen Regenbogen von Farben auf den glänzenden Marmorboden nieder, und Weihrauchduft hängt wie eine warme, erquickende Erinnerung in der Luft.

Jedesmal, wenn ich die Kathedrale betrat und die große Tür hinter mir ins Schloß fiel, spürte ich den Wirbel und das Durcheinander meines Lebens nachlassen. Die fortwährenden, substanzfressenden Beschwerden verloren sich in der stillen Abgeschiedenheit und Friedlichkeit, die in diesem Gebäude vorherrschten. Da war ein überwältigendes Gefühl Seiner Gegenwart, ich spürte, daß irgendein erhabenes Leben diesen Ort vereinnahmt und durchdrungen hatte.

In seiner Beschreibung der menschlichen Psyche („Selbst") weist Jung darauf hin, daß jenseits von Bewußtsein und Unterbewußtsein das kollektive Unbewußte liegt — ein unbegrenzter

Informationsspeicher, seit Urzeiten von Generation zu Generation vererbt. Die Informationen und die Bilder, die uns via das kollektive Unbewußte erreichen, Bilder, die Jung Archetypen nannte, sind die Repräsentanten eines Wissensschatzes, der der Gesamtheit unserer Ahnenvergangenheit entstammt. Als ein Resultat dieses Wissens werden bestimmte Beziehungen und Ereignisse in der Entwicklung des menschlichen Bewußtseins schon zum Teil verstanden. Unter diesen Archetypen befinden sich die Bilder der Mutter und ihrer zahlreichen Rollen, der Welt, der Geburt, der Kindheit, des Erwachsenseins, des Alters, bestimmter Ängste (z.B. vor Dunkelheit, vor Schlangen, vor dem Fallen), und das Bild von Gott. Keines dieser Bilder muß dem Gehirn des Neugeborenen durch Erziehung oder Erfahrung beigebracht werden; alles, was zu geschehen braucht, ist die Ergänzung mit den Einzelheiten der Bilder zwecks Kennenlernen, und auf diese Weise geben die Archetypen unserem Leben die Richtung; wir streben von Geburt an danach, sie kennenzulernen, die Details zu ergänzen und die Geheimnisse, die sie uns präsentieren, zu lüften. Indem wir beschließen, bestimmte Aspekte unserer Persönlichkeit zu entwickeln — bestimmte Archetypen —, bestimmen wir, welcher Menschentypus wir werden.

Irgendwie schienen diese Kathedrale und ihre Atmosphäre, die Messe und meine eigenen Erfahrungen beim Gebet ein Gefühl für diese ursprünglichen Archetypen hervorzurufen, eine Tür zu einer wahrhaft tiefen Nische in mir, Sitz eines Bewußtseins, das außerhalb von mir, doch ebenso ein Teil von mir war. Jung stellte heraus, daß Mythos und Religion eine Fülle dieser Archetypen-Bilder enthalten. Derartige Bilder liefern die Grundlagen für den katholischen Gottesdienst: Die Kommunion, die Hoffnung auf die Auferstehung oder das Leben nach dem Tod; das ewige Licht, Symbol dafür, daß Leben keine Grenzen kennt; diejenigen mit Gnade zu überhäufen, die, so gut sie konnten, an dem Streben nach einem hohen Ideal festhielten. Indem ich der Messe beiwohnte, nahm ich an etwas Altehrwürdigem, Heilendem und Beständigem teil. Dabei erlebte ich einen Austausch psychischer Energien: Meine Not, meine Verzweiflung, meine nicht endenden Ängste vor Schmerz und Tod wurden in einen Zustand des Friedens und eine gewisse Sicherheit umgewandelt; mein Augenmerk richtete sich von meinen unmittelbaren Bedürfnissen weg, hin zu jenen einer längerfristigen Lebens-ordnung — den Bedürfnissen meiner Seele.

Wie Jung herausstellte, hat jede Religion ihre archetypische Vorstellung, ihre Sprache der Seele. Es hat stets Priester, Rabbiner, Schamanen, spirituelle Lehrer und Führer sowie Medizinmänner gegeben, deren Funktion in der Gesellschaft in der Interpretation der Zeichen von Himmel und Erde für das individuelle Leben begründet ist. Diese Archetypen sind die Geschichte hindurch relativ gleich geblieben und wurden die Grundlage für traditionelle, religiöse Zeremonien, Mythen und Sterberituale. Das Bedürfnis, eine Beziehung zu Gott und der Einheit der Wirklichkeit zu erlangen, zur Menschheit insgesamt, entspringt dieser ewigen Quelle, diesem kollektiven Unbewußten. Ich hatte die Bedeutung und die Kraft östlichen Gedankengutes erkannt, und nun lebten in mir Schönheit und Inspiration von den jüdisch-christlichen Traditionen wieder auf. Manch kraftvolle Energie erfüllte mich bei diesen Ritualen. Ich glaube fest daran, daß all dies die Grundlage für meine Genesung und die Erhaltung meiner Gesundheit bildete.

Doch wenn ich den Frieden und die Herrlichkeit dieser prächtigen Kirche hinter mir gelassen hatte, stand das Problem der rationalen sowie der religiösen bzw. mystischen Perspektiven — paradoxe, scheinbar widersprüchliche Wege, die Realität zu sehen — für mich zu lösen an; sie existierten in mir in einer sehr empfindlichen Balance. Als die Hochstimmung über meine Wiederherstellung abgeebbt war, hatte ich das Bedürfnis, meinen Krebs und die daraus resultierende Qual plausibel zu machen. Im Herbst 1979 verbrachte ich Stunden in der Bücherei und versuchte, Hinweise zu finden, die mir eine intellektuelle Grundlage für das liefern konnten, was mit mir geschehen war.

Beinahe sofort fand ich eine Fülle von neueren, wissenschaftlichen Beweisen, die Ernährung und Krankheit in Zusammenhang brachten. Meine Einführung in eine Ernährungsweise mit ganzem

Vollkorngetreide und Gemüse stand allein auf der Grundlage des Glaubens an ein rational gesehen anscheinend unerklärliches System. Ich stellte fest, daß die Wissenschaft zumindest teilweise unterstützte, was die spirituelle Perspektive bei der Ernährung empfohlen hatte.

Ich hoffte, eine wissenschaftliche Grundlage für die erweiterte, mehr spirituelle Wirklichkeit, die ich erlebte, zu entdecken. War da wirklich etwas dran, an dieser spirituellen Sicht der Realität, die sich so weit jenseits der Newtonschen Physik auszubreiten schien? Die Antwort auf diese Frage lag in der Quantenmechanik, die heutzutage als unsere fortschrittlichste Wissenschaft von der Natur des Universums anerkannt ist. Die Quantenmechanik hat gezeigt, daß die Realität des Universums weit komplizierter ist als die Newtonsche Welt, die wir mit unseren fünf Sinnen wahrnehmen, und erheblich schwerer zu verstehen; daß der Zufall unregelmäßig und willkürlich auftritt und häufig scheinbar aus eigenem Antrieb; daß der Beobachter und das beobachtete Objekt nicht voneinander getrennt gesehen werden können, da sie aufeinander einwirken und sich gegenseitig beeinflussen; daß die Materie selbst, die eigentliche Substanz, aus der unser Körper und unser gesamtes physikalisches Universum bestehen, sich widersprüchlich verhält: Sie ist geordnet und kalkulierbar (wie Newton gesagt hat), aber genauso ungeordnet und unkalkulierbar. Mit anderen Worten, die Materie verhält sich nicht logisch.

„Das Universum kann offensichtlich beides sein, völlig paradox, chaotisch und nicht festgelegt und gleichzeitig logisch, geordnet und völlig festgelegt“, schrieb der Quantenphysiker Fred Alan Wolf in *Der Quantensprung ist keine Hexerei.* Der einzige Weg zur Auflösung des Widerspruchs, so führt er aus, sei für den Beobachter, sich zu entscheiden, welche Wirklichkeit er vorzieht. Beide sind richtig, doch jede ist ohne die andere eine unvollständige Sicht von der ,Wirklichkeit.

Materie, die eigentliche Grundlage dessen, was die meisten von uns für wirklich und kalkulierbar halten, verhält sich so, als wäre sie aus beiden, nämlich physikalischen Partikeln (d.h. Atome) und nicht-physikalischen Wellen zusammengesetzt. Wenn der Physiker versucht, ein Experiment zur Bestimmung der dominanten Präsenz (Partikel oder Wellen) durchzuführen, kommt heraus, es sind beide — d.h. Partikel, die sich bis zu einem bestimmten Punkt wie erwartet verhalten, sich dann aber plötzlich unverhofft in Wellen verwandeln.

Wolf erörterte einen Versuch, den Physiker durchführen, wenn sie herausfinden wollen, ob der grundlegende Baustein eines Bleistiftes eine Partikel oder eine Welle ist. Atomphysiker, schrieb er „sehen den Bleistift als atomare Teilchen, winzige Punkte von Substanz, wie kleine Kugellagerkugeln oder klitzekleine Fußbälle. Für sie und wahrscheinlich für die meisten von uns ist Realität fest." Zerbricht der Physiker jedoch den Bleistift in seine Bestandteile, stellt er fest, daß diese grundlegenden Teile unvorhersehbare Dinge tun. „Die kleinen Fußbälle verhalten sich nicht wie kleine Fußbälle — sie beugen bzw. krümmen sich und breiten sich aus wie Wellen — sie erzeugen Wellenmuster, wenn zusammen betrachtet, und Einzelmarkierungen, wenn getrennt gesehen."

So haben Physiker ihre Probleme mit der Entscheidung, was eigentlich einen Bleistift, einen Baum, einen Menschen oder all die Materie des Universums ausmacht: Partikel (Teilchen) oder Wellen, d.h. feste Kugeln aus Substanz oder sich ständig bewegende Wellen.

Zwei Gedanken, die die Newtonsche Physik aufheben, sind hier miteinbezogen: Zum einen ist die Wirklichkeit aus widersprüchlichen Erscheinungsformen zusammengesetzt — sie ist geordnet, doch unkalkulierbar. „Die Natur ist dualistisch", schrieb Wolf. „Es gab immer eine verborgene, komplementäre Seite bei allem, was wir erlebt haben ... Je mehr wir eine Seite der Realität festschreiben, desto weniger wird uns die andere Seite gezeigt."

Newton und die anderen Denker der Aufklärung entwickelten ihre Sichtweisen gemäß der geordneten Seite der Natur, und somit waren sie daran gehindert zu sehen, daß die Ordnung fortwährend durch das unkalkulierbare bzw. zufällige Ereignis ergänzt wird. Denker der Aufklärung wie Hume argumentierten, daß Wunder niemals auftreten können, da nichts die Ordnung der Natur zerstören könne. Die Quantenphysik ist zu anderen Ergebnissen gekommen, und wir sehen eine wirkende Kraft, durch die Wunder auftreten können.

Teil zwei der Partikel-Wellen-Enthüllung besagt, daß der Beobachter und das beobachtete Vorkommnis sich gegenseitig beeinflussen; mit anderen Worten, die Wirklichkeit ist ein subjektives Phänomen, geschaffen — zumindest teilweise — von dem Beobachter selbst. Als Beobachter irgendeines Ereignisses beeinflussen wir das Ereignis durch unsere Anwesenheit, unsere Gedanken und unsere Vorurteile; des weiteren bilden wir unsere eigenen Vorstellungen von dem Vorfall, indem wir bestimmte Teile dessen, was geschieht, bemerken, doch versäumen, andere zu beachten, und auf das Ereignis auf einzigartige Weise reagieren und somit Objektivität unmöglich machen.

„Die Quantenphysik hat uns gelehrt, daß wir, die Beobachter der Realität, gleichzeitig Teilnehmer an der Realität sind", sagt Wolf. „Mit anderen Worten, ‚Beobachtung' ist kein passivisches Substantiv; ‚beobachten' ist kein passivisches Verbum... Objektivität ist nur eine Illusion."

Alle die Vorfälle/ Ereignisse in unserem Leben — wir sind nicht nur Zeugen davon, wir nehmen aktiv daran teil. Die Minute z.B., die ich über eine Rasenfläche gehe, beginnen die Rasenfläche und ich uns gegenseitig zu beeinflussen, sie wirkt auf meine Sinne ein, sie verändert meine Wirklichkeit und meinen Bewußtseinszustand, und an mir ist es, die Eigenart der Rasenfläche zu verändern, indem ich meine Fußabdrücke auf ihrem Boden hinterlasse. Des weiteren habe ich Erfolg in der Projektion dieser Wiese in mir je nach meiner Fähigkeit oder Unfähigkeit, sie zu beobachten. Diejenigen Dinge, die ich zu bemerken versäume, haben keinerlei Existenz für mich. Vielleicht bin ich beunruhigt oder traurig oder habe andere Gedanken im Kopf, die mein Bewußtsein durcheinanderbringen und jede weitere Wahrnehmung blockieren; die Wirklichkeit dieser Rasenfläche wird allemal verringert. Oder vielleicht ist das Gegenteil der Fall: Meine Gedanken sind völlig auf die Schönheit des Rasens gerichtet; ich habe positive Assoziationen zu derartigen Orten, und diese Empfindungen erfüllen meine innere Wirklichkeit. Ich beuge mich nieder, um an einer Blüte zu riechen, oder achte darauf, wie der Wind das Gras in eine östliche Richtung bläst. Ich spüre den Wind und die Sonne auf meinen Wangen. Ich liebe diesen Ort und die Empfindungen, die er in mir geweckt hat. Ich bin glücklich.

Der Rasen und ich stehen genauso auf anderen Ebenen in Beziehung. Ich atme Milliarden von Sauerstoffatomen ein, die vom Gras ausströmen; jenes atmet Millionen von Kohlendioxidmolekülen ein, die ich ausstoße. Ich beeinflusse die Art und Weise, wie Sonne und Wind auf das Gras treffen; vielleicht habe ich ein paar Tiere verschreckt, die sonst hier Gras und andere Pflanzen fressen. Es handelt sich nicht länger um eine leere Wiese, sondern eine Wiese mit einem Mann, der mitten drin steht. Ich habe diesen Ort verändert, und er mich.

Mein Erlebnis mit der Rasenfläche ist rein subjektiv, genauso wie alle meine Erlebnisse. Wie wir gesehen haben, schließt selbst die Labormethode, die sich sehr bemüht, die Umgebung zu kontrollieren, Erscheinungen aus, die anderweitig in der Natur vorkommen, somit erzeugt auch die Labormethode nur subjektive Betrachtungen von der Wirklichkeit.

Diese Wechselwirkung ist sogar noch weitgehender auf der atomaren Ebene, wo die Quantenphysiker entdeckt haben, daß sie jedesmal, wenn sie ein Atom zu betrachten suchen, dessen Verhalten und Position drastisch verändern. Das von Wissenschaftlern festgestellte Bild vom Atom ist zumindest teilweise von ihrer besonderen Vorgehensweise bei der Betrachtung erzeugt worden. Physiker haben begonnen, sich zu fragen, ob Atome überhaupt existieren, oder zumindest, ob sie es tun, bevor Wissenschaftler genau nach ihnen suchen.

Im Gegensatz zu dem, was Newton sagte, gibt es keine objektive Vorstellung vom Universum; man kann sich selbst nicht von den Ereignissen in der Natur trennen und erwarten, eine richtige bzw. vollständige Übersicht über diese Ereignisse zu erhalten. Wolf stellte fest:

> In jedem Augenblick entscheiden wir aktiv über die Wirklichkeit der Welt, und in demselben Moment bekommen wir nicht mit, daß wir es

tun. Doch diese simple Wahrheit zu erkennen kann uns befähigen, die komplementäre Seite der Welt wahrzunehmen. Und sobald wir diese komplementäre Seite der Wirklichkeit wahrnehmen, werden unsere alten Vorurteile... sich in Nichts auflösen. Die Barrieren, die Geist und Materie trennen, werden verschwinden. Gott und Mensch werden sich versöhnen.

Diese und andere wissenschaftliche Entdeckungen haben einer vollständig neuen Sicht von der Wirklichkeit, die nicht von Newton herkommt, Auftrieb gegeben. Der Quantenphysiker Fritjof Capra, Autor von *Das Tao der Physik,* hat gesagt:

Die Verlagerung geht hin zu einer Weltsicht, die Sie eine ganzheitliche Sicht nennen können, oder eine organische Sicht, eine ökologische Sicht... Ökologisch deshalb, weil sie durch den Begriff der gegenseitigen Abhängigkeit zwischen allen Erscheinungen gekennzeichnet ist... Wie Niels Bohr hervorgehoben hat, war die wesentliche Folgerung aus diesen Theorien, daß Sie nicht irgendeinen Teil dieses materiellen Universums von dem Rest abspalten können, ohne einen Fehler zu begehen... Die neue Vision von der Realität ist eine spirituelle Vision in ihrem eigentlichen Kern... So, wie ich den menschlichen Geist langsam begreife, ist er der Modus des Bewußtseins, wo der Einzelmensch gewahr wird, mit dem Kosmos als Ganzes verbunden zu sein. Der Modus des Bewußtseins ist viel weiter gefaßt als ein rationaler Modus, er ist ein intuitiver Modus. Bezeichnenderweise tritt er bei meditativen Erlebnissen auf, kann aber auch in vielen anderen Situationen in Erscheinung treten.

Eine solche Sicht der Realität hat gewaltige Auswirkungen auf das menschliche Verhalten. Durch unsere Gedanken und unsere Vorurteile nehmen wir die Welt wahr und erschaffen sie in uns. Durch unsere auf diesen Wahrnehmungen begründeten Handlungen senden wir kleine Wellen in ein Meer der Ein-heit. Positive Gedanken und Handlungen können die Welt in einen für das Leben positiven Ort verwandeln; negative Gedanken erschaffen eine negative Welt. Jeder von uns erschafft die Welt noch einmal in seiner Vorstellung. Als Individuen wie als kollektive Gesellschaft sind wir für den Zustand der Welt, wie wir sie verstehen, verantwortlich. Das hat natürlich eine ganz praktische Bedeutung für die Gesundheit.

Wir haben in Kapitel 5 aufgezeigt, daß unsere Gedanken direkt unsere Gesundheit beeinflussen können. Positive Gedanken über uns selbst und andere, etwa liebevolle Unterstützung von Familie und Freunden, sind offensichtlich gesundheitsfördernd. Auf der anderen Seite haben negative Gedanken und gegnerische Beziehungen sowie Gefühle des Allein- oder Getrenntseins allesamt eine negative Wirkung auf die Gesundheit. Hier sehen wir die Quantentheorie auf unser Leben angewandt. Gedanken und Handlungen, die im Einklang mit dem Universum sind, die uns mit anderen vereinen, haben eine gesundheitsfördernde Wirkung. Um Einklang herzustellen, müssen wir das Wohlbefinden anderer als vorrangig für unser Leben festschreiben — d.h. wir müssen lernen, uns gegenseitig zu lieben. Die menschliche Lebenspraxis hat gezeigt, daß die Liebe die vereinigende Kraft in der Welt ist, und höchstwahrscheinlich im ganzen Universum selbst. Handlungen, die uns von anderen trennen, obwohl unmöglich im Lichte der Quantenrealität, richten sich offenbar gegen etwas Grundlegendes im Universum, in Wirklichkeit in uns selbst, und schwächen von daher physisch.

Die Vorstellung von einem lebendigen, spirituellen, ganzheitlichen Universum liegt den spirituellen Lehren von West und Ost gleichermaßen zugrunde. „Höre, oh Israel: Der Herr unser Gott, der Herr ist Eins“ und „Liebe deinen Nachbarn wie dich selbst“ sind zwei der wichtigsten Gedanken im spirituellen Leben.

Es ist wegen der Ein-heit, daß alle Dinge ihre Existenz erhielten. Im *Tao Te King,* dem zukunftsweisenden Werk, das die Grundlage für den Taoismus, eine der bedeutendsten Religionen in der Geschichte Chinas und des Fernen Ostens generell, geschaffen hat, schreibt Lao Tse, daß die Ein-heit/das Eine zugleich der Spender des Lebens und der Wohltäter der Weisheit ist.

> Diese Dinge erlangten einst das Eine:
> Der Himmel erlangte es und wurde rein;
> Die Erde erlangte es und wurde fest;

Die Götter erlangten es und wurden mächtig;
Die Täler hatten es und waren erfüllt;
Alle Dinge erlangten es und wurden lebendig;
Könige und Fürsten tranken das Eine,
auf daß das Reich rechtschaffen sein möge;
Das alles ist durch das Eine bewirkt...
Denn: ein Wagen ist mehr als die Summe seiner Teile.

Diese Passage erinnert natürlich an die Genesis, die so beginnt: „Am Anfang schuf Gott Himmel und Erde." Die letzte Zeile von Lao Tse's Dichtung geht einen Schritt weiter. Gott ist nicht allein der Schöpfer des Lebens, sondern wichtiger als die Summe seiner Werke; das Bewußtsein Gottes geht über das hinaus, was er erschaffen hat.

Daß das Ganze wichtiger als die Summe seiner Teile ist, bewahrheitet sich in unseren eigenen Erfahrungen genauso wie in der Quantenmechanik. Das weist auf einen anderen Bruch mit Descartes und Newton hin, die beide der Ansicht waren, daß das Ganze nicht mehr als die Taten seiner Einzelteile sei, eine Prämisse, auf der sich die moderne, westliche Medizin und die meisten anderen Wissenschaften begründen.

Doch möglicherweise liefert die Quantentheorie noch einen weiteren Schlüssel zum Verständnis spiritueller Realitäten und im besonderen der Evolution des Bewußtseins. Dieser Schlüssel ist der Begriff des Paradoxen. Die Quantenmechanik stellt heraus, daß alle Dinge aus sich ergänzenden, gegensätzlichen Seiten zusammengesetzt sind — immer beides, z.B. Partikeln und Wellen oder Ordnung und Zufall. Traditionelle, spirituelle Literatur hebt dieselbe Sichtweise hervor: Daß ein Seinszustand sich in sein Gegenteil verwandelt. Die Chinesen nannten diese komplementäre, antagonistische Beziehung Yin und Yang. Heraklit und andere griechische Philosophen erkannten sie als den paradoxen Seinszustand. Für beide, Griechen wie Chinesen, wurde allen Dingen durch die Wechselwirkung gegensätzlicher Tendenzen, die zuerst aneinandergeraten und sich dann zwecks Erzeugung neuer Nachkommen versöhnen, die Existenz ermöglicht. Eine einzelne Vierundzwanzig-Stunden-Periode z.B. setzt sich aus Tag und

Nacht bzw. hell und dunkel zusammen; die Temperatur wird durch das Vorhandensein von heiß und kalt differenziert; Wachstum und Verfall kommen durch die Prozesse von Ausdehnung und Zusammenziehung zustande; die Größe wird durch hoch und niedrig unterschieden; Mann und Frau sind beide notwendig für den Fortbestand menschlichen Lebens. Kurz: Die Dinge werden zum Leben erweckt durch die Anwesenheit ihrer ergänzenden Widersacher, die von Natur aus zuerst antagonistisch in Erscheinung treten, da sie andere Eigenschaften haben. Doch eine Erfahrung, die uns gegenüber feindlich auftritt, zwingt uns zum Wandel; bringt sie Ergänzung, erfüllt sie uns bzw. verhilft uns dazu, mehr zu werden als das, was wir gegenwärtig sind.

Heraklit schrieb: „Gegensatz bringt Eintracht. Aus der Zwietracht erwächst die schönste Harmonie... Krankheit bewirkt, daß Gesundheit angenehm ist, das Übel bewirkt, daß Gutes angenehm ist, Hunger macht Sattheit und Müdigkeit Erholung angenehm."

Ich bin zu der Überzeugung gekommen, daß mein Krebs und all die Probleme, denen ich mich nach Ausbruch der Krankheit gegenübersah, die Widersacher meiner früheren Art zu leben waren, doch insofern die Ergänzung bildeten, daß ich dadurch eine neue Möglichkeit, das Leben zu sehen, bekam. Da ich äußerst eigensinnig war und versessen auf Eigenbefriedigung in allen Bereichen, brauchte ich ein starkes Stimulans für mein Wachstum. Wie sich herausstellte, erfüllte der Krebs diesen Zweck. Viele Leute sind durch eine Erfahrung, die sie an den Abgrund des Todes brachte, von Grund auf verwandelt worden. Bei mir war es nicht anders. Als ich mich auf den Tod vorbereitete, war ich hoffnungslos allein in der Welt. Zu dem Zeitpunkt, als mein Leben wieder intakt war, wußte ich, was anders sein mußte und mein Leben lebenswert machte.

In diesem Zusammenhang gewinnt das Leiden eine neue, wichtige Bedeutung. So beleuchtet kann das Leiden der erste Schritt hin zur Erlangung seines Gegenteils, welches der Frieden ist, sein.

In *Antwort auf Hiob* erläuterte Jung die Dualität und paradoxe Natur des Leidens, wie sie von Gott verwendet wird. Laut Jung wird Hiob in einen Zustand der Erleuchtung gehoben, und zwar durch die Wirkung seines Leidens — ihm zugefügt von Gott selbst — und durch den Umstand, daß Hiob sich angesichts seiner Not korrekt verhält.

Die Story beginnt mit Hiob als reichem Grundbesitzer, stolzem Vater von zehn Kindern und Herr über zahlreiche Diener. Sein Leben ist reich und erfüllt, und da er ein gläubiger, religiöser Mensch ist, verleiht er seiner Dankbarkeit Gott gegenüber leidenschaftlich Ausdruck. Plötzlich wird er jedoch all seines Reichtums beraubt, erlebt den Tod seiner Kinder und seiner Diener und muß eine Heimsuchung von Geschwüren auf seinem Leib erdulden, als Gott vom Satan überredet wird, Hiobs Ergebenheit zu prüfen. In der Metapher dieser Fabel läßt Gott zu, daß Hiob Unglück widerfährt, als er genauso leicht hätte seine eigene Allwissenheit befragen können, ob Hiob nun ein treuer Diener des Herrn war oder nicht. Anstelle dessen erlaubt er der Niedertracht, in Hiobs Leben einzudringen.

Hiobs Reaktion ist wahrhaft außergewöhnlich. Er sagt: „Ich bin nackt von meiner Mutter Leibe gekommen, nackt werde ich wieder dahinfahren. Der Herr hat's gegeben, der Herr hat's genommen; der Name des Herrn sei gelobt!" (Hiob 1,21)

Im Bruchteil einer Sekunde wird aus dem mit einer großen Familie, Reichtum und vielen Dienern gesegneten Hiob ein armer, einfacher, von allen verlassener Mann. So als ob er, nachdem er sich an der Pracht des hellen Tages, an dem die Sonne ihre Gaben auf sein Land hatte niederströmen lassen, erfreut hatte, plötzlich in die kalte, leblose Nacht verdammt worden wäre. Er ist dazu bestimmt, den Gegensatz von seinem Glück und seinem Reichtum zu erleben.

Bemerkenswert, wie unerschütterlich Hiob an seinem Glauben festhält; er erkennt, daß Gott Eins ist, und versteht deshalb, wer ihm eine derart grausame, ungewöhnliche Bestrafung eingebrockt hat. Doch er sieht das nicht als Grund an, sich auf irgendetwas anderes als korrektes, moralisches Verhalten einzulassen. Er fährt fort, zu Gott zu beten, um seinen früheren Status zurückzuerlangen, da er die ganze Zeit weiß, daß Gott auch ein Anwalt der Menschheit innewohnt, den er um Hilfe ersuchen kann. Hiob sieht Gottes Anwendung des Paradoxen; Gott konfrontiert Hiob mit Erfahrungen, die ihn verwirren und ihm Schmerzen zufügen. Dann lehnt er sich zurück und beobachtet Hiobs Reaktionen.

Für welches Ziel muß Hiob eine derart grausame, scheinbar ungerechtfertigte Behandlung über sich ergehen lassen?

Jung schrieb: „Wir müssen ... den Hintergrund all dieser Ereignisse im Auge behalten. Es ist immerhin möglich, daß etwas in diesem Hintergrund allmählich beginnt, Form anzunehmen als Ausgleich für Hiobs unverdientes Leiden."

Dieser Ausgleich kommt in Gestalt der Gabe der Weisheit. Durch seine Weigerung, sich auf nichts anderes als korrektes, moralisches Verhalten einzulassen, stellt sich Hiob als eine moralische Kraft in der Welt dar, ein weithin sichtbares Zeichen des Glaubens. Er gründet sein Leben auf Prinzipien, die stärker sind als er, die über ihn hinausgehen, die ihrerseits Archetypen der Tugendhaftigkeit sind. Hiob verkörpert diese Tugenden, macht sie sich zu eigen und erklimmt dadurch einen Rang der Ehre und der Weisheit ihnen gleich. Hiob besitzt Charaktereigenschaften, die er vor Beginn seiner Schicksalsprüfungen nicht besaß. Er hat seinen Charakter durch sein Verharren in korrektem Verhalten angesichts gewaltiger Schwierigkeiten bereichert. Hiob kommt dahin, Gottes Anwendung von Schwierigkeiten zu verstehen, die den Charakter stärken und den Bewußtseinsgrad heben sollen.

„Der gepeinigte, obwohl schuldlose Hiob ist insgeheim zu einem höheren Wissen von Gott aufgerückt", schrieb Jung. Hiob verwirklicht Gottes Anwendung des Paradoxen zur Entfaltung der Seele und erlangt im Licht dieser Verwirklichung seines Wissens göttliche Weisheit.

Indem er dahin kommt, Gottes paradoxe Handlungen zu begreifen, gewinnt Hiob Einblick in die unbegrenzte Macht Gottes. Denn genauso, wie gegensätzliche Geschlechter innerhalb der Menschheit nötig sind, um Leben zu erzeugen, baut Gott auf die Gegensätze in sich selbst, um die Schöpfung und die Entwicklung des Geistes voranzubringen.

„Jahwe ist kein menschliches Wesen: Er ist beides, Peiniger und Retter, in einem, und der eine Aspekt ist so real wie der andere", schrieb Jung.

Bei Erreichen seiner göttlichen Weisheit wird Hiob eine Audienz bei dem Herrn gewährt, wonach er sein früheres Glück und seinen Reichtum zurückbekommt. Durch sein Leiden hat Hiob Weisheit erlangt. Er „hat seine Lektion gut gelernt und ‚wunderbare Dinge' erfahren, die keinesfalls so leicht zu begreifen sind", bemerkte Jung. Somit bekommen Hiobs Schicksalsprüfungen eine erleuchtende Bedeutung.

Die Botschaft aus der Geschichte Hiobs zieht sich durch das ganze Neue Testament und die Lehren Jesu, denn so vieles, was nach Hiob kommt, scheint im Lichte von Hiobs Entdeckung erhellt zu werden: Daß die Lebenssituation oft in ihr Gegenteil umschlägt, und zwar für die Entwicklung des Bewußtseins bzw. der Seele. Die Lehren Jesu sind überreich an derartiger Botschaft.

> Aber viele, die da sind die Ersten, werden die Letzten, und die Letzten werden die Ersten sein. (Matt. 19,30)

> Denn wer sich selbst erhöht, der wird erniedrigt, und wer sich selbst erniedrigt, der wird erhöht. (Matt. 23,12)

> Selig sind, die da geistlich arm sind; denn das Himmelreich ist ihr.
> Selig sind, die da Leid tragen; denn sie sollen getröstet werden.
> Selig sind die Sanftmütigen; denn sie werden das Erdreich besitzen.
> Selig sind, die da hungert und dürstet nach der Gerechtigkeit; denn sie sollen satt werden. (Matt. 5, 3-6)

> Selig sind, die um Gerechtigkeit willen verfolgt werden; denn das Himmelreich ist ihr. (Matt. 5,10)

Die spirituelle Literatur des Ostens ist ebenso reich an solcher Botschaft. Im *Tao Te King* bringt Lao Tse fast dieselbe Botschaft wie Jesus in der Bergpredigt:

> Die Krummen sollen gerade gemacht werden
> und die rauhen Stellen glatt;
> Die Tümpel sollen gefüllt werden

und das Abgetragene erneuert;
Die Bedürftigen sollen empfangen
und die Reichen verwirrt werden.

Vielleicht gehen Schwierigkeiten, wenn sie angemessene Reaktionen hervorrufen, der Offenbarung voran. Ich hatte niemals soviel über mein Leben nachgedacht oder soviel Entscheidendes verändert wie damals, als ich an Krebs erkrankt war. Wie Hiob verfluchte ich mein Leben, als die Schicksalsprüfung begann; doch ich reagierte nicht wie er mit starkem Glauben. Im Gegenteil, ich mußte zum Glauben überzeugt, ja gezwungen werden. Am Ende jedoch rettete der Glaube uns beide.

Kapitel 7

Übungen für den Seelenfrieden

SO VIEL ZUR Theorie von Meditation und spiritueller Erleuchtung; lassen Sie uns nun zur Praxis übergehen. Vielleicht hatten Sie heute einen harten Tag im Büro, oder aber Ihre Kinder töten Ihnen den letzten Nerv. Ihre Nerven sind angespannt wie die Saiten eines Pianos, und Ihr Magen ist so übersäuert, daß Sie das Gefühl haben, er erhielte gerade einen tödlichen Stromstoß. Sie möchten schreien oder zu einem doppelten Scotch greifen oder beides, es gibt aber noch einen anderen Weg. Sie können den Telefonhörer aushängen, in einen sanft beleuchteten Raum gehen und dort eine Viertelstunde in einem tiefen Zustand der Entspannung intensiv verweilen; danach kommen Sie wieder zum Vorschein und fühlen sich wie neu geboren. In einer solch kurzen Zeit können Sie Ihr Gleichgewicht körperlich und seelisch wiederherstellen und unternehmen nebenbei noch wichtige Schritte zur Verbesserung Ihrer Gesundheit und Ihrer Widerstandskraft gegenüber Krankheiten. Kein Drink und kein Schrei, wie ursprünglich er auch sein mag, können Ihnen geben, was eine Viertelstunde tiefer Entspannung Ihnen zu geben vermag.

Entspannung ist der natürliche Weg zur Reduzierung von Streß und zur Beseitigung seiner negativen Nebenwirkungen. Wenn Sie ein paar einfache Techniken beherrschen, können Sie — wann immer Sie wollen, und wo Sie auch sein mögen — einen Zustand der Entspannung herbeiführen. Die im Anschluß erläuterten Übungen werden Sie lehren, wie Sie nervöse Spannungszustände, Furcht und Angst unter Kontrolle bringen und überwinden können. Sie werden Ihnen helfen, in Minutenschnelle einen tiefen Zustand der Entspannung zu erreichen und in Ihrem Inneren ein Gefühl von Frieden und Wohlsein zu schaffen. Sie werden Ihnen helfen, die negativen Nebenwirkungen von Streß unter Kontrolle zu bringen und zu überwinden. Sie sind dafür bestimmt, Ihrem Körper bei der Abwehr von Krankheiten zu helfen, und unterstützen Sie beim Umgang mit äußeren Schwierigkeiten mit der Weisheit, die aus Ruhe und innerem Frieden erwächst.

Wir bieten Ihnen mehrere Arten von kurzen, aber höchst wirksamen Meditationsübungen an, die als eine Art Einstimmung für die weiter ausgearbeiteten Techniken der gelenkten Vorstellungen im folgenden gedacht sind.

Diese Übungen erfordern nur fünf bis fünfzehn Minuten, um ihre Wirksamkeit unter Beweis zu stellen — allerdings, je mehr Zeit Sie dafür verwenden, desto entspannter werden Sie, desto mehr erlauben Sie den positiven Gefühlen und Gedanken, ein Teil von Ihnen zu werden. Wir empfehlen Ihnen, eine der vorgeschlagenen Meditationen — irgendeine von den kurzen Übungen oder von den Techniken der gelenkten Vorstellung — dreimal täglich auszuführen. Das summiert sich auf insgesamt fünfzehn bis fünfundvierzig Minuten pro Tag, je nachdem, wie lange Sie jede einzelne Übung ansetzen wollen. Je häufiger Sie die Übungen machen, desto eher werden sie zu Ihrer zweiten Natur, so daß Sie in die Lage kommen werden, sie kurzfristig an praktisch jedem gewünschten Ort durchführen zu können.

Bevor Sie mit Ihrer Meditation beginnen, sollten Sie einige elementare Schritte zu Ihrer Entspannung unternehmen. Begeben Sie sich als erstes in einen gedämpft beleuchteten Raum und setzen sich in einen bequemen Sessel, vorzugsweise einen mit gerader Rückenlehne. Ziehen Sie Ihre Schuhe aus und lehnen sich zurück. Achten Sie auf Ihre Atmung. Atmen Sie rasch oder langsam, flach oder tief? Verlangsamen Sie Ihre Atmung und ziehen die Luft tief in Ihren Bauch ein, so daß Ihr Magen bei jeder

Inhalation anschwillt. Ganz langsam, tief und natürlich ein- und ausatmen. Fühlen Sie Ihre Anspannung aus dem Körper abfließen. Wenn Sie so weit sind, sind Sie bereit, mit einer der nachfolgend beschriebenen Meditationstechniken zu beginnen.

Die kurzen Meditationsübungen

Konzentration auf ein Wort oder einen kurzen Spruch

Ein spezielles Wort oder ein kurzer Spruch sind äußerst wirksam eingesetzt worden, um einen tiefen Zustand der Entspannung und des Wohlgefühls hervorzurufen. Es geht hier darum, sich auf ein einzelnes Wort, im Osten *Mantra* genannt, oder eine kurze Textstelle zu konzentrieren, indem es bzw. sie langsam und rhythmisch so lange wiederholt wird, bis andere Gedanken und Vorstellungen verschwunden sind und positive Gefühle und Gedankenverbindungen in Ihnen aufsteigen. Je länger Sie sich auf das Wort oder den Satz konzentrieren, desto länger werden Sie von den dadurch geweckten, guten Gefühlen beseelt sein — sie haben einen kräftigenden, gesundheitsfördernden Effekt. Bald wird eine friedliche, zeitlose Natur von Ihnen Besitz ergreifen. Sie sind an einem der Welt entrückten Ort; Ihre Energie ist wiederhergestellt, Ihre Batterien sind wieder aufgeladen.

Wenn es Ihnen schwer fällt, sich auf einen Satz oder ein Wort zu konzentrieren, versuchen Sie, ihn bzw. es leise sich selbst vorzusingen. Das schafft eine wundervolle, innere Resonanz und tiefe Entspannung. Weil Sie sich dabei der Energie bedienen, erleben Sie ein tieferes Gefühl der Befreiung danach.

Es sind viele Wörter als Mantra für ein stilles Gebet oder Lied verwendet worden: *Shalom,* das hebräische Wort für „Frieden"; *abba,* althebräisch für „Vater" oder „Gott"; das Sanskritwort *om* oder *aum,* welches in den östlichen Traditionen die Bedeutung des universellen Klanges hat; die Namen einer Vielzahl spiritueller und religiöser Persönlichkeiten; manche Menschen verwenden auch ihre eigenen Namen. Diese meditative Praxis nutzten unter anderen Alfred Lord Tennyson und Walt Whitman. In seinem Buch *Walt Whitman: A Life* zitierte Justin Kaplan Whitman wie folgt: „Was bin ich nach all dem anderes als ein Kind, das sich am Klang des eigenen Namens erfreut, wenn es ihn ständig wiederholt; ich stand beiseite, um zuzuhören — ich wurde dessen niemals müde." Whitman gebrauchte die Wörter *beiseite stehen,* um die ekstatische, spirituelle Erfahrung, die ein solches Singen in ihm auslöste, anzudeuten. Die Vorstellung, den eigenen Namen zu singen, mag für viele egoistisch klingen und ist nicht für jedermann einleuchtend. Diese Verfahrensweise ist aber dafür bekannt, Teile der eigenen Identität zu wecken, die zuvor unbekannt oder falsch verstanden waren. Whitman selbst erlebte eine spirituelle Wiedergeburt: „Es gelingt mir nicht, wach zu werden", schrieb er danach, „nichts erscheint mir so wie vorher. Oder anders gesagt, ich bin das erste Mal wach, und alles davor ist nur ein Dahindämmern gewesen." Dieses spirituelle Erwachen bewirkte geniale Schöpferkraft und eine Literatur, die noch heute als die dichterische Stimme Amerikas gilt.

Es können derart viele Textstellen aus der spirituellen Literatur, Musik und Dichtkunst zur Rezitation bei der Meditation verwendet werden, daß es unmöglich wäre, irgendeine kurze oder repräsentative Liste darüber zu erstellen. Eine flüchtige Durchsicht von der Welt bedeutendsten religiösen Büchern (einschließlich des *Alten* und des *Neuen Testamentes,* des *Tao Te King,* der *Bhagavadgita* und des *Koran*) wird eine Fülle von inspirativen, kräftigenden Textstellen liefern, von Wert für das ganze Leben. Wenn Ihnen ein bestimmter Satz einige Zeit im Gedächtnis verblieben ist, ist denkbar, daß er etwas Tiefsitzendes in Ihnen berührt hat und genau das ist, was Sie brauchen, um viele positive Assoziationen und innere Reaktionen anzuregen, die dabei sind, in Ihrer Psyche an die Oberfläche zu gelangen.

Konzentrieren auf ein einzelnes Bild

Zahlreiche Typen einzelner Bilder können ebenfalls benutzt werden, um in einen Zustand tiefer Entspannung einzutreten und

Sicherheit und Stärke einzuflößen. Die Person, die diese Art der Meditation anwendet, sollte vor ihrem geistigen Auge das Bild so detailliert wie möglich „sehen". Man sollte ferner die Eigenschaften, die mit einem solchen Bild verbunden sind, „fühlen". Versuchen Sie, diese Gefühle so lange wie möglich festzuhalten, bevor Sie aus der Versenkung in die Meditation wieder auftauchen. Einige der Bilder, die ein Gefühl von Frieden, Stärke und Langlebigkeit hervorrufen, sind: Ein Berg, als Verkörperung von Stille, Ruhe und Stärke; ein Weiher, auch ein Bild der Stille, aber auch der Geborgenheit; der Ozean — das Symbol der Urkraft, der uranfänglichen Mutter allen Lebens auf der Erde, die Stärke mit Klarheit, Geduld und Langlebigkeit verbindet; ein Baum, friedlich und doch unaufhaltsam zu seiner vollen Schönheit erwachsen; die Grazie, die Heiterkeit einer einzelnen weißen Wolke. Ermöglichen Sie den positiven Assoziationen zu diesen und anderen Bildern, die Sie schaffen mögen, intuitiv in Ihrem Inneren aufzusteigen; erlauben Sie diesen Eindrücken, Ihr Dasein mit all den positiven Empfindungen und Kräften, die sie anregen, zu erfüllen.

Konzentrieren auf den Atem

Dies ist ein althergebrachter Brauch, den die religiösen Traditionen in Ost und West gleichermaßen jahrhundertelang gefördert haben. Sobald Sie einen Zustand der Entspannung erreicht haben, beginnen Sie, sich darauf zu konzentrieren, wie Sie ein- und ausatmen; sehen Sie all die gute, unterstützende, kräftigende Energie in Ihren Körper strömen und Ihre Lunge füllen. Beobachten Sie, wie all die unerwünschten Gefühle, Krankheiten und Probleme aus Ihrem Körper und Ihrem Leben ausgeschieden werden. Achten Sie auf die rhythmische Qualität Ihres Atems — Ausdehnung (Einatmen) und Zusammenziehung (Ausatmen) finden in Ihrem Körper statt, so wie überall im Leben. Mit jedem Atemzug kommen Sie mehr in Einklang mit dem Urmechanismus des Universums, den elementaren Kräften Ausdehnung (Yin) und Zusammenziehung (Yang), die sich auf der gewaltigen Skala des Kosmos selbst bewegen, ebenso wie auf der mikroskopischen Ebene, wo die

Bewegungen der subatomaren Teilchen von diesem alternierenden Rhythmus geleitet werden.

Es gibt so viele Arten der Meditation, wie es spirituelle und religiöse Bräuche gibt. Möglicherweise fallen Ihnen zahlreiche weitere meditative Kunstgriffe ein, die hier nicht erwähnt sind. Das Wesentliche dabei ist, einen tiefen Zustand der Entspannung zu erreichen und gleichzeitig das Aufsteigen positiver Gefühle in Ihnen zu fördern. (Wie in Kapitel 5 besprochen, ist wirksame, körperliche Betätigung ebenso ein ausgezeichnetes Mittel zur Entspannung.) Diese und die folgenden Meditationstechniken können zu jeder Tages- und Nachtzeit angewendet werden; alles, was Sie brauchen, sind ein paar Minuten für sich allein und eine angenehm bequeme Sitzgelegenheit. Alles weitere liegt an Ihnen und Ihrer Fähigkeit zur Konzentration, die drastisch zunehmen wird, je vertrauter Sie mit diesen Bräuchen werden.

Wenn Sie diese einfachen Techniken beherrschen, möchten Sie vielleicht den nächsten Schritt tun zu den vier komplexeren, möglicherweise lohnenderen Meditationen, die eine äußerst kraftvolle und stärkende Wirkung ausüben können. Der eine oder andere Leser mag die Übungen der gelenkten Vorstellungen zu Anfang ein wenig schwierig finden; sie erfordern mehr Konzentration und ein gewisses Maß an Erinnerungsvermögen. Jedoch alle beide Probleme können Sie dadurch lösen, daß Sie die immer gleichbleibenden Abläufe auf eine Kassette sprechen und dann einfach abhören, anstatt sich aus dem Gedächtnis heraus durch die Übungen zu führen. Das kann Ihnen helfen, mit dem Ablauf der Meditationen vertraut zu werden, so daß Sie in die Lage kommen, sie allein aus sich heraus durchzuführen. Sicherlich sind die kurzen Meditationsübungen eine gute Methode, sich zu den anspruchsvolleren Techniken hinzuarbeiten.

Die vier Übungen für gelenkte Vorstellungen sind die *Entspannungsübung,* die Sie in einen tiefen Zustand der Entspannung bringen kann und in Ihnen ein weites Spektrum positiver Gedankenverbindungen und Gefühle weckt; die *Licht-Meditation,* für diejenigen, die krank sind oder an mangelnder Vitalität leiden und die positive Vorstellung zur Verbesserung ihres allgemeinen Zustandes nutzen wollen; sowie zwei Variationen einer *Meditation der spirituellen Führung,* die darauf angelegt sind, Labsal, schöpferische Inspiration und Ausgleich zu spenden.

Die Übungen für gelenkte Vorstellung

Die Entspannungsübung

- Begeben Sie sich in einen gedämpft beleuchteten Raum und setzen sich in einen bequemen Sessel, vorzugsweise einen mit gerader Rückenlehne. Ziehen Sie Ihre Schuhe aus und lehnen sich zurück.
- Achten Sie auf Ihre Atmung. Verlangsamen Sie Ihre Atmung, so daß die Luft tief in Ihren Bauch eindringt und dann ganz allmählich und entspannt wieder ausströmen kann. Fahren Sie fort, tief und ruhig zu atmen.
- Richten Sie Ihre Aufmerksamkeit auf die Gesichtsmuskeln und konzentrieren sich auf deren Entspannung. Fühlen Sie, wie Ihre Spannung dahinschwindet. Spüren Sie die Schwere Ihrer Gesichtsmuskeln, sowie diese sich mehr und mehr entspannen.
- Wenden Sie Ihre Aufmerksamkeit nun den Muskeln von Nacken und Schultern zu. Lassen Sie Ihren Nacken und Ihre Schultern entspannen und spüren deren Schwere. Fühlen Sie, wie die Spannung von Nacken und Schultern abfällt, gleich den riesigen Eisschollen, denen eine warme Sonne ihren Weg weist.
- Lassen Sie Ihre Arme in bequemer Stellung ruhen, entweder in Ihrem Schoß oder auf den Armlehnen des Sessels. Fühlen Sie, wie Energie und Spannung von ihnen abfließen.
- Richten Sie Ihre Aufmerksamkeit auf Brust- und Bauchregion. Ihr Atem sollte langsam, ruhig und tief sein. Entspannen Sie Brust und Bauch und stellen sich vor, wie die Spannung von Ihrem Körper abfällt.
- Konzentrieren Sie sich nun auf Beine und Füße. Und noch einmal, fühlen Sie körperlich, wie die Spannung sich auflöst, wie wenn sie die Beine hinunterfließt und aus den Zehenspitzen austritt.

- Spüren Sie Wärme, Entspanntheit und Wohlbefinden.
- Und jetzt stellen Sie sich einen natürlichen Schauplatz vor, der für Sie ganz besonders mit Schönheit und Frieden verbunden ist. Ist das ein Ozean oder ein Wald? Sind es Felsenformationen oder Anlegestellen am Strand? Oder ein Bach im Wald? Führen Sie sich alle Details vor Augen. Machen Sie sich ein Bild davon, so klar und deutlich und präzise wie nur möglich. Hören Sie die Geräusche, die an diesem Ort ertönen; spüren Sie die Sonne und den sanften Wind auf Ihrer Haut. Erfühlen Sie den Frieden und die Freude, die dieser Ort in Ihnen weckt. Achten Sie auf alle und jede positive Assoziation, die Sie dazu haben, und lassen Sie solche Empfindungen in sich aufsteigen. Konzentrieren Sie sich auf dieses Bild solange Sie möchten, indem Sie damit fortfahren, die positiven Assoziationen und Empfindungen zu spüren. Sodann lösen Sie sich nach und nach aus der Meditation heraus.

Anmerkung: Der Schauplatz kann von Meditation zu Meditation variieren; wichtig allein ist, daß Sie mit dem Ort, den Sie Ihren Geist während der Meditation aufsuchen lassen, positive Assoziationen und Gefühle verbinden. Wenn Sie nur eine begrenzte Anzahl dieser Schauplätze benutzen, lernen Sie jeden Ort genauer kennen und nehmen an der Meditation in einem höheren Maße Anteil, als wenn die Bilder oberflächlich verschwommen sind.

Die Licht-Meditation

- Führen Sie die Entspannungsübung durch.
- Stellen Sie sich einen schmalen Lichtbogen vor, der aus den Zellen Ihres Herzens ausströmt.
- Achten Sie darauf, daß dieses Licht zwar winzig, aber kraftvoll ist.
- Beobachten Sie, wie der Lichtbogen allmählich breiter wird, bis er sich über die gesamte Brustregion ausdehnt und sich dann weiter zu jedem Teil des Körpers ausbreitet, ausgehend von jeder Ihrer Poren.
- Und stellen Sie sich jetzt vor, daß die Zellen Ihres Körpers Licht

ausstrahlen. Dieses Licht ist allgewaltig und hat eine ganz und gar energiespendende, umwandelnde Wirkung auf Ihr Wesen — es erfüllt Sie mit Freude, Liebe und unendlicher Energie. Bleiben Sie in diesem Zustand solange Sie können, oder bis Sie sich bereit fühlen, es loszulassen.

Sind sie gesundheitlich schlecht zurecht, gehen Sie wie folgt vor:

- Beachten Sie, daß jede Ihrer inneren Zellen, die krank ist, das Licht nicht absorbieren kann, diese Zellen sind daher dunkel und schwach.
- Stellen Sie sich vor, daß Ihre weißen Blutkörperchen, in Licht gekleidet, die dunklen, schwachen, kranken Zellen überwältigen und zu Boden drücken. Die Lichtzellen haben unendlich mehr Kraft, sind viel zahlreicher und besser organisiert als die dunklen Zellen.
- Stellen Sie sich vor, die Lichtzellen umzingeln die kranken Zellen und drängen sie in Ihren Verdauungstrakt, wo sie aus Ihrem Körper ausgeschieden werden.
- Stellen Sie sich eine große, aber deutliche Lichtquelle genau über sich vor. Diese Lichtquelle strahlt unendlich und hat grenzenlose Kräfte.
- Stellen Sie sich vor, diese Lichtquelle sendet Energie in Ihren Körper hinein und läßt Sie um vieles mehr erstrahlen und mit Lebenskraft erfüllen.
- Baden Sie in der Wärme dieser Energie. Es ist Liebe.
- Fahren Sie mit der Meditation solange fort, bis Sie sich bereit fühlen, herauszukommen.

Die dritte Übung für gelenkte Vorstellung (die wir als nächste vorstellen) ist teilweise den Werken von Dr. Raymond Moody, dem Autor von *Leben nach dem Tod,* und dem Herzspezialisten Dr. Michael Sabom, dem Autor von *Erinnerung an den Tod,* entnommen. Moody sorgte für großes Aufsehen und kontroverse Diskussionen, als er über die Erfahrungen berichtete, die sich Leute während der Phase, die klinischer Tod genannt wird, ins

Gedächtnis zurückgerufen hatten. (Der Terminus *klinischer Tod* wird gebraucht, um einen Zustand zu beschreiben, in dem keine äußeren Lebenszeichen erkennbar sind, jedoch Bewußtsein, Herzschlag, Atmung und Reflexe funktionieren.) Moody befragte einhundertfünfzig Leute über ihre Erfahrungen mit dem klinischen Tod, und er fand heraus, daß viele dieser Leute bemerkenswerte, häufig ähnliche Erinnerungen daran hatten, was ihrer Ansicht nach mit ihnen während ihrer unbewußten Phasen geschehen war. In diesen Erinnerungen kam die Trennung von Bewußtsein und Körper vor; ferner ein Gefühl von gewaltigem Frieden, ungeheurer Freiheit und Schmerzlosigkeit, die Fähigkeit, sich selbst und ihre Umgebung außerhalb des eigenen Körpers von oben aus zu betrachten, während Ärzte und Schwestern den Versuch der Wiederbelebung unternahmen; und in einigen Fällen auch die Vision, in eine transzendente Umgebung von außergewöhnlicher Schönheit zu gelangen, wo sie Verwandte, Freunde und ein „Wesen des Lichts" trafen, das von vielen als Engel, Christus oder einfach Gott bezeichnet wurde.

Sabom, der Moodys Entdeckungen und seiner Vorgehensweise äußerst skeptisch gegenüberstand, ließ sich später darauf ein, eine ähnliche, wissenschaftliche Studie in eigener Regie durchzuführen. Zwischen 1976 und 1981 befragte er über hundert Leute, die die Erfahrung des klinischen Todes gemacht hatten, und überprüfte soweit irgend möglich die Richtigkeit ihrer Angaben. Sabom fand beispielsweise heraus, daß viele von denen, die diese Todesnähe erfahren hatten, eine bemerkenswert detaillierte Beschreibung der bei ihnen während ihres klinischen Todes angewandten Herz-Lungen-Wiederbelebungstechnik sowie der verwendeten medizinischen Geräte liefern konnten. Viele dieser Leute gaben zu verstehen, daß sie aus einem Blickwinkel außerhalb ihres Körpers — z.B. von der Tür des Notaufnahmeraumes aus oder von einem Ort oberhalb ihres Körpers aus — die medizinischen Prozeduren selbst miterlebt hatten. Diejenigen, die die Prozedur aus der letzteren Position heraus miterlebt zu haben behaupteten, machten erstaunlich genaue, praktisch fehlerfreie Angaben. Es handelte sich um Laien, die zuvor keinerlei Kenntnis über die bei ihnen angewandten, medizinischen Prozeduren besaßen, so daß man nicht erwarten konnte, von ihnen solch detaillierte Angaben zu bekommen, es sei denn, sie hatten die Prozedur selbst miterlebt.

Sabom verglich die Genauigkeit dieser Beschreibungen mit den Angaben einer Kontrollgruppe von fünfundzwanzig Patienten, an denen eine Wiederbelebungstechnik vorgenommen worden war, die jedoch nicht diese Erfahrung der Todesnähe gemacht hatten. Nahezu jedem aus dieser Kontrollgruppe unterliefen substantielle Fehler bei seinem Bericht darüber, was während seiner Wiederbelebung geschehen war.

Ähnlich Moody fand auch Sabom heraus, daß einige von denjenigen, die Erfahrungen mit der Todesnähe hatten, einem „Geist" oder einer „Erscheinung" — oftmals als Christus, Gott oder Engel bezeichnet — begegnet waren. Moody hatte berichtet, daß dieses transzendente Wesen das Leben der betreffenden Person in einer Atmosphäre enormer Liebe und höchsten Verstehens Revue passieren ließ. Ein paar Leute in Saboms Studie berichteten ebenfalls davon, eine Art Lebensrückschau erlebt zu haben, in welcher ihr Leben vor ihnen wie im Fluge vorbeigerast war. Sabom und Moody, alle beide stellten fest, daß viele von denen, die die Todesnähe erfahren hatten, dramatische Veränderungen bezüglich ihrer Angst und ihrer Todesfurcht erlebten sowie infolgedessen spirituelle und religiöse Verwandlung erfuhren. Sie glaubten, daß der Tod eine angenehme, lohnende Erfahrung wäre und das Leben einen Zweck hätte. Sie behaupteten ferner, daß ihre Erfahrungen sie die Anwesenheit Gottes in ihrem Leben gelehrt hätten, welche ihnen Unterstützung und Orientierung gewähren würde. Der interessierte Leser möge für weitere Details die zitierten Werke hinzuziehen. Unsere Absicht hier besteht nicht darin, die dort enthaltenen Schlußfolgerungen zu untermauern oder zu widerlegen, sondern lediglich in der Darstellung des Ursprungs des „transzendenten Wesens", das im Mittelpunkt der nächsten Übung steht.

Die folgende Meditation versucht, uns mit einem transzendenten oder spirituellen Führer in Kontakt zu bringen. Jung hat behauptet, daß jeder von uns ein höheres Zentrum in sich birgt, welches er das Selbst nannte. Dieses Selbst leitet uns ständig bei der Lösung von Konflikten und versorgt uns laufend mit Mut und einem Gefühl des Wohlbefindens. Simonton — wir haben ihn zuvor in seiner Eigenschaft als Pionier in der Anwendung der gelenkten Vorstellung zur Krebsbehandlung erwähnt — hat mit Erfolg diesen „inneren Führer" als das Wesentliche derjenigen Meditationen verwendet, die dazu bestimmt waren, den Menschen ein Gefühl persönlicher Kraft und persönlichen Rückgrats zu geben, die beide dazu beitragen, den Willen zum Leben und die Widerstandskräfte in Schwung zu bringen. Die nun folgende Meditation kann des weiteren eine reiche Quelle von Trost und Ermutigung für diejenigen sein, die Schwierigkeiten gegenüberstehen. Wer sie sich zu eigen macht, wird überrascht sein angesichts der schöpferischen, anregenden Antworten, die er von dem transzendenten Wesen bzw. dem inneren Führer erhält.

Wir empfehlen Ihnen, eines der beiden Bilder — entweder das transzendente Wesen, wie es bei den Erfahrungen mit der Todesnähe anzutreffen ist, oder Jungs inneren Führer — für die nachfolgenden Meditationen zu verwenden.

Meditation der spirituellen Führung

- Führen Sie die Entspannungsübung durch.
- Wähnen Sie sich allein bei Ihrer friedlichen Sitzung, durchdrungen von Licht.
- Spüren Sie, wie das Licht Ihr Herz und Ihr gesamtes Sein mit Liebe, Energie und Wohlbefinden erfüllt.
- Nehmen Sie wahr, wie sich in der Ferne eine Gestalt nähert, wer diese Gestalt ist, entscheiden Sie selbst — es könnte z.B. ein Mann, eine Frau oder einfach ein Lichtkörper sein. Diese Gestalt strahlt ebenfalls voller Licht, Energie und Liebe. Sie kommt in der Absicht, Ihnen zu helfen.
- Wenn die Gestalt näher kommt, überkommt Sie ein Gefühl der Liebe diesem Wesen gegenüber. Sie fühlen sich zunehmend friedlich, entspannt und mit Freude erfüllt.

- Sie sind sich der grenzenlosen Weisheit dieser transzendenten Gestalt bewußt. Das Wesen besitzt alle die Eigenschaften von Jesus, Buddha, Gandhi oder einem anderen hochentwickelten Wesen, welches Sie bewundern.
- Diese Gestalt ist Ihnen erschienen, um Sie in jeder Angelegenheit, die für Sie von Wichtigkeit ist, zu beraten.
- Legen Sie Ihre Probleme und Ängste dar. Sind Sie damit fertig, stellen Sie sich vor, wie all Ihre negativen, die Schwierigkeit betreffenden Gefühle Sie verlassen, so wie dunkle Wolken, die — von Ihnen freigesetzt — verdunsten und verschwinden.
- Hören Sie sorgfältig darauf, welchen Rat Ihnen Ihr spiritueller Führer gibt. Nach und nach werden Sie dahinkommen, die Schritte zu verstehen, die Sie unternehmen müssen, um die Situation, die Sie behindert, wieder ins Lot zu bringen.
- Verbringen Sie so viel Zeit mit diesem Wesen, wie Sie für notwendig erachten; sodann tauchen Sie aus der Meditation wieder auf.

Nur ein Heiliger ist in der Lage, Konflikte zu vermeiden. Die meisten von uns sind von Zeit zu Zeit angefüllt mit Ärger, Groll und sogar Haß bei dem bloßen Gedanken an so manche Mitmenschen. Die nun folgende Meditation kann dazu beitragen, diese negativen Gefühle loszuwerden.

Konfliktlösung

- Führen Sie die Entspannungsübung durch und versetzen sich in Ihre reale Lage. (Diese Meditation kann die Anwesenheit der transzendenten Gestalt miteinschließen. Sie können den spirituellen Führer aber auch weglassen. Das liegt ganz bei Ihnen.)
- Stellen Sie sich vor, daß die Person, mit der Sie in Konflikt stehen, bei Ihnen ist.
- Machen Sie sich klar, daß Sie beide viel Leid in Ihrem Leben erfahren haben, wodurch Ihre vergangene Beziehung zueinander schwierig geworden ist.
- Stellen Sie sich vor, daß ein Lichtstrahl aus Ihnen heraustritt,

der die andere Person mit Liebe und Licht erfüllt. Spüren Sie, wie Ihre Liebe diesem Menschen gegenüber wächst und ihn kräftiger und friedlicher werden läßt.

- Beobachten Sie, wie all Ihre negativen, diese Person betreffenden Gefühle aus Ihnen hervorkommen wie dunkle Wolken, welche sich auf der Stelle zerstreuen und entschwinden.
- Stellen Sie sich vor, daß Sie diesem Menschen Liebe und Freiheit geben.
- Stellen Sie sich vor, daß Sie beide glücklich und frei sind.
- Nun sehen Sie den Lichtstrahl allmählich verblassen, während die guten Gefühle zwischen ihnen beiden dableiben.
- Beobachten Sie, wie die Person völlig aus Ihrem Blickfeld verschwindet.
- Spüren Sie, wie Sie selbst von Licht, Energie und Liebe erfüllt sind, wovon eine heilende, unterstützende Wirkung ausgeht. (Wenn Sie einen spirituellen Führer an Ihrer Meditation haben teilnehmen lassen, hören Sie gut auf den Rat, den Sie von diesem Wesen erhalten.)
- Konzentrieren Sie sich auf alle die positiven Gefühle in Ihnen und halten sie für den Rest der Meditation.
- Tauchen Sie nach und nach aus Ihrer Meditation auf, neu belebt.

Wie Jung und andere Kapazitäten seines Faches festgestellt haben, setzen derartige Meditationen einen Schwall von Bildern, Symbolen und Emotionen frei. Sie werden Ihnen Türen öffnen, die den Beweis für ihre lohnende, erhellende Funktion erbringen werden; zeitweise können sie jedoch für Sie ungemütlich und schmerzvoll sein. Aus diesem Grunde raten wir Ihnen mit Nachdruck, langsam vorzugehen und den Rat eines ausgebildeten Beraters zu suchen, sollten Probleme auftauchen, mit denen Sie allein nicht fertig zu werden glauben. Zögern Sie darüberhinaus nicht, den Ablauf der Meditation zu verändern, um sie effektiver zu gestalten bzw. besser ausgerichtet auf das spezielle Problem, an dem Sie arbeiten.

Verlieren Sie nicht den Mut, wenn die gelenkten Bilder oder Vorstellungen sich absolut nicht bei Ihnen einstellen wollen. Wenn

Sie die Entspannungsübung beherrschen können, haben Sie schon sehr viel erreicht. Es ist das gleiche wie mit der Ernährung und den Körperübungen, jeder Schritt, den Sie tun, wird Ihre Gesundheit und Ihr Wohlbefinden verbessern. Das Schönste an diesem Programm ist, daß Sie es nicht zu beherrschen brauchen, um Nutzen daraus zu ziehen. Bedenken Sie, jeder Schritt, den Sie *tatsächlich tun,* macht es für Sie leichter, zum nächsten überzugehen, wenn Sie dafür bereit sind.

Kapitel 8

Ein Programm für echte Gesundheit

WIE KÖNNEN WIR an ein und demselben Tag gute Nahrung essen, Übungen machen und meditieren und dann auch noch Zeit für andere Dinge haben? Hier gibt es keine Antwort, die für jeden gültig ist; um die Ihren Lebensumständen entsprechende, optimale gesunde Lebensweise zu erreichen, können Sie nur experimentieren und Ihrem eigenen Tempo gemäß vorgehen. Gleichzeitig ist es hilfreich, ein klares Ziel vor Augen zu haben, und aus diesem Grunde haben wir einen Sieben-Tage-Zeitplan eingefügt, der einen Menüplan und Vorschläge für günstige Zeiten für Übungen und Meditation enthält. Sie brauchen diesem Zeitplan nicht exakt zu folgen, um Nutzen daraus zu ziehen. Sie können das Programm, sooft Sie wollen, wiederholen oder es ganz nach Ihren Neigungen abwandeln und sich Ihre Speisen aus den Nahrungsmittelaufstellungen in Kapitel 3 heraussuchen. Jeder Moment, in dem Sie Übungen machen, jede Minute, die Sie meditieren, jeder Bissen gesunde Nahrung, den Sie zu sich nehmen, ist für sich ein positiver Schritt zum Wohle Ihrer Gesundheit und Ihres Seelenfriedens. Probieren Sie alle die nachstehend präsentierten Methoden und Vorstellungen aus und finden heraus, ob Sie sich wohl damit fühlen oder wie Sie sie Ihren Bedürfnissen entsprechend abändern möchten. Nehmen Sie sich 21 Tage Zeit dafür, so viele dieser Ideen wie

Ihnen möglich in Ihr Leben zu integrieren, und nach den drei Wochen werden Sie bei sich körperlich wie seelisch eine überraschende Veränderung bemerken.

Kapitel 10 beinhaltet Rezepte für alle die Speisen, die in dem Programm besonders aufgeführt sind, aber auch für eher exotische Gerichte, die Sie möglicherweise probieren möchten. Die meisten in dem Programm vorgegebenen Speisen sind grundlegend und leicht zuzubereiten. Beschränken Sie sich nicht auf die nachfolgend aufgeführten Menüpläne; bringen Sie so oft wie möglich Abwechslung in Ihre Methoden der Zubereitung und experimentieren mit den Rezepten. Sollten Sie einmal ein starkes Verlangen nach einem speziellen Nahrungsmittel haben, das nicht zu dieser Ernährungsform gehört, dann ist es besser, es zu essen und so das Verlangen zu stillen, anstatt es sich zu versagen und so frustriert und von dem Bedürfnis vereinnahmt zu werden, daß Sie das ganze Programm gefährden. Wir geben Ihnen allerdings den Rat, von Nahrung, die nicht zu dieser Ernährungsform gehört, kleinere Portionen zu essen und sie weniger häufig als normalerweise gewohnt zu sich zu nehmen. Versuchen Sie, jegliche Nahrung, die reich an Fett, Cholesterin, raffiniertem Getreide, Zucker und Salz ist, so weit es geht zu reduzieren.

Je besser Sie mit der Zubereitung von natürlicher Kost zurecht kommen, desto weniger Zeit werden Sie dafür brauchen, und desto wohlschmeckender gelingen Ihre Gerichte. Es folgen einige kurze, praktische Tips.

- Wenn Sie das Getreide für Ihre Hauptmahlzeit zubereiten, kochen Sie genügend für mindestens zwei weitere Mahlzeiten. Wenn Sie Reis für ein Abendessen kochen, nehmen Sie soviel, daß es gleich für das Frühstück oder das Mittagessen am folgenden Tage mit ausreicht. (Erhitzen Sie das Getreide zum Frühstück wieder und fügen Sie etwas Wasser hinzu, um es feuchter und leichter verdaulich zu machen.)
- Wenn Sie keine Zeit für eine solche Vorbereitung haben, können Sie das Mittagessen am folgenden Tag gänzlich aus Resten

des vorangegangenen Abendessens bestreiten.

- Das Souper am folgenden Abend kann ebenfalls aus dem für das vorhergehende Abendessen gekochten Reis oder anderem Getreide bestehen. Sie brauchen nichts weiter zu tun, als Ihr Getreide erneut zu erhitzen und Gemüse für eine komplette Mahlzeit zu dämpfen oder zu kochen. (Bei den meisten Gemüsesorten erfordert Dämpfen oder Kochen nur 10 Minuten oder noch weniger.)
- Anders als normales Kochen, welches gewöhnlich von Ihnen verlangt, daß Sie wegen der Gefahr des Anbrennens ständig dabeistehen, erfordert Kochen im Drucktopf wenig oder gar keine Aufmerksamkeit, wenn der volle Druck einmal erreicht ist. Reis braucht normalerweise eine Kochzeit von $\frac{3}{4}$ bis 1 Stunde, bei bestimmten Bohnensorten sind es sogar 1 bis 2 Stunden; wenn Sie einen Drucktopf verwenden, können Sie es sich leisten, während das Getreide oder die Bohnen kochen, in Ruhe anderen Beschäftigungen nachzugehen.
- Nutzen Sie die Zeit am Wochenende, um Speisen zuzubereiten, die eine relativ lange Kochzeit benötigen, und bewahren Sie sie zwecks Verwendung in der Woche im Kühlschrank auf. Bohnen oder Algen beispielsweise halten sich gekühlt mehrere Tage, bevor sie sauer werden.
- Solche Würzmittel wie gerösteter Sesam und Dressings können ebenfalls am Wochenende zubereitet und die Woche hindurch verwendet werden.
- Wollen Sie Zeit sparen und dennoch köstliche Bohnennahrung essen, versuchen Sie Tofu und Tempeh. Beide sind reich an Eiweiß, Vitaminen, Mineralstoffen und Kohlenhydraten. Tofu kann auf unzählige Weise roh verzehrt werden und schmeckt köstlich in einem Sandwich aus Vollkornbrot und Bohnensprossen. (Tofu und die Sprossen bekommen Sie in den meisten Naturkostläden und Reformhäusern.) Tofu und Tempeh sind reichhaltige, sättigende Nahrungsmittel, die in 10 Minuten gedämpft, gekocht oder gebraten werden können.
- In vielen Naturkostläden bekommen Sie heute auch schon fertige Hungerstiller wie Vollgetreide-Bouletten, Tofuburger,

Tempehburger und natürlich gesüßte Kuchen und Kekse. Außerdem führen Naturkostläden und Reformhäuser auch viele fertige Snacks und Desserts. Wenn all diese Nahrung im Grunde auch nichts anderes als natürliches Fast Food ist, ist sie dennoch gesünder für Sie als das herkömmliche Standard-Fast-Food. Darüberhinaus bietet sie geschmackliche und wohltuende Abwechslung in der täglichen Routine.

Sobald Sie daran gewöhnt sind, natürliche Nahrungsmittel zuzubereiten, werden Sie feststellen, daß dafür nur geringfügig mehr Zeit als für Ihre derzeitige Ernährungsweise erforderlich ist, aber bei weitem mehr Gewinn für Sie abfällt.

Sie sollten wenigstens einen flotten Spaziergang von zehn Minuten pro Tag unternehmen sowie zehn Minuten Gymnastik oder Do-In-Übungen (abwechselnd von Tag zu Tag) machen. Darüberhinaus geben wir Ihnen den dringenden Rat, sich Übungen auszugucken, wo immer Sie welche finden können. Steigen Sie die Treppe, anstatt den Aufzug zu benutzen, wann immer möglich, gehen Sie zu Fuß zu Ihrem Geschäft und zu den Orten, an denen Sie weitere Besorgungen zu erledigen haben. Parken Sie Ihr Auto ein Stück entfernt von Ihrem Zielort. Machen Sie eine Kur im Heilbad, gehen Sie ins Fitness-Center oder in einen Turnverein.

Zum Meditieren gibt es drei gute Zeiten am Tag — Morgen, Mittag und Abend. Sie können zu dem Schluß kommen, daß lediglich einer dieser Zeitpunkte für Sie in Frage kommt, oder aber, daß Sie alle drei nutzen können. Diese Meditationen brauchen nur fünf Minuten zu dauern, können aber auch bis zu einer halben Stunde lang sein. Wenn Sie ein ruhiges Plätzchen finden und fünf Minuten von Ihrer Mittagszeit erübrigen können, dürfte die Entspannungsübung genau das Richtige für Sie sein. Die Wirksamkeit der Meditation hängt mehr von Ihrer Fähigkeit zu innerer Sammlung oder Konzentration ab als von der Zeitdauer, die Sie ihr widmen können. Ihre Konzentrationsfähigkeit wird sich bei regelmäßiger Anwendung dieser Meditationen dramatisch verbessern, und fünf Minuten von Ihrer Mittagspause reichen völlig, Ihren Seelenfrieden und Ihren Gleichmut am Arbeitsplatz zu steigern.

Alle diese Aktivitäten — gute Ernährung, Übungen und Meditation bzw. Gebet — werden Ihre Gesundheit, Ihre Lebenskraft und Ihr Äußeres entscheidend verbessern. Kurz: Sie sind die ersten Schritte zu einer glücklicheren, gesünderen Lebensform.

Es folgt nun das Sieben-Tage-Programm.

Montag

Die gesamte Zeit, die Sie für die Zubereitung und den Verzehr des Frühstücks, die Übungen, Waschen und Anziehen sowie die Meditation aufwenden müssen, beläuft sich in den meisten Fällen auf annähernd 2 Stunden. Sie können diese Zeitspanne beträchtlich verkürzen, wenn Ihr Frühstücksgetreide nur wieder erhitzt zu werden braucht. Alle Getreidesorten, die wir zum Frühstück empfehlen, wie z.B. grobe Haferflocken und Bulgur, brauchen eine Zubereitungszeit von 20 Minuten oder weniger. Wenn Sie 10 Minuten Übungen machen und 10 bis 20 Minuten meditieren, haben Sie noch 1 Stunde und 10 Minuten (Minimum) zum Duschen, Anziehen und Essen. Und nun ein grober Überblick:

Montag, morgens

1. Übungen: 10 Minuten Gymnastik oder Do-In, wie in Kapitel 4 beschrieben. (Sie können jeden Tag abwechselnd Gymnastik und Do-In machen.)
2. Waschen und ankleiden: Etwa 30 Minuten.
3. Meditation: Die Morgenstunden sind wie geschaffen für die Entspannungsübung mit der nachfolgenden Licht-Meditation, wenn Sie jedoch eine der kürzeren Meditationsarten bevorzugen, wählen Sie sich davon eine aus; meditieren Sie 10 bis 20 Minuten.
4. *Menü:*

   Gerührter Tofu (siehe Rezept in Kapitel 10 unter „Bohnen“; erfordert etwa 10 Minuten),

   Vollkorntoast mit ungesüßter Marmelade oder Apfel-Birnen-Kraut,

Kukicha (Dreijahres-)Tee oder Getreidekaffee (kann mit Gersten- oder Reismalz gesüßt werden),
Gesamt-Zubereitungszeit: 20 Minuten.

Montag, mittags

1. *Menü:*
   Bulgur (möglichst am Abend zuvor gekocht),
   gedämpfte Broccoli und Karotten oder Sellerie,
   Apfel,
   Getränk (nach Wahl aus der Getränkeaufstellung in Kapitel 3).
2. Spaziergang: 10 Minuten (wenn möglich, ist abhängig von der Dauer der Mittagspause).
3. Entspannungsübung oder Meditation Ihrer Wahl: 5 Minuten (wenn möglich, ist eine Frage der Zeit).

Montag, abends

1. *Menü:*
   Unter Druck oder normal gekochter Naturreis mit Sesamgewürz (kann noch am Abend vorher gekocht sein, erfordert annähernd 1 Stunde),
   sautierte (gedünstete), grüne Gemüse und Zwiebeln (Blätter von Grünkohl, Mangold, Weißkohl oder anderen Gemüsen von der Aufstellung in Kapitel 3; erfordert 10 Minuten),
   gebackener Kürbis (Sorte nach Wunsch; kann am Abend vorher gekocht sein und neu erhitzt, erfordert 1 Stunde),
   Trockenfrüchte, in Apfelsaft gekocht, als süßes Kompott (10 bis 15 Minuten).
   Gesamt-Zubereitungszeit: 1½ Stunden höchstens, von Anfang an.
2. Abendspaziergang.
3. Abendmeditation: Entspannungsübung und Meditation der spirituellen Führung oder eine Meditation Ihrer Wahl (15 bis 20 Minuten).

Dienstag

Dienstag, morgens

1. Do-In oder Gymnastik: 10 Minuten.
2. Waschen und ankleiden.
3. Entspannungsübung und Licht-Meditation oder eine Meditation Ihrer Wahl.
4. *Menü:*
   Grobe Haferflocken mit Rosinen (erfordert höchstens 20 Minuten),
   Vollkorntoast mit ungesüßter Marmelade oder Apfel-Birnen-Kraut,
   Getränk.

Dienstag, mittags

1. *Menü:*
   Naturreis mit Sesamgewürz (Reste vom Abendessen am Montag),
   sautierte (gedünstete) Gemüse (übrig vom Abendessen am Montag),
   Salat mit Öl und Essig oder irgendeinem Dressing von einem Rezept in Kapitel 10 unter „Würzzubereitungen und Dressings",
   Getränk,
   Dessert mit frischen Früchten.
2. 10 Minuten Spaziergang (wenn möglich).
3. Entspannungsübung oder die Meditation Ihrer Wahl (wenn möglich, 5 Minuten).

Dienstag, abends

1. *Menü:*
   Udon oder andere Vollweizennudeln mit Schalotten (Zubereitung erfordert 30 Minuten),

Wasserkresse, weiße Rüben und Rosenkohl, gedämpft (erfordert 15 Minuten, inklusive der Zeit zum Schneiden der Rüben),
gebratener Tempeh (in kleine Klötze geschnitten; 15 Minuten),
Cafégelee (siehe Rezept unter „Früchte und Desserts" in Kapitel 10; Zubereitung erfordert 20 Minuten),
Getränk,
Gesamt-Zubereitungszeit: ¾ bis 1 Stunde.

2. Abendspaziergang.
3. Abendmeditation: Entspannungsübung und Meditation der spirituellen Führung oder eine Meditation Ihrer Wahl.
   Achtung: Während Sie meditieren, können Sie (im Drucktopf) das Getreide für das Abendessen am Mittwoch kochen.

Mittwoch

Mittwoch, morgens

1. Gymnastik oder Do-In: 10 Minuten.
2. Waschen und ankleiden.
3. Entspannungsübung und Licht-Meditation oder eine Meditation Ihrer Wahl.
4. *Menü:*
   Bulgur und Haferflocken (zusammen gekocht; erfordert 20 Minuten),
   Getränk.

Mittwoch, mittags

1. *Menü:*
   Udon-Nudeln mit Schalotten (vom Abendessen am Dienstag),
   gedämpftes Gemüse (vom Abendessen am Dienstag),
   Getränk,
   Frisches Obst.
2. 10 Minuten Spaziergang (wenn möglich).

3. Entspannungsübung (wenn möglich) oder eine Meditation Ihrer Wahl (5 Minuten).

Mittwoch, abends

1. *Menü:*
   Hirse mit Blumenkohl, zusammen im Drucktopf oder normal gekocht (siehe Rezept in Kapitel 10 unter „Vollgetreide“; erfordert $^3/_4$ bis 1 Stunde),
   grünes Gemüse und Karotten, gedämpft (20 Minuten),
   gebackener Süßkürbis (erfordert 1 bis $1^1/_2$ Stunden),
   Fruchtgelee (siehe Rezept in Kapitel 10 unter „Früchte und Desserts“; erfordert 20 Minuten),
   Getränk,
   Gesamt-Zubereitungszeit: 1 Stunde 20 Minuten.
2. Abendspaziergang.
3. Abendmeditation: Entspannungsübung und Meditation der spirituellen Führung oder eine Meditation Ihrer Wahl.
4. Kochen Sie Getreide vor für die nächsten Tage (wenn möglich).

Donnerstag

Donnerstag, morgens

1. Do-In oder Gymnastik.
2. Waschen und ankleiden.
3. Entspannungsübung und Licht-Meditation oder eine Meditation Ihrer Wahl.
4. *Menü:*
   Vollreiswaffeln mit naturbelassenem Aufstrich,
   Getränk.

Donnerstag, mittags

1. *Menü:*
   Tofu-Sandwich auf Vollkornbrot mit Sprossen oder Salat, oder

Getreidereste,
gedämpfte, grüne Gemüse und Sellerie,
Apfel,
Getränk.
2. 10 Minuten Spaziergang (wenn möglich).
3. Entspannungsübung oder eine Meditation Ihrer Wahl.

Donnerstag, abends

1. *Menü:*
Unter Druck oder normal gekochter Naturreis mit Sesamgewürz,
gedämpfte Broccoli (10 Minuten),
sautierte (gedünstete) Zwiebeln (erfordert inklusive Schneiden 10 Minuten),
Misosuppe mit Karotten, Schalotten und Dulse- oder Wakame-Algen (siehe Rezept in Kapitel 10 unter „Bohnen"; erfordert 10 Minuten),
Apfelstreusel (Äpfel in Apfelsaft gekocht und mit Krümelmixtur überstreut; erfordert 15 bis 20 Minuten),
Gesamt-Zubereitungszeit von Anfang an: 1½ Stunden höchstens.
2. Abendspaziergang.
3. Entspannungsübung und Meditation der spirituellen Führung oder eine Meditation Ihrer Wahl.
4. Bereiten Sie ein Bohnen- oder Getreidegericht für Freitag vor (wenn möglich).

Freitag

Freitag, morgens

1. Gymnastik oder Do-In.
2. Waschen und ankleiden.
3. Entspannungsübung und Licht-Meditation oder eine Meditation Ihrer Wahl.

4. *Menü:*
   Weicher Reis (neu erhitzt mit etwas Wasser) und eine kleine Menge Reissirup zum Süßen (wenn gewünscht),
   Getränk.

Freitag, mittags

1. *Menü:*
   Reis mit Sesam (vom Abendessen am Donnerstag),
   Salat mit Dressing,
   gedämpfte Karotten (große Stücke),
   Getränk.
2. 10 Minuten Spaziergang (wenn möglich).
3. Entspannungsübung oder eine Meditation Ihrer Wahl (wenn möglich).

Freitag, abends

1. *Menü:*
   Gemüsesuppe (siehe Rezept in Kapitel 10 unter „Gemüse"; erfordert 20 Minuten),
   Nudeln in der Brühe (siehe Rezept in Kapitel 10 unter „Vollgetreide"; erfordert 25 Minuten),
   gekochte, grüne Gemüse (Broccoli oder Mangoldblätter; erfordert 10 Minuten, das Gemüse zu kochen und Sesamsamen zu rösten),
   geröstete Nüsse und Trockenfrüchte,
   Getränk,
   Gesamt-Zubereitungszeit: 35 bis 40 Minuten.
2. Abendspaziergang.
3. Entspannungsübung und Meditation der spirituellen Führung oder eine Meditation Ihrer Wahl.

Samstag/Sonnabend

Samstag/Sonnabend, morgens

1. Do-In oder Gymnastik.
2. Waschen und ankleiden.
3. Entspannungsübung und Licht-Meditation oder eine Meditation Ihrer Wahl.
4. *Menü:*
   Haferschleim mit Rosinen (erfordert 20 Minuten),
   Vollkorntoast mit Fruchtaufstrich,
   Getränk.

Samstag/Sonnabend, mittags

1. *Menü:*
   Buchweizenburger (oder Getreidereste der letzten Tage; siehe Rezept in Kapitel 10 unter „Vollgetreide"; erfordert 25 Minuten),
   gedämpfte oder sautierte (gedünstete) Zwiebeln und Pilze (erfordert 20 Minuten),
   Salat mit Dressing,
   frisches Obst,
   Getränk,
   Gesamt-Zubereitungszeit: 30 Minuten.
2. Irgendeine Art von Sport oder Übung: Spaziergang, Golf, Tennis usw.
3. Entspannungsübung oder eine Meditation Ihrer Wahl.
4. Bereiten Sie Getreide, Bohnen oder Würzmittel für die kommende Woche vor (wenn möglich).

Samstag/Sonnabend, abends

1. *Menü:*
   Gegrillter Fisch (siehe Rezept in Kapitel 10 unter „Tierische Nahrung"; erfordert 25 Minuten),

Polenta (siehe Rezept in Kapitel 10 unter „Vollgetreide"),
gebackener Kürbis (erfordert 1 Stunde),
Apfelstreusel mit geschlagener Tofu-Creme (Rezepte siehe Kapitel 10 unter „Früchte und Desserts"; erfordert knapp 1 Stunde),
Getränk,
Gesamt-Zubereitungszeit: etwa 2 Stunden.

2. Abendspaziergang (wahlweise).
3. Entspannungsübung und Meditation der spirituellen Führung oder eine Meditation Ihrer Wahl.

Sonntag

Sonntag, morgens

1. Leichtes Do-In (nichts Anstrengendes).
2. Entspannungsübung und Licht-Meditation oder eine Meditation Ihrer Wahl.
3. Waschen und ankleiden.
4. *Menü:*

Vollkornbrötchen (verschiedene Sorten gibt es in den meisten Naturkostläden und Reformhäusern) mit echtem Ahornsirup oder Gerstenmalz,
Getränk.

Sonntag, mittags

1. *Menü:*

Nudelsalat (siehe Rezept in Kapitel 10 unter „Vollgetreide") mit Tofucreme-Dressing (siehe Rezept in Kapitel 10 unter „Würzzubereitungen und Dressings"; erfordert weniger als 30 Minuten),
gedämpfte Senfblätter mit Sonnenblumenkernen,
unter Druck oder normal gekochte Bohnen mit Kombu-Algen (siehe Kapitel 3, Abschnitt „Bohnen"; erfordert etwa 1½ Stunden alles in allem, je nach der verwendeten Bohnensorte; soll es schneller gehen, nehmen Sie stattdessen gebratenen,

gekochten oder gedämpften Tempeh oder Tofu, erfordert weniger als 20 Minuten; bereiten Sie ausreichende Mengen für Mahlzeiten in der kommenden Woche vor),
Getränk.
2. Leichte Ertüchtigung oder Spaziergang.
3. Entspannungsübung oder eine Meditation Ihrer Wahl.

Sonntag, abends

1. *Menü:*
Unter Druck oder normal gekochte Gerste mit Sesamsamen (erfordert 1 Stunde),
Karotten und Rosenkohl, gedämpft,
gelbe Kohlrübe, in Scheiben geschnitten und gekocht (erfordert 30 Minuten),
gedämpfte Mangoldblätter,
Cafégelee (siehe Rezept in Kapitel 10 unter „Früchte und Desserts"),
Getränk.
2. Abendspaziergang (auf Wunsch).
3. Entspannungsübung und Meditation der spirituellen Führung oder eine Meditation Ihrer Wahl.

Hoffnung, Glaube und Liebe

Dieses Buch begann mit einer Botschaft der Hoffnung – auf daß wir die Kraft haben, unser Leben lebenswerter zu gestalten. Jeder von uns hat die Möglichkeit, eine gesündere Kost zu sich zu nehmen, seinen Körper mehr zu bewegen und zu versuchen, eine positive Einstellung zum Leben zu entwickeln. Die hier gegebenen Vorschläge greifen; sie sind die Werkzeuge für die Veränderung, Sie aber müssen willens sein, mit ihnen zu experimentieren und sie so zu gebrauchen, daß sie für Sie passen.

Meine eigenen ersten Schritte auf diesem Pfad der Selbst-Umwandlung begannen auch mit Hoffnung, und mit etwas, was ich ursprünglich für ein sehr fremdartiges System östlicher Philosophie hielt. Anfangs verwirrte und erschreckte mich dieses System. Ich wünschte keine Veränderung, war aber um des Überlebens willen gezwungen dazu. Im September 1978 hätte ich mir niemals träumen lassen, daß ich an der Schwelle zu einem Leben angekommen war, das bei weitem lohnender war als alles, was ich mir jemals hätte vorstellen können. Alles, was ich zu der Zeit wußte, war, daß ich mit Ideen konfrontiert wurde, die nicht zu meinen vielen eingefleischten Überzeugungen paßten. In einem ganz realen Sinne mußte mein altes Leben sterben, und ich mußte willens sein, ein neues aufzunehmen, sofern ich überhaupt weiterleben würde. Wenn ich auf den Herbst 1978 zurückblicke, dann tue ich es mit Dankbarkeit und Ehrfurcht, weil ich die schöpferische Kraft des Lebens sich in mir regen sehe, und einen Prozeß, der überall in der Natur vorhanden zu sein scheint – der die alten Pfade sterben läßt und einem hinüber zu den neuen hilft.

Ohne Zweifel, Veränderung heißt stets, den Schritt ins Ungewisse zu wagen, und das ist etwas, was wohl jeden erschreckt. Um die Veränderungen, zu denen dieses Buch ermutigt, vollziehen zu können, muß man einen Glaubenssprung machen. Aus diesem Grunde haben wir versucht, Ihnen eine Fülle von wissenschaftlichen Grundlagen zur Untermauerung unserer Thesen und meiner eigenen sowie der Tausende von Jahren alten Erfahrungen der traditionellen Kulturen an die Hand zu geben. Überdies mahnen wir Sie zur Vorsicht, langsam vorzugehen und das Programm Ihrem eigenen, natürlichen Tempo entsprechend zu übernehmen. Aber bei allem, was man im Leben tut, muß man die Sicherheit der Vergangenheit aufs Spiel setzen und den Schritt ins Ungewisse wagen. Dafür brauchen wir den Glauben.

Die größte Kraft der Umwandlung ist jedoch die Liebe. Liebe verändert alles, was auch immer mit ihr in Berührung kommt, weil Liebe geben gleichzeitig schöpferische Energie geben einschließt –eine Energie, die Wachstum und Anpassungsfähigkeit an alles, was da kommen mag, fördert. Indem wir uns besser ernähren, unseren Körper mehr bewegen und eine positive Grundhaltung dem Leben und der Welt um uns herum gegenüber entwickeln, erfüllen wir unser eigenes Leben und alles, womit wir in Berührung kommen, mit schöpferischer Energie. Im Grunde heißt das nichts anderes, als daß wir das Leben lieben. Daher überrascht es nicht, daß solche Praktiken zu besserer Gesundheit führen. Aber letztendlich geht es nur darum, von uns selbst etwas zu geben, unseren Widerstand gegen den Wandel aufzugeben und uns denjenigen Gaben gegenüber zu öffnen, die in Gestalt des Neuen unserer harren, auf daß wir beginnen, den wahren Lohn des Lebens zu erfahren.

*Geradeso wie Paulus an die Korinther schrieb: „Nun aber bleibt Glaube, Hoffnung, Liebe, diese drei; aber die Liebe ist die größte unter ihnen."**

MANE NOBISCUM DOMINE

* *1. Korinther 13,13*

Teil II

Kapitel 9

Kochen für's Leben

DER SCHLÜSSEL für die Zubereitung wohlschmeckender, natürlicher Speisen liegt in der Einfachheit — nehmen Sie Zutaten, die frisch und ganzheitlich sind, und machen Sie nicht den Fehler, sie zu lange zu kochen oder zuviel zu würzen. Gestatten Sie ihnen, ihren natürlichen Geschmack herauszubilden, indem Sie die zuvor erwähnten, einfachen Verfahren — Kochen mit Druck, Dämpfen, Kochen, Sautieren oder Dünsten, Backen, Braten und Fritieren — anwenden und mit natürlichen Zutaten würzen. Je einfacher die Methode ist, mit der Sie Ihre Nahrung zubereiten, desto besser wird der Geschmack sein, und desto größer ist der Wert für Ihre Gesundheit. Die meisten der folgenden Rezepte erfordern nicht die Talente eines Chefkochs. Sollten Sie zu der Sorte Mensch gehören, die zwei linke Hände in der Küche haben — ich selbst gehöre mit Sicherheit dazu —, halten Sie sich zu Anfang am besten an die Basiszubereitungen, Sie werden dann in dem Maße mutiger, wie Sie diese Gerichte beherrschen. Die meisten der Speisen im Menüplan in Kapitel 8 sind ganz und gar unkompliziert, und Sie dürften keinerlei Probleme haben, sie zuzubereiten.

Sehr wichtig ist es für Sie, Vielfalt in Ihre Art und Weise der Zubereitung und in die Getreide und Gemüse, die Sie essen, zu bringen. Sorgen Sie unbedingt dafür, ein weites Spektrum innerhalb der drei Gemüsekategorien zu bekommen: 1) Blattgemüse, besonders wichtig sind hier Grünkohl, Mangold und Petersilie; 2) runde und niedrigwachsende Gemüse, regelmäßig sollten Kürbis (verschiedene Arten), Broccoli, Weißkohl, Zwiebeln und Rosenkohl bei Ihnen auf den Tisch kommen; 3) Wurzelgemüse, besonders zu empfehlen sind hier Karotten, weiße Rüben, gelbe Kohlrüben und Daikonrettich.

Verwenden Sie das Sesamgewürz (Rezept in Kapitel 10 unter „Würzzubereitungen und Dressings"), um den Geschmack Ihrer Speisen zu intensivieren. Wenn Ihnen nicht danach sein sollte, die Sesamkörner mit der Hand zu mahlen, rösten Sie sie ganz einfach nur und streuen sie über Ihr Getreide. Die Sesamsamen geben dem Getreide einen nußähnlichen, köstlichen Geschmack und liefern in Verbindung mit dem Getreide sämtliche essentiellen Aminosäuren.

Wir möchten Ihnen ferner einige Tips für Ihre Gesundheit geben, die mehr den Vorgang des Essens als die Nahrung selbst betreffen. Zuallererst, versuchen Sie, nur zu essen, wenn Sie entspannt sind; in aufgeregtem Zustand oder im Stehen zu essen erschwert Ihnen, Ihre Nahrung zu verdauen, und hindert Sie daran, Ihre Mahlzeit richtig zu genießen. Entspannung ist leicht erreicht, wenn Sie ein paarmal tief Atem holen, bevor Sie mit dem Essen beginnen, und dafür sorgen, daß Sie ruhig, tief und gleichmäßig atmen. Als nächstes versuchen Sie, jeden Bissen mindestens fünfunddreißigmal oder so viel, wie Sie können, zu kauen. Je länger Sie kauen, desto mehr wird der natürliche Geschmack der Nahrung zum Vorschein kommen, so daß Sie Ihr Essen umso mehr genießen können. Doch wesentlicher ist vielleicht die Tatsache, daß das Kauen bereits die erste Stufe beim Verdauungsprozeß in Ihrem Körper ist. Durch das Kauen zerkleinern Sie nicht nur die Nahrung in verdauliche Einzelteile; Sie sondern auch Verdauungsenzyme aus den Speicheldrüsen ab, welche die Arbeit Ihres Magens und Ihres Darmes leichter und wesentlich effektiver machen. Sodann versuchen Sie, wenigstens drei Stunden vor dem Schlafengehen nichts mehr zu essen, um dem Körper die Möglichkeit zu geben, Ihre Speisen zu verdauen, bevor Sie sich zur Ruhe begeben. Wenn Sie mit vollem Magen ins Bett gehen, wird Ihr Körper des

Nachts arbeiten müssen, um Ihr Essen zu verdauen, und Sie vom tiefen, ruhigen Schlafen abhalten. Am nächsten Morgen werden Sie unvermeidlich in erschöpftem und gereiztem Zustand erwachen — nicht gerade ein guter Start für den neuen Tag.

Nachfolgend finden Sie eine Einkaufsliste, die Sie dabei unterstützen soll, die Nahrungsmittel, die Sie brauchen, um mit dem Programm anzufangen, auch zu bekommen. Das könnte Ihnen schon helfen, besonders wenn Sie noch nie zuvor in einem Naturkostladen oder Reformhaus eingekauft haben. In einem guten Naturkostladen können Sie alles erhalten, was nachfolgend angegeben ist, vieles davon auch im Reformhaus. Das eine oder andere dieser Nahrungsmittel bekommen Sie natürlich auch schon in Ihrem Supermarkt, wie z.B. manche Getreide, praktisch alle Gemüse, manche Bohnensorten, Früchte, Fisch und Huhn, einige Getränke und ein paar der für die Würzzubereitungen benötigten Zutaten, jedoch ist biologische, organisch angebaute, ungespritzte, naturbelassene Nahrung heute noch Mangelware im „normalen" Lebensmittelgeschäft.

Sie müssen nicht gleich alles kaufen von den angegebenen Nahrungsmitteln, besonders wenn Sie erst einmal langsam die Übergangskost angehen wollen. Auch die Mengen, die Sie brauchen, dürften unterschiedlich sein — all das hängt ja davon ab, wie groß Ihre Familie ist und in welchem Maße Sie in das Programm einsteigen wollen. Wo immer es möglich ist, haben wir angegeben, welche Anzahl Portionen Sie bei einer bestimmten Menge eines Nahrungsmittels kalkulieren können.

Eine kurze Aufstellung der Utensilien, die Sie für den Anfang für Ihre Küche benötigen, schließt sich an die Einkaufsliste an. Von einigen Dingen abgesehen, haben Sie sicherlich die meisten davon bereits, da sie in den meisten Küchen zum Alltag gehören, unabhängig davon, auf welche Art und Weise Sie sich ernähren.

Einkaufsliste

1. Vollgetreide

Besorgen sie sich mindestens 1 Pfund von allen unten aufgeführten Getreidesorten; im allgemeinen ergeben 2 Tassen Getreide 4 Portionen.

Ganzer Naturreis (Rundkorn)
Bulgur
Buchweizen
Gerste
Hirse
Hafer
Maismehl

Besorgen Sie sich jeweils 2 Päckchen jeder der folgenden Nudelsorten. Achtung: Einige Nudeln im Naturkostladen werden in größeren Mengen verkauft; 1 Pfund Nudeln gibt aber mindestens 4 Portionen.

Vollweizennudeln, jede Größe, jede Form.
Vollweizen-Udon; 1 250 Gramm-Packung genügt für 3 bis 4 Portionen.
Buchweizennudeln, oder Soba; 1 200 Gramm-Packung genügt für 2 bis 3 Portionen.

1 oder 2 Laibe Vollkornbrot. Achtung: In Naturkostläden und Reformhäusern gibt es unterschiedliche Sorten hinsichtlich der Verdaulichkeit. Wir empfehlen als Roggenbrote die mit Sauerteig, als Weizenbrote die mit Hefe eher als mit Backferment, da letzteres oft Blähungen auslöst.

2. Gemüse

Besorgen Sie sich wenigstens 1 Pfund von jeder der nachfolgenden, frischen Gemüsesorten, nach Möglichkeit organisch angebaut und ungespritzt:

- Mangoldblätter
- Grünkohl
- Broccoli
- Kürbisarten
  - Hokkaidokürbis
  - Sommerkürbis
  - Winterkürbis
- Weißkohl
- Zwiebeln
- Rosenkohl
- Weiße Rüben
- Gelbe Kohlrüben
- Schalotten (1 Bund dürfte genügen)
- Schnittlauch (1 Bund)
- Petersilie (1 Bund)
- Daikonrettich (Im Gegensatz zu allen anderen erwähnten Gemüsesorten ist Daikon relativ selten zu bekommen; gepökelt, milchsauer eingelegt, bekommen Sie ihn jedoch nahezu in jedem Naturkostladen.)

3. Bohnen

Besorgen Sie sich wenigstens 1 Pfund von jedem der nachfolgenden Bohnensorten; 2 Tassen Bohnen ergeben annähernd 4 Portionen.

- Adukibohnen
- Kichererbsen
- Linsen
- Tofu; 1 Packung ergibt 2 bis 3 Portionen.

Tempeh; 1 Packung ergibt 4 kleine Portionen.

4. Algen (Meeresgemüse)

Besorgen Sie sich 1 Packung jeder der nachfolgend aufgeführten Algensorten:

Arame
Hiziki
Nori
Wakame
Kombu

5. Tierische Nahrung

Wechseln Sie zwischen den nachfolgenden Fischsorten; bestimmen Sie die Menge anhand der Anzahl Leute, die davon essen sollen; 1 Pfund Fisch ergibt im allgemeinen 3 bis 4 kleine Portionen.

Seezunge
Heilbutt
Schellfisch
Flunder
Kabeljau
Hering
Thunfisch (in Quellwasser eingelegt, möglichst ohne Salz)
Weißes Hühnerfleisch

6. Würzzubereitungen und Dressings

Besorgen Sie sich nachfolgendes:

Sesamsamen; 1 Pfund enthält genügend Samen, um für mehrere Wochen mit Gewürzen versorgt zu sein.
Meersalz

Getrockneter Kleinfisch, wie z.B. Chirimen-Iriko und getrocknete Sardinen
Apfel- und Reisessig
Tofu
Sesam-, Sonnenblumen- und Maiskeimöl
Natürliches Shoyu oder Sojasoße
Natürliches Tamari
Natriumarmes Miso
Kleine Mengen Schnittlauch, Petersilie, Knoblauch und Ingwerwurzel

7. und 8. Snacks, Früchte und Desserts

Frisches, heimisches Obst
Trockenfrüchte, darunter Rosinen, Äpfel, Aprikosen, Birnen u.a.
Fruchtsaft
Sonnenblumen-, Kürbis- und Sesamsamen
1 Glas Yinnie-Sirup oder Reismalz
1 Glas Gerstenmalz
1 Glas natürlicher, ungesüßter Apfel- oder anderer Fruchtaufstrich
1 Glas naturbelassener Ahornsirup (ungesüßt und unbehandelt)
Puffgetreide (darunter Puffweizen, -mais und -reis)
Reiswaffeln
Popkorn (wird in Naturkostläden pfundweise abgegeben)
Jegliche natürliche Süßmittel, die keinen Zucker enthalten
Ungesüßtes Apfelmus, ohne künstliche Zusätze
1 Zitrone und/oder 1 Orange
1 Kilo Vollweizenfeinmehl
1 Kilo Vollweizenmehl

9. Getränke

Besorgen Sie sich die folgenden Getränke:

Tees ohne Tein, wie Kukicha (Bancha-Zweigtee) und Hojicha (Bancha-Blättertee)
Getreidekaffee, wie Yannoh und Malzkaffee
Löwenzahnwurzelkaffee
Gemüsesäfte
Fruchtsäfte
Quellwasser

Küchenausstattung

Für die Ausstattung Ihrer Küche geben wir Ihnen eine Liste der Utensilien an die Hand, die für die Zubereitung von natürlicher Nahrung gebraucht werden. Das heißt aber nicht, daß Sie nun sofort losziehen und ein Vermögen dafür ausgeben müssen. So wie Sie mehr und mehr mit der Zubereitung nach dieser ganzheitlichen Kochweise vertraut werden, werden Sie ganz von selbst Ihren Bestand an Töpfen, Pfannen und anderen Utensilien erweitern. Wir empfehlen Ihnen, daß wenn Sie sich einen neuen Kochtopf zulegen, dieser aus rostfreiem Stahl sein sollte, und nicht mit Aluminium- oder Antihaftbeschichtung. Kochgeräte aus rostfreiem Stahl bürgen für beste Qualität; sie verkratzen nicht und brechen auch nicht so leicht wie Töpfe mit Aluminium- oder Antihaftbeschichtung. Sie bekommen nur schwer Beulen und halten ein Leben lang. Wir empfehlen Ihnen, vollständig auf das Kochen in chemisch beschichteten Töpfen und Pfannen zu verzichten, denn diese können verkratzen oder brechen und Ihre Nahrung mit chemischen Partikeln belasten.

Eine gußeiserne Bratpfanne ist eine hervorragende Investition in Ihre Gesundheit und ein hochqualitatives Kochgerät. Gußeiserne Utensilien müssen gehärtet werden, um zu verhindern, daß Ihre Speisen sich mit zuviel Eisen anreichern. Zu diesem Zweck ölen Sie Ihre gußeiserne Pfanne ein und braten eine Zwiebel oder ein anderes Gemüse darin; wenn das Gemüse braun ist, werfen Sie es weg und backen die Pfanne im Backofen bei 150°C ein paar Stunden lang.

Liste der Utensilien

1 Drucktopf. Mit einem 5 Liter-Drucktopf sind Sie am flexibelsten; ohne seinen Spezialdeckel kann der Topf zum normalen Kochen verwendet werden. Ein Drucktopf mit einem Anschraubdeckel, der Typ, bei dem Deckel und Topfrand wirklich ineinandergreifen (wo der Deckel nicht nur außen am Topfrand anliegt, wie bei den meisten Töpfen), ist äußerst sicher und praktisch ohne Unfallgefahr zu handhaben, wenn richtig damit umgegangen wird.

1 großer Topf aus rostfreiem Stahl zum Kochen und Dämpfen.

1 mittelgroßes Backblech für Kürbis und Desserts.

1 mittelgroße Auflaufform, zum Backen von Bohnen und anderer Nahrung.

1 mittelgroßer Topf zum Kochen und Dämpfen kleiner Nahrungsmengen.

1 gußeiserne Bratpfanne.

8 Flammenzerteiler, die die Hitze unter den Töpfen gleichmäßig verteilen und verhindern, daß Ihnen Ihre Speisen anbrennen.

1 Seiher oder Sieb bzw. perforierter Topf, in dem Sie unter fließendem Wasser Getreide und Gemüse waschen können.

8 Holzlöffel verschiedener Größe zum Umrühren der kochenden Speisen. Holzlöffel sind Löffeln aus Stahl und Aluminium vorzuziehen, weil sie die Töpfe nicht verkratzen und einfach und leicht zu handhaben sind.

1 gutes Gemüsemesser. Ein Muß für jede Küche. Ein japanisches Gemüsemesser mit Kohlestahlklinge ist das beste, was derzeit erhältlich ist (im Naturkostladen); es bricht nicht so leicht und bleibt länger scharf. Um Ihre Messer stets gut scharf zu halten, leistet Ihnen ein Schleifstein nützliche Dienste.

1 Gemüsebürste. Gemüse zu waschen ist besser als sie zu schälen. Nehmen Sie Bürsten aus Naturfasern, sie sind die besten.

1 hölzernes Schneidebrett, auf welchem Sie Gemüse und andere Nahrungsmittel schneiden. Das Brett sollten Sie gelegentlich mit Öl einreiben, um es von Kratzern frei zu halten.

1 Suribachi (eine Reibschale mit rauhem, mit Rillen versehenen

Inneren — ausgezeichnet zum Mahlen von Sesam und Getreide) mit Surikogi, dem dazugehörigen Holzstößel; sowie 1 gewöhnlicher Holzmörser mit Stößel. Beide können zum Mahlen von Sesam und anderen Nahrungsmitteln zu feinem Pulver für Gewürze benutzt werden und sollten nach Möglichkeit anstelle eines Mixers verwendet werden.

Bambusstengelmatten (z.B. für Reisrollen in gerösteten Noriblättern, genannt Sushi), mit denen Sie Speisen abdecken können.

1 Gemüseraspel.

1 Bambussieb zum Abgießen von Kuchicha (Bancha-Zweigtee) und anderen Getränken.

Große Glasbehälter zum Lagern von Nahrungsmitteln. Nehmen Sie auch die Gläser, in denen Sie z.B. Tahin, fertige Kürbiscreme, Gerstenmalz und Brotaufstriche im Laden bekommen. Sie können darin Getreide, Bohnen und Samen trocken aufbewahren, auch angebrochene Algenpakete dahinein umfüllen, und so eine äußerst ansehnliche Dekoration mit diesen farbenfrohen Produkten in Ihrer Küche schaffen. Größere Vorräte an Getreide und Samen bewahren Sie an einem kühlen, trockenen Ort in Ihrem Heim auf, um sicher zu gehen, daß sie nicht verderben.

Kapitel 10

Die Rezepte

DIESES KAPITEL ENTHÄLT über fünfzig Naturkostrezepte, angeordnet entsprechend der Reihenfolge der Nahrungsmittel aus Kapitel 3 in sieben Abschnitten. Sie repräsentieren eine breite Vielfalt von Gerichten, und wir empfehlen Ihnen eine breitgefächerte Kost innerhalb der Richtlinien, die wir in den Kapiteln 2 und 3 vorgegeben haben. Beschränken Sie sich nicht auf eben die Gerichte, die hier dargeboten werden; wir möchten Ihnen vielmehr ans Herz legen, mit den in Kapitel 8 ausgeführten Menüplänen und den Rezepten zu experimentieren. Es braucht seine Zeit, bis man erkennt, welch bunte Vielfalt einen in der Naturkostküche erwartet. Nehmen Sie sich Zeit dafür, Ihr Verständnis für die Zubereitung dieser Nahrung zu entwickeln, und lassen Sie Ihrem Gaumen die Zeit, die er braucht, um sich an die neuen Geschmacksrichtungen anzupassen. Sobald Sie einmal die Grundlagen beherrschen, wartet die lebenslange Freude schöpferischen Kochens auf Sie.

Vollgetreide

Vollreis, unter Druck gekocht

Unter Druck kochen hat den Vorteil, daß das Getreide seinen vollen, köstlichen Geschmack entfalten kann und all die wichtigen

Nährstoffe darin enthalten bleiben. Unter Druck gekochter Reis hat eine klebrigere Konsistenz als der normal gekochte und eignet sich ausgezeichnet fürs Mittag- oder Abendessen.

2 Tassen ganzer Naturreis (Rundkorn)
3 Tassen Wasser
1 kleine Prise Salz
2 Eßlöffel geröstete Sesamsamen (auf Wunsch)

Den Reis im Drucktopf mehrmals waschen, bis das Wasser klar ist, sodann abtropfen lassen. Wasser und Salz hinzufügen, Deckel schließen und auf hoher Flamme auf vollen Druck bringen. Den Topf mit einem Flammenzerteiler unterlegen, die Flamme auf niedrig stellen und 45 Minuten leicht kochen lassen. Die Flamme ausstellen, den Druck entweichen lassen und den Reis herausnehmen. (Achten Sie darauf, wenn am Topfboden etwas Reis angebrannt sein sollte, den angebrannten Reis beim Herausnehmen nicht mit dem Rest-Reis zu vermengen.) Je nach Wunsch Sesamsamen zugeben.

Für 4 bis 6 Personen.

Abwandlungen

Wünschen Sie weicheren Reis zum Frühstück, nehmen Sie 2½ bis 3 Tassen Wasser auf 1 Tasse Reis und lassen 1 Stunde leicht kochen. Sie können den unter Druck gekochten Reis auch mit etwas mehr Wasser noch einmal erhitzen, damit er weicher wird.

Sie können auch Reis mit Hirse, Bulgur oder Gemüse wie z.B. Karotten, Kürbis oder Zwiebeln zusammen kochen.

Vollreis, normal gekocht

Für heiße Tage ist leichtes Kochen angesagt, es macht den Reis lockerer als Kochen unter Druck.

2 Tassen ganzer Naturreis (Rundkorn)
4 Tassen Wasser
1 Prise Salz

Den Reis in einem Sieb mehrere Male waschen, bis das Wasser klar ist. Alle Zutaten in einen Topf geben und auf hoher Flamme rasch zum Kochen bringen. Den Topf mit einem Flammenzerteiler unterlegen, auf mittlere oder niedrige Flamme herunterstellen, mit dem Deckel schließen und 45 Minuten leicht kochen. Dann die Flamme ausstellen und 5 Minuten lang bedeckt stehen lassen. Von unten nach oben aufrühren, um den Reis gleichmäßig zu mischen. Mit Sesamgewürz (siehe Rezept unter „Würzzubereitungen und Dressings") servieren.

Für 4 bis 6 Personen.

Abwandlung

Wünschen Sie weicheren Reis zum Frühstück, nehmen Sie 4 Tassen Wasser auf 1 Tasse Reis und lassen 1½ Stunden leicht kochen. Servieren Sie mal mit diesem, mal mit jenem Gewürz aus der breiten Palette unseres Programms.

Bulgur und Hafer am Morgen

Dieses Rezept liefert ein süßes, klebriges Morgengetreidemahl.

- 4 Tassen Wasser
- 1 Tasse Bulgur
- 1 Tasse grobe Haferflocken
- ¼ Tasse Rosinen (auf Wunsch)
- 1 Prise Salz
- 1 Prise Zimt

Das Wasser zum Kochen bringen und alle Zutaten hinzufügen. Alles zum Kochen bringen, mit Deckel verschließen und einen Flammenzerteiler unterlegen. Auf mittlerer Flamme 20 bis 30 Minuten leicht kochen lassen. Von unten nach oben aufrühren.

Für 2 bis 4 Personen.

Bulgur zu Mittag oder Abend

Dieses Rezept liefert ein lockeres Mittags- bzw. Abendgetreidegericht.

3 Tassen Wasser
2 Tassen Bulgur
1 Prise Salz

Das Wasser zum Kochen bringen und Bulgur und wenige Salzkörner hinzufügen. Bedecken, einen Flammenzerteiler unterlegen und auf niedriger Flamme 20 Minuten leicht kochen. Mit Schalottenscheiben garnieren oder mit Sesamgewürz (siehe Rezept unter „Würzzubereitungen und Dressings") überstreuen.

Für 4 bis 6 Personen.

Buchweizen oder Kasha

Ein kräftiges Gericht für kalte Tage.

1 Tasse geschälte Buchweizengrütze
2½ Tassen kochendes Wasser
1 Prise Salz
1 Zwiebel, gewürfelt (auf Wunsch)

Buchweizengrütze in einer Pfanne 4 bis 5 Minuten gleichmäßig rösten. (Das Rösten von Getreide läßt den nußartigen Geschmack deutlicher hervortreten.) Den gerösteten Buchweizen in einen Topf geben und Wasser, Salz und Zwiebelwürfel hinzufügen. Mit einem festsitzenden Deckel verschließen, einen Flammenzerteiler unterlegen, auf mittlere Flamme herunterschalten und 30 Minuten oder solange, bis alles Wasser aufgesogen ist, leicht kochen lassen. Von unten nach oben aufrühren. Mit gehackten, rohen Schalotten und übergestreutem Sesamgewürz (siehe Rezept unter „Würzzubereitungen und Dressings") servieren.

Für 2 bis 4 Personen.

Buchweizenburger

3 Tassen gekochte Buchweizengrütze (siehe Rezept davor)
1 Tasse kleingehackte Zwiebeln
½ Tasse kleingehackte Petersilie
¼ Tasse geriebene Pilze
½ Pfund Tofu, püriert
1 zerhackte Knoblauchzehe (auf Wunsch)
1 Teelöffel natürliche Sojasoße
¼ Teelöffel Basilikum (auf Wunsch)
2 Eßlöffel Sesamöl
Feinstes Vollweizenmehl

Alle Zutaten außer dem Öl und dem Mehl in eine große Schüssel geben und gleichmäßig mit einem Holzlöffel vermischen. Nun geben Sie gerade so viel Mehl dazu, daß die Mischung zusammenhält. Wird sie zu trocken, etwas Wasser zufügen. Sodann mit angefeuchteten Händen 2 bis 3 Zentimeter dicke Pastetchen formen. Das Öl in einer großen Pfanne erhitzen und die Pastetchen bei mittlerer Flamme beidseitig braten, bis sie goldbraun sind, etwa 8 bis 10 Minuten auf jeder Seite. Um das Festkleben der Pastetchen zu verhindern, die Pfanne vorsichtig hin und her schütteln. Werden sie zu dunkel, etwas Hitze wegnehmen. Ergibt 8 mittelgroße Pastetchen. Auf Salatblättern mit roten Zwiebelringen und einem Spritzer Tomatenmark garniert servieren. (Biologisch-organisches Tomatenmark ohne Zucker und künstliche Zusätze ist in den meisten Naturkostläden und Reformhäusern erhältlich.)

Für 4 bis 6 Personen.

Weizenfleisch (Seitan)

Weizenfleisch wird aus dem Gluten (Eiweiß) von Weizenmehl hergestellt. Es ist überaus reich an Protein, Kohlenhydraten, Kalzium und B-Vitaminen.

3 Tassen Vollweizenmehl
3 Tassen ungebleichtes weißes Mehl
3½ Tassen Wasser (Die Wassermenge hängt von der Art des Mehles und davon, in welcher Weise es gemahlen wurde, ab.)

Die verschiedenen Mehle gut in einer großen Schüssel vermengen. Nach und nach das Wasser dazugießen, unter kräftigem Umrühren mit einem Holzlöffel, damit ein weicher, klebriger Teig entsteht. Den Teig von unten nach oben mit einer Hand durchkneten, derweil mit der anderen die Schüssel langsam drehen. Die knetende Hand von Zeit zu Zeit mit kaltem Wasser benetzen, damit kein Teig daran kleben bleibt. Das Kneten aktiviert das Gluten und macht den Teig elastisch. Der Vorgang dauert 8 Minuten. Nun den Teig mit kaltem Wasser bedecken und mindestens ½ Stunde vollsaugen lassen; das kann bis zu 8 Stunden dauern. Den Teig in dem Einweichwasser erneut kneten, unter Zugabe weiteren Wassers zum Auffüllen der Schüssel. Den Teig in einem Stück zusammenhalten, indem er von der Oberfläche zum Zentrum hin gedrückt wird. Dieser Knetvorgang extrahiert Kleie und Stärke, und das Wasser wird sich milchig weiß färben. Heben Sie das Stärkewasser im Kühlschrank auf, um es für Eintopfgerichte, Soßen und Puddings verwenden zu können. Der Teig kommt nun in ein Sieb und wird unter kaltem, fließendem Wasser weiter geknetet, bis alle Stärke und Kleie ausgewaschen sind. Am Ende werden Sie einen großen, klebrigen Ball Gluten (etwa 2 bis 2½ Tassen im Volumen) in Händen halten. Bedecken Sie ihn mit Wasser und stellen ihn solange kalt, bis Sie ihn in Eintopfgerichten, zusammen mit Nudeln, in Suppen oder für sich allein verwenden. Seitan hält sich im Kühlschrank etwa eine Woche.

Sie können das Gluten, oder den Seitan, in jede Form oder Größe schneiden, wie Sie möchten, und es/ihn bei jedem der nachfolgenden Rezepte verwenden.

Gewürzter Seitan

Gewürzten Seitan können Sie braten, grillen und fritieren und dann für Suppen, Salate, Eintopf- und Schmorgerichte sowie mit gedünstetem Gemüse und in Sandwiches verwenden. Zusammen mit Brotkrumen, Zwiebeln, Sellerie und Pilzen ergibt er eine ausgezeichnete Füllung für Kürbisse.

6 Tassen Wasser
1 Streifen Kombu
1/8 Tasse natürliche Sojasoße
2 Scheiben Ingwer (auf Wunsch)
2 Knoblauchzehen (auf Wunsch)
2 Tassen roher Seitan, in breite Stücke geschnitten

Das Wasser in einem Topf mit der Kombu-Alge, der Sojasoße, dem Ingwer und dem Knoblauch zum Kochen bringen, dann den Seitan hinzufügen und erneut zum Kochen bringen, bedecken und auf mittlerer Flamme 1 Stunde leicht kochen lassen. Sodann bei unbedecktem Topf auf hoher Flamme die Flüssigkeit verdampfen lassen. Im Kühlschrank aufbewahren.

Seitan-Schnitzel mit Zwiebel-Pilz-Soße

Schmeckt köstlich zu Reis, Hirse oder Nudeln.

2 Eßlöffel Sesamöl
2 zerhackte Knoblauchzehen
2 große Zwiebeln, in feine Scheiben geschnitten
2 Tassen in Scheiben geschnittene Pilze
7 Tassen Wasser
1/8 Tasse natürliche Sojasoße
2 Tassen Seitan, in 10 Schnitzelscheiben geschnitten
1/4 Teelöffel geriebener Koriander
1 Prise Muskatnuß
1/2 Tasse Seitanstärkewasser

Das Öl in einer großen Pfanne erhitzen und Knoblauch, Zwiebeln und Pilze unter ständigem Umrühren dünsten. Wasser und Sojasoße zugeben und zum Kochen bringen. Sodann die Seitanschnitzel dazutun und erneut zum Kochen bringen. Koriander und Muskatnuß hinzufügen, Deckel schließen und auf mittlerer Flamme 40 Minuten leicht kochen lassen. Der Seitan wird sich beim Kochen ausdehnen. Dann das Stärkewasser gleichmäßig über die Schnitzel gießen, sachte umrühren, bedecken und auf niedriger Flamme 10 Minuten kochen lassen — für die Soße. Ist sie nicht dick genug, etwas mehr Stärkewasser nehmen.

Für 5 bis 8 Personen.

Polenta (Maismehl-Frühstück)

3 Tassen Wasser
1 Tasse Maismehl (geröstet schmeckt es besser), vermengt mit 1 Tasse kaltem Wasser
1 Prise Salz

Das Wasser zum Kochen bringen. Die Maismehlmischung hineinschlagen, wenige Körner Salz zufügen, erneut zum Kochen bringen und ständig rühren, um Klumpenbildung zu verhindern. Bedecken, einen Flammenzerteiler unterlegen und auf mittlerer Flamme 30 bis 45 Minuten leicht kochen lassen. (Die Kochzeit ist davon abhängig, wie grob das Korn gemahlen wurde.) Mit gerösteten Sonnenblumenkernen oder Sesamgewürz (siehe Rezept unter „Würzzubereitungen und Dressings") überstreuen. Wünschen Sie ein süßes Frühstück, fügen Sie Reis- oder Gerstenmalz hinzu.

Für 4 Personen.

Abwandlung

Polenta-Pudding als Nachspeise: Wasser durch Apfelsaft ersetzen, 1/4 Tasse Rosinen zugeben sowie 1 Teelöffel geriebene Zitronenschale. Ist köstlich — heiß oder kalt.

Dinner Polenta Aspik mit Gemüse

Genau richtig zum Mittag- und Abendessen, für Picknick und Party.

1 zerhackte rote Zwiebel
1 gewürfelte, mittelgroße Karotte
1 Stengel Sellerie, in Scheiben
1 Tasse Wasser
1 zerhackte Knoblauchzehe (auf Wunsch)
1 Prise Salz
1 Portion Polenta (lt. vorigem Rezept)

Gemüse waschen und schneiden. Dann in einen Kochtopf geben und würzen. Mit dem Wasser bedecken und zum Kochen bringen. Mit verschlossenem Deckel auf mittlerer Flamme 5 Minuten leicht kochen. Dann die Gemüse abseihen und das Wasser für die Suppe aufheben. Eine flache Pfanne in kaltem Wasser ausspülen. Das gekochte Gemüse auf dem Pfannenboden verteilen und die heiße Maismehl-Mischung darübergießen. 1 Stunde lang oder, bis das Maismehl erstarrt ist, abkühlen lassen. Die Pfanne mit einem großen Holzteller zudecken, auf den Kopf stellen und sachte hin und her schwenken, bis die Polenta sich ablöst. In Quadrate schneiden.

Für 4 bis 6 Personen.

Hirse mit Blumenkohl im Drucktopf

1 Tasse Hirse
½ Blumenkohl
2 Eßlöffel geröstete Sonnenblumenkerne (auf Wunsch)
4 Tassen Wasser
2 Prisen Salz

Die Hirse mehrere Male in einem Sieb waschen. Den Blumenkohl waschen, in Blümchen schneiden und zusammen mit den Sonnenblumenkernen unten in den Drucktopf legen. Obendrauf die Hirse, und dann vorsichtig das Wasser an einer Stelle des Topfes eingießen, damit die Schichtung gewahrt bleibt. Nun das Salz hinzufügen und mit dem Deckel verschließen. Auf hoher Flamme rasch auf vollen Druck bringen, einen Flammenzerteiler unterlegen, die Flamme auf mittel bis niedrig stellen und ½ Stunde leicht kochen lassen. Den Druck entweichen lassen und von unten nach oben aufrühren. Um eine kartoffelbreiartige Konsistenz zu erhalten, alles durch einen Fleischwolf geben. Mit gehackter Petersilie oder Schnittlauch garnieren.

Für 4 bis 6 Personen.

Abwandlung

Anstelle des Blumenkohls können Sie 1 Tasse Süßkürbis (gleich welche Sorte) oder 1 Tasse in Würfel geschnittene Zwiebeln nehmen.

Nudeln in der Brühe

An heißen Sommertagen können Sie diese Brühe abkühlen lassen und über kalten Nudeln servieren.

1 250 Gramm-Packung Weizennudeln (Udon)
6 Tassen Wasser
1 Eßlöffel natürliche Sojasoße
2 bis 4 Eßlöffel Bonito (Fischflocken; auf Wunsch)
¼ Teelöffel frischer Ingwersaft oder geriebene Ingwerwurzel (auf Wunsch)
3 Schalotten, in dünne Scheiben geschnitten

Die Nudeln in kochendes Wasser geben und 15 bis 25 Minuten oder, bis sie weich sind, kochen lassen. Unbedeckt lassen. Die Nudeln abseihen, indem Sie die Brühe in einen anderen Topf gießen; ein Sieb über den zweiten Topf hängen, um mit der Brühe mitfließende Nudeln aufzufangen. Die Nudeln mit kaltem Wasser in das Sieb spülen, um sie abzuschrecken (d.h. zu verhindern, daß sie kleben). Sodann die Nudelbrühe aufsetzen und zum Kochen bringen, die Sojasoße hinzufügen sowie die Bonitoflocken und den Ingwer und auf kleiner Flamme 5 Minuten leicht kochen lassen. Die Nudeln in die fertige Brühe geben und kochend heiß servieren. Mit Schalotten garnieren.

Für 2 bis 4 Personen.

Abwandlung
Anstelle der Udon können Sie Buchweizennudeln (Soba) oder jedwede andere spaghettiähnliche Nudelsorte nehmen.

Nudelsalat

2 Tassen Nudeln (irgendeine Sorte)
½ Tasse Karotten
½ Tasse Linsen
½ Tasse Mais (vom frischen Maiskolben)

Dressing
½Pfund Tofu, roh
1 Eßlöffel Tahin (Sesampaste, ähnlich dem Erdnußmus, ist erhältlich in Naturkostläden und Reformhäusern.)
2 Eßlöffel leichtes Miso
1 Eßlöffel Zitronensaft
¼ Tasse Wasser

¼ Tasse rohe Zwiebelscheiben
1 Eßlöffel geröstete Sesamsamen

Die Nudeln kochen und das Wasser abgießen. Die Gemüse samt Mais waschen und die Karotten in Würfel schneiden. Die Gemüse und den Mais ½ Stunde oder, bis alles weich ist, kochen und das Wasser abgießen. — In einem Suribachi (Reibschale) Tofu, Tahin, Miso, Zitronensaft und Wasser schaumig rühren und dieses Tofu-Dressing mit den gekochten Nudeln und Gemüsen in einer großen Schüssel vermengen. Mit den Zwiebeln und den Sesamsamen garnieren.

Für 4 bis 6 Personen.

Brot aus Getreideresten

Keinerlei Hefe, Backpulver oder Öl erforderlich!

$\frac{1}{8}$ Teelöffel Salz
3 Tassen Vollweizenmehl
3 Tassen Reste von Reis oder anderem gekochten Getreide
$1\frac{1}{2}$ Tassen kaltes Wasser
Mehl zum Kneten

Salz, Mehl und Getreidereste in eine Schüssel geben. Mischen, bis alles Getreide von Mehl umgeben ist. Unter ständigem Rühren nach und nach das Wasser dazugießen. Gut vermengen und auf mit Mehl bestreuter (möglichst hölzerner) Unterlage solange kneten, bis der Teig elastisch und von gleichmäßiger Konsistenz ist. Zwei eingeölte Backformen dreiviertelvoll füllen, mit feuchtem Tuch bedecken und an einem warmen Ort 10 bis 15 Stunden oder, bis der Teig aufgegangen ist und leicht sauer schmeckt, gehen lassen. Den Backofen auf 180° C vorheizen, die sichtbare Oberfläche der Teige mit Öl einpinseln und 1 bis $1\frac{1}{2}$ Stunden backen. Leicht auf die Krusten klopfen. Bei hohlem Klang ist das Brot fertig. Die Laibe sofort aus dem Ofen nehmen und 1 Stunde abkühlen lassen.

Ergibt 2 Laibe.

Abwandlung

Anstelle von Vollweizenmehl können Sie Vollweizenfeinmehl und ein wenig Maismehl nehmen, um ein leichteres Brot zu bekommen.

Gemüse

Grünes Blattgemüse, gedünstet

1 Bündel grünes Blattgemüse
2 bis 3 Eßlöffel Sesamöl
1 zerhackte Knoblauchzehe (auf Wunsch)
½ Tasse in Scheiben geschnittene Pilze (auf Wunsch)
wenige Tropfen natürliche Sojasoße
¼ Teelöffel Zitronensaft (auf Wunsch)
2 Eßlöffel gemahlene, geröstete Sesam- oder Sonnenblumenkerne

Das Gemüse gründlich waschen. Große, breite Blätter der Länge nach halbieren entlang dem Stengel, übereinander stapeln und noch einmal der Länge nach halbieren. Um 90 Grad drehen und in 12 Millimeter große Stücke schneiden. In einer Pfanne das Öl erhitzen und den Knoblauch leicht braun dünsten. Die Pilze hinzufügen und rühren, bis Flüssigkeit austritt. Nun das Gemüse dazu und auf hoher Flamme sachte rühren, bis sich seine Farbe ändert. Abdecken und auf mittlerer Flamme 2 Minuten leicht kochen lassen. Die Sojasoße und den Zitronensaft dazugeben, die Flamme höher stellen und solange kochen, bis die meiste Flüssigkeit verdampft ist. Die Samen einrühren und sofort servieren.

Für 4 Personen.

Grünes Blattgemüse, gekocht

1 Bündel grünes Blattgemüse
1 Prise Salz
1 Eßlöffel gemahlene, geröstete Sesamsamen (auf Wunsch)

Das Gemüse sorgfältig waschen und in 12 Millimeter große Stücke schneiden, wie im vorangegangenen Rezept beschrieben. In einen Topf geben, mit Wasser bedecken und zum Kochen bringen. Salz dazu, Deckel darauf und 2 Minuten kochen lassen.

(Winterkohl kann bis zu 5 Minuten Kochzeit brauchen). Mit den Sesamsamen überstreuen.

Für 4 Personen.

Wasserkresse mit Tofu

2 Bund Wasserkresse
1 230 Gramm-Stück Tofu, abgetropft
1 Teelöffel Sesamöl
1 Teelöffel natürliche Sojasoße
wenige Tropfen Vollreisessig (auf Wunsch)

Die Wasserkresse waschen und in 12 Millimeter große Stücke schneiden. Den Tofu in einer Schale mit einer Gabel zerdrücken. Das Öl in einer Pfanne erhitzen, den zerdrückten Tofu und die Sojasoße hinzufügen und auf hoher Flamme verrühren, bis fast alle Flüssigkeit verdampft ist. Die Wasserkresse dazugeben und sachte mit dem Tofu vermengen, bis das Gemüse weich ist — etwa 1 Minute. Nicht abdecken. Wenige Tropfen Essig zugeben, verrühren und sofort servieren.

Für 4 Personen.

Gebackener Kürbis

Gut im Herbst und im Winter.

1 großer Kürbis (jede Sorte), halbiert
Maisöl zum Einpinseln

Den Kürbis waschen und schneiden. Die Samen entfernen. Den Kürbis mit der Schnittseite nach unten auf ein geöltes Backblech legen. Die Oberfläche mit Öl einpinseln, um ein Austrocknen zu verhindern, und im auf 180° C bis 190° C vorgeheizten Backofen 45 Minuten oder solange, bis er weich ist, backen. Mit einem Zahnstocher an den Enden einstechen, zum Test.

Für 4 Personen.

Gemüse auf chinesische Art

Je dünner Sie dieses Gemüse schneiden, desto kürzer ist die Kochzeit und umso köstlicher der Geschmack.

3 Eßlöffel Sesamöl
½ Tasse dünne, streichholzgroße Karottenstücke
½ Tasse dünne Selleriescheiben
½ Tasse geputzte Zucker-Schoten
½ Tasse Shiitake-Pilze in dünnen Scheiben
1 Eßlöffel natürliche Sojasoße
1 Teelöffel Pfeilwurzelmehl, aufgelöst in ¼ Tasse kaltem Wasser
1 Bund Spinat, in mundgerechte Stücke geschnitten
1 Tasse Bohnensprossen, mehrere Male abgespült

Das Gemüse waschen und schneiden. Das Öl in einem Wok oder einer Pfanne erhitzen und nacheinander das Gemüse hineingeben, angefangen mit den Karotten. Die Karotten auf hoher Flamme bis zur Farbänderung dünsten (etwa 1 Minute), dann mit einer Holzgabel herausnehmen und beiseitelegen. Weiter so mit Sellerie, Zucker-Schoten und Pilzen, sodann die gedünsteten Gemüsesorten vereinen. Sojasoße und Pfeilwurzelmehllösung zugeben und sachte den Spinat und die Bohnensprossen untermischen. Die Flamme ausstellen und sofort servieren.

Für 4 Personen.

Abwandlung

1 Tasse gewürfelten Tofu oder gewürfelten, gewürzten Seitan zufügen.

Gekochter Daikon

1 mittelgroßer Daikonrettich, in 2½ Zentimeter dicken Scheiben
Wasser

1 Eßlöffel gemahlene, geröstete Sesamsamen
Petersilie
wenige Tropfen Sojasoße

Den Daikon waschen und schneiden. Frisches Daikongrün mitverwenden. In einen Topf geben und mit Wasser bedecken. Zum Kochen bringen, den Deckel darauf, und auf mittlerer Flamme ½ Stunde leicht kochen lassen. Mit Sesam überstreuen, mit Petersilie garnieren und mit Sojasoße würzen.

Für 4 Personen.

Gekochter Salat

Gut für Frühling und Sommer. Die Gemüse für diesen gekochten Salat entwickeln ihren köstlichen Geschmack viel intensiver, wenn sie jedes für sich gekocht werden, anstatt alle auf einmal. Kochen Sie jedes Gemüse 1 bis 2 Minuten, bevor Sie es herausnehmen und das nächste ins gleiche Wasser tun.

6 Tassen Wasser
wenige Tropfen Tamari oder Shoyu
1 Tasse feine Selleriestücke, diagonal geschnitten
1 Broccolistengel, in Blümchen geschnitten
1 Karotte, in streichholzgroße Stücke geschnitten
1 Tasse feine Zwiebelscheiben, längs geschnitten
1 Tasse fein geschnittener Kohl

Das Wasser zum Kochen bringen und wenige Tropfen Tamari oder Shoyu zufügen. Nun den Sellerie dazugeben und 1 bis 2 Minuten oder, bis seine Farbe aufhellt, kochen. Die Gemüse sollten leicht knackig, aber nicht roh sein. Den Sellerie mit einer Holzgabel herausnehmen und in ein Sieb setzen, unter dem eine Schale das tropfende Wasser auffängt. Den gleichen Vorgang mit dem Broccoli, der Karotte, den Zwiebeln und dem Kohl wiederholen. Nun alle Gemüse in einer großen Schüssel zusammenmischen und sachte mit einem Dressing Ihrer Wahl anmachen.

Für 6 bis 8 Personen.

Gemüse-Eintopf

Ein ausgezeichnetes Gericht für kalte Tage.

1 große Karotte, in 2½ Zentimeter dicke Scheiben geschnitten
2 Zwiebeln, geviertelt
¼ Kopf Weißkohl, in 5 Zentimeter große Stücke ge schnitten
1 Streifen Kombu-Alge, eingeweicht und in 2½ Zentimeter lange Stücke geschnitten
2 kleine Scheiben Ingwer (auf Wunsch)
1 Eßlöffel weißes Miso, in 3 Eßlöffeln Wasser aufgelöst
2 Eßlöffel Kuzu (wildes Pfeilwurzelmehl), in ¼ Tasse kaltem Wasser aufgelöst

Die Gemüse waschen und schneiden. Kombu und Ingwer ganz unten in einen Topf legen. Darüber die Gemüse anordnen, mit Wasser bedecken und zum Kochen bringen. Mit geschlossenem Deckel auf mittlerer Flamme ½ Stunde leicht kochen lassen. Die Miso- und die Kuzulösung miteinander vereinen, über das Gemüse gießen und den Topf sachte hin und her schwenken, um den Eindicker gleichmäßig zu verteilen. Nicht rühren, das würde das Gemüse zerstören. 10 Minuten kochen lassen. Mit Schnittlauch garnieren. Vor dem Servieren den Ingwer herausnehmen.

Für 2 bis 4 Personen.

Abwandlung

Sie können dafür auch Rosenkohl, weiße Rüben, gelbe Kohlrüben, Kürbis, Blumenkohl, Karotten und andere kräftige Gemüsesorten wählen, achten Sie jedoch darauf, die einzelne Zubereitung auf vier verschiedene Sorten zu begrenzen.

Gemüsesuppe

1½ Tassen dünn geschnittene Porreescheiben
1½ Tassen gewürfelte Karotten
½ Tasse gewürfelter Daikonrettich
1 Streifen Kombu-Alge, eingeweicht und in kleine Streifen geschnitten
1 Prise Salz
6 Tassen Wasser
2 Eßlöffel natürliche Sojasoße oder weißes Miso

Das Gemüse waschen und schneiden. Achten Sie besonders auf den Porree, der zuweilen sehr sandig ist. Ist das Porreegrün frisch, verwenden Sie es ganz oder teilweise mit für die Suppe. Kombu, Karotten und Daikon in einen Topf geben, Salz und Wasser zugeben und zum Kochen bringen. Die Flamme auf mittel herunterstellen und etwa ¼ Stunde leicht kochen. Dann den Porree samt Grün hinzufügen, erneut zum Kochen bringen und weitere 8 Minuten leicht kochen. Mit Sojasoße oder Miso würzen und noch einmal 5 Minuten leicht kochen. (Wenn Sie Miso nehmen, lösen Sie es in etwas Suppenbrühe auf und geben es dann in die Suppe.) All die Gemüse sollten jetzt leuchtende Farben zeigen. Mit Petersilie garnieren und mit gerösteten Vollkorntoastscheiben servieren.

Für 4 bis 6 Personen.

Abwandlung

Sie können auch gekochte Nudeln, Bohnen oder weiches Getreide zugeben.

Kürbiscreme

1 großer Sommerkürbis, in 2½ Zentimeter große Stücke geschnitten
5 Tassen Wasser
1 Prise Salz

1 Bund Schalotten, fein in Scheiben geschnitten
1 Eßlöffel natürliche Sojasoße (auf Wunsch)
¼ Teelöffel frischer Ingwersaft oder ⅛ Teelöffel Ingwerpulver
Muskatnuß (auf Wunsch)

Die Gemüse waschen und schneiden. Den Kürbis entkernen, in einen Topf geben, Wasser und Salz dazugeben und zum Kochen bringen. Mit geschlossenem Deckel auf mittlerer Flamme ½ Stunde leicht kochen lassen. Den Kürbis herausnehmen (mit einer Holzgabel) und durch einen Fleischwolf oder ein engmaschiges Sieb geben. (Bei Verwendung eines Mixers den Kürbis vor dem Kochen schälen!) Die Kürbiscreme zurück in den Topf und gut umrühren. Schalotten, Sojasoße, Ingwer und Muskatnuß zugeben, zum Kochen bringen und 5 Minuten leicht kochen lassen. Mit gerösteten Sonnenblumenkernen überstreuen und mit Petersilie garnieren.

Für 4 Personen.

Bohnen

Adukibohnen mit Kürbis und Kombu

Die Mineralstoffe der Kombu-Alge sorgen dafür, daß die Bohnen leichter zu verdauen sind.

2 Tassen Adukibohnen
7 Tassen Wasser
4 Tassen Süßkürbis
2 Streifen Kombu-Alge, in Wasser eingeweicht
1 Prise Salz oder 1 Teelöffel natürliche Sojasoße

Die Bohnen verlesen, mehrere Male waschen und abtropfen lassen. Die Bohnen 6 bis 8 Stunden in 7 Tassen Wasser einweichen. Den Kürbis waschen und, wenn eingewachst, schälen. Entkernen und in 2½ Zentimeter große Würfel schneiden. Die Kombu-Alge in mundgerechte Stücke schneiden. Die Bohnen abtropfen lassen, das Einweichwasser jedoch aufheben. Erst die Kombu-Alge, dann den Kürbis und die Bohnen unten in einen schweren Topf geben. Sachte das Einweichwasser an einer Topfseite eingießen, damit die Schichtung gewahrt bleibt. Zu leisem Kochen bringen und auf mittlerer Flamme 1 Stunde oder solange, bis die Bohnen weich sind, leicht kochen lassen. Zum Ende der Kochzeit das Salz oder die Sojasoße zugeben und 10 weitere Minuten leicht kochen lassen. Bleibt zuviel Flüssigkeit übrig, die Flamme hochstellen und das Wasser verkochen. Mit frischem Schnittlauch garnieren.

Für 6 Personen.

Kichererbsensuppe, unter Druck gekocht

Kochen im Drucktopf ist die beste Methode für die Zubereitung von Kichererbsen, da sie die härtesten Bohnen sind und die längste Kochzeit erfordern.

2 Tassen Kichererbsen
8 Tassen Wasser
1 Streifen Kombu-Alge, in Wasser eingeweicht
1 Tasse in Scheiben geschnittene Zwiebeln
1 Tasse gewürfelte Karotten
1 Tasse in Scheiben geschnittener Sellerie
1 Tasse kleine Blumenkohlblümchen
1 zerhackte Knoblauchzehe (auf Wunsch)
1 Prise Salz, 1 Teelöffel Shoyu oder 1 gehäufter Teelöffel leichtes Miso, aufgelöst in $\frac{1}{4}$ Tasse Kichererbsenbrühe

Die trockenen Kichererbsen verlesen, mehrere Male waschen und abtropfen lassen. 10 oder 12 Stunden in 8 Tassen Wasser einweichen. Kichererbsen, Einweichwasser und Kombu in den Drucktopf geben und zum Kochen bringen, ohne den Deckel zu schließen. Den Schaum abschöpfen. Den Deckel verschließen, auf hohe Flamme stellen und auf vollen Druck bringen. Auf mittlere Flamme herunterstellen und $1\frac{1}{2}$ Stunden leicht kochen lassen.

Während die Kichererbsen kochen, die Gemüse waschen und schneiden. Sodann die Gemüse in einen Topf mit 7 bis 8 Zentimeter Wasser geben, zum Kochen bringen und 5 Minuten leicht kochen lassen. Nun die Gemüse, den Knoblauch und das Salz zu den gekochten Kichererbsen dazugeben und alles zusammen ½ Stunde leicht kochen lassen. Ist die Suppe zu dick, mehr Wasser zufügen. Für eine cremige Suppe die Kichererbsen im Topf mit einem Holzlöffel oder Stößel zerdrücken. Mit Petersilie garnieren.

Für 6 bis 8 Personen.

Nierenbohnensalat

Dieser Salat eignet sich gut für Sommerfeten und Picknicks.

2 Tassen Nierenbohnen
7 Tassen Wasser
1 gehackte Zwiebel
2 Selleriestengel, in Scheiben geschnitten
2 Tassen süßer Mais (Körner)
1 Tasse Karotten, in Scheiben geschnitten
1 Tasse zerhackte Petersilie
⅛ Teelöffel Salz

Marinade
3 Eßlöffel Maiskeimöl
2 Eßlöffel Reis- oder Apfelessig
1 zerhackte Knoblauchzehe
1 Eßlöffel natürliche Sojasoße
½ Teelöffel Basilikum (auf Wunsch)
⅛ Teelöffel Salz

Die trockenen Bohnen verlesen, mehrere Male waschen und abtropfen lassen. Die Bohnen 8 Stunden in 7 Tassen Wasser einweichen, oder 5 Minuten kochen und 2 Stunden einweichen. Bohnen und Einweichwasser in einen schweren Topf geben, zum Kochen bringen, mit Deckel verschließen und auf mittlerer Flamme 1 Stunde oder solange, bis die Bohnen weich sind, leicht kochen lassen. Gelegentlich umrühren (dabei achtgeben, die Bohnen nicht zu zerdrücken), um zu verhindern, daß sie am Topfboden haften. Während die Bohnen kochen, das Gemüse waschen und schneiden. Sind die Bohnen ganz weich, Gemüse und Salz dazugeben und alles zusammen 5 Minuten leicht kochen lassen. Alle überschüssige Flüssigkeit abtropfen lassen (für Suppen aufbewahren) und die Mischung zum Abkühlen in den Kühlschrank stellen. Zur Zubereitung der Marinade alle Zutaten vereinen. Sachte mit dem abgekühlten Bohnensalat mischen und mindestens ½ Stunde stehen lassen. Mit frischen Schalottenscheiben garnieren und auf Salatblättern gebettet servieren.

Für 6 Personen.

Abwandlung

Verwenden Sie anstelle von Nierenbohnen Kichererbsen oder Pintobohnen.

Tofu

Tofu ist ein schmackhafter Zusatz zu Suppen, Eintopfgerichten, Aufläufen, Sandwiches und gedünstetem Gemüse. Sie bekommen ihn ohne weiteres in Naturkostläden und Reformhäusern und sogar schon in manchen Supermärkten. Bei Aufbewahrung im Kühlschrank bedecken Sie ihn mit Wasser, welches Sie täglich erneuern müssen. So können Sie Tofu annähernd fünf Tage frisch halten.

Gebratener Tofu

Schmackhaft in Sandwiches, als Beilage, zu Nudeln und als Zusatz in Suppen.

1 230 Gramm-Stück Tofu, abgetropft
1 Eßlöffel Sesamöl

$\frac{1}{4}$ Tasse Wasser
1 Teelöffel natürliche Sojasoße

Den Tofu in 12 bis 13 Zentimeter dicke Scheiben schneiden. Das Öl in einer Bratpfanne erhitzen und den Tofu auf beiden Seiten braten, bis er goldbraun ist. Das Wasser mit der Sojasoße mischen, über den Tofu gießen und auf hoher Flamme kochen, bis alle Flüssigkeit verdampft ist.

Für 2 Personen.

Gebackener Tofu mit Makkaroni

1 Teelöffel Sesamöl
1 gehackte Zwiebel
1 kleiner Kürbis, geschält und in Würfel geschnitten
$\frac{1}{2}$ Tasse Wasser
1 230 Gramm-Stück Tofu, abgetropft
$\frac{1}{4}$ Tasse Tahin (Sesampaste)
3 Eßlöffel Kuzu, in $\frac{1}{4}$ Tasse kaltem Wasser gelöst
1 Eßlöffel weißes Miso
$\frac{1}{2}$ Teelöffel Basilikum
4 Tassen gekochte Hörnchen-Nudeln

Das Öl in einer Pfanne erhitzen und die Zwiebel 2 Minuten dünsten. Den Kürbis und das Wasser dazugeben und 10 Minuten oder solange, bis der Kürbis weich ist, dämpfen. Die restlichen Zutaten außer Nudeln und Basilikum im Mixer cremig schlagen. Basilikum zufügen, die Tofumischung mit den gekochten Nudeln vereinen und in eine eingeölte Kasserolle geben. Mit geschlossenem Deckel im auf 180°C vorgeheizten Backofen 20 Minuten backen. Den Deckel abnehmen und die Oberseite 10 Minuten lang braun werden lassen. Mit Petersilie garnieren.

Für 4 bis 6 Personen.

Gerührter Tofu (Pseudo-Rührei)

Probieren Sie dieses Gericht einmal anstelle von Eiern zum Frühstück. Kurkuma gibt ihm sein gelbes Rührei-Flair und köstlichen Geschmack.

1 Eßlöffel Sesamöl
3 Schalotten, in dünne Scheiben geschnitten
2 230 Gramm-Stücke Tofu, abgetropft und zerdrückt
$\frac{1}{8}$ Teelöffel Kurkuma
1 Teelöffel natürliche Sojasoße

Das Öl in einer Pfanne erhitzen, die geschnittenen Schalotten dazugeben und 1 Minute dünsten. Den zerdrückten Tofu und das Kurkuma hinzufügen, die Flamme hochstellen und unter ständigem Rühren 5 Minuten kochen. Die Sojasoße zugeben und alles überschüssige Wasser verkochen.

Für 2 bis 3 Personen.

Tofu und süßer Mais

Sesamöl
2 Tassen süßer Mais (Körner)
2 230 Gramm-Stücke Tofu, abgetropft und in Würfel geschnitten
$\frac{1}{4}$ Teelöffel natürliche Sojasoße

Eine Pfanne leicht mit Sesamöl einpinseln. Darin die Maiskörner 2 Minuten dünsten. Den gewürfelten Tofu über den Mais schichten, Deckel schließen und 5 Minuten leicht kochen lassen. Mit Sojasoße würzen und alles behutsam mischen.

Für 4 bis 6 Personen.

Abwandlung
Sie können Zwiebeln dazugeben.

Misosuppe

¼ Tasse trockene Wakame-Algen
4 bis 6 Tassen Wasser
1 mittlere Karotte, in streichholzgroße Stücke geschnitten
1 Tasse Weißkohl, in feine Scheiben geschnitten
½ Tasse Zwiebeln, in feine Scheiben geschnitten
2 bis 3 Eßlöffel Miso

Unter kaltem Wasser kurz die Wakame-Algen waschen, um Schmutz und überschüssiges Salz zu entfernen. 3 bis 5 Minuten oder solange, bis sie weich sind, einweichen und in mundgerechte Stücke schneiden. (Das Einweichwasser für die Suppe verwenden.) In einem Topf das Wasser und die Algen zum Kochen bringen, mit Deckel verschließen und auf mittlerer Flamme 8 bis 10 Minuten leicht kochen lassen. Während die Algen kochen, das Gemüse waschen und schneiden. Sodann das Gemüse dazugeben, erneut zum Kochen bringen und auf mittlerer Flamme 8 Minuten leicht kochen lassen. Das Miso in 1 Tasse Suppenwasser auflösen, behutsam mit der Suppe verrühren und auf kleiner Flamme 3 Minuten ziehen lassen. Mit frischem Schnittlauch garnieren.

Für 6 Personen.

Abwandlung

Sie können jeweils 3 Gemüsesorten verschiedener Farbe und Form verwenden.

Tempeh

Tempeh ist ein fermentiertes Sojabohnenprodukt, im Handel in 15 Zentimeter langen und vielleicht 1 Zentimeter dicken, quadratischen Stücken. Er ist reich an Protein, Kohlenhydraten, B-Vitaminen und wichtigen, verdauungsfördernden Bakterien; Tempeh enthält auch Vitamin B_{12}. Sie bekommen ihn in Naturkostläden und zahlreichen Reformhäusern. Tempeh kann wie

Tofu gebraten, fritiert, gekocht, gegrillt, gebacken und gedünstet werden. Er ist eine ausgezeichnete Bereicherung für Suppen, Eintopfgerichte, Salate, Nudeln und Sandwiches.

Sandwich mit gebratenem Tempeh

½ Stück Tempeh
1 Eßlöffel Maiskeimöl
½ Tasse Wasser
1 Teelöffel Sojasoße
2 Scheiben geröstetes Vollkornbrot
2 große Salatblätter
1 Dill-Gurken-Pickle
4 dünn geschnittene Zwiebelringe

Den Tempeh in zentimeterdicke Scheiben schneiden. In einer Pfanne das Öl erhitzen und den Tempeh auf beiden Seiten braten, bis er goldbraun ist. Das Wasser mit der Sojasoße mischen, über den Tempeh gießen und auf hoher Flamme kochen, bis alle Flüssigkeit verdampft ist. Das Brot mit den Salatblättern und dem gebratenen Tempeh darüber belegen und mit den geschnittenen Pickles und den Zwiebelringen garnieren.

Tempeh mit Sauerkraut

1 Eßlöffel Maiskeimöl
1 230 Gramm-Stück Tempeh, in Würfel geschnitten
½ mittelgroßer Kohlkopf, in feine Scheiben geschnitten
½ Tasse Sauerkraut
1 Tasse Wasser oder Sauerkrautsaft
½ Teelöffel leichtes Miso, in 1 Eßlöffel Wasser gelöst
¼ Tasse Zwiebeln, in feine Scheiben geschnitten

Das Öl in einer Pfanne erhitzen und den Tempeh gleichmäßig braun braten. Den Kohl dazugeben und zusammen mit dem Tempeh 5 Minuten dünsten. Obendrauf das Sauerkraut, das Wasser oder den Sauerkrautsaft hinzufügen und 20 Minuten dämpfen. Das aufgelöste Miso hineinrühren und 5 Minuten leicht kochen lassen. Sachte die Zwiebeln daruntermengen.

Für 4 Personen.

Algen (Meeresgemüse)

Arame mit Zitronenschale und Sesam

Betrachten Sie dieses Rezept als angenehmes Gemüsegericht oder als köstliche Ergänzung zu Ihren Lieblingssalaten.

50 Gramm Arame-Algen
Wasser
1 Eßlöffel Sojasoße
1 Teelöffel geriebene Zitronenschale
½ Tasse gemahlene, geröstete Sesamsamen

Die Arame in einem Sieb unter fließendem Wasser abspülen. In einem Topf mit Wasser ausreichend bedecken und 3 bis 5 Minuten stehenlassen. Zum Kochen bringen, mit Deckel verschließen, auf mittlere Flamme herunterstellen und 10 Minuten leicht kochen lassen. Den Deckel abnehmen, die Sojasoße hinzufügen und solange weiterkochen, bis alle Flüssigkeit verdampft ist. Die Zitronenschale und den Sesam zugeben und gut mischen. Mit frischen Schalottenscheiben servieren.

Für 4 bis 6 Personen.

Dulse

Dulse, geröstet und gemahlen, kann auch als Gewürz zum Überstreuen von Getreide und Gemüse verwendet werden. Trocken geröstete Dulse ist eine geschmackliche Bereicherung für Sandwiches.

1 Tasse trockene Dulse
2 Tassen Wasser

Sorgfältig die Dulse reinigen, indem Sie sie auseinanderpflücken und unter fließendem Wasser gut abspülen. Sie können winzig kleine Salznester dabei entdecken. Die gereinigte Dulse in dem Wasser 5 bis 15 Minunten einweichen. Aus dem Einweichwasser herausnehmen, sanft die überschüssige Flüssigkeit herausdrücken und in mundgerechte Stücke zerkleinern. Zu Salaten und Suppen.

Tierische Nahrung

Gegrillter Fisch

1 Pfund Fisch (mit weißem, festem Fleisch)
½ Tasse Wasser
¼ Teelöffel natürliche Sojasoße
½ Teelöffel Ingwersaft

Den Fisch geschwind unter kaltem, fließendem Wasser waschen. Die anderen Zutaten zusammenmischen und den Fisch 1 Stunde in der Marinade einweichen. Den Fisch auf einem eingeölten Backblech im Grill plazieren und auf jeder Seite annähernd 5 bis 8 Minuten grillen. Die Grillzeit ist von Größe und Volumen des Fisches abhängig.

Für 2 bis 4 Personen.

Abwandlung

Statt den Fisch zu marinieren, besprenkeln Sie ihn mit Zitronensaft und einigen wenigen Tropfen natürlicher Sojasoße. Mit Zitronenstückchen, Petersilienzweigen oder geriebenem, rohem Daikonrettich servieren.

Fischsuppe

½ bis ¾ Pfund Fischfilet (weißes, festes Fleisch)
1 Tasse mundgerecht geschnittene Mangoldblätter
2 Tassen dünne Porreescheiben (mit Grün)
1 Tasse mundgerechte Chinakohlstücke
6 bis 8 Tassen Wasser

1 Streifen Kombu-Alge, eingeweicht und in schmale Streifen geschnitten
1 Prise Salz (auf Wunsch)
wenige Tropfen natürliche Sojasoße
¼ Teelöffel frisch geriebener Ingwer

Den Fisch geschwind unter kaltem, fließendem Wasser abspülen und in kleine Stücke schneiden. Die Gemüse waschen und schneiden wie oben angegeben. In einem Topf die Kombu-Alge und das Wasser zum Kochen bringen, Fisch (und Salz) hinzufügen, mit Deckel verschließen und auf niedriger Flamme 25 Minuten leicht kochen lassen. Die Gemüse zugeben, erneut zum Kochen bringen und auf niedriger Flamme 5 Minuten leicht kochen lassen. Mit der Sojasoße und dem geriebenen Ingwer würzen und weitere 2 Minuten leicht kochen lassen. Mit einem Holzlöffel umrühren, um Gemüse und Fisch gleichmäßig zu vermischen. Mit zerhackter Petersilie garnieren.

Für 6 Personen.

Hühnersuppe

1 Hühnerbrust
8 bis 10 Tassen Wasser
1 Lorbeerblatt
½ Teelöffel Oregano
1 Teelöffel Basilikum
1 Prise Salz
2 mittelgroße Karotten
2 Stengel Sellerie
2 mittelgroße Zwiebeln
1 Tasse kleine Nudeln (z.B. Hörnchen)
¼ Tasse zerhackte Petersilie
Spuren Schwarzer oder Weißer Pfeffer
1 Teelöffel natürliche Sojasoße

Das Huhn kurz unter kaltem, fließendem Wasser waschen. Das

Wasser, das Huhn, das Lorbeerblatt, Oregano, Basilikum und Salz in einen großen Topf geben, zum Kochen bringen und mit verschlossenem Deckel auf mittlerer Flamme 45 Minuten oder solange, bis das Huhn gar ist, leicht kochen lassen. Während dieses Kochvorgangs Karotten und Sellerie in kleine Stücke schneiden und die Zwiebeln schälen und auch klein schneiden. Zu der Hühnerbrühe zugeben, erneut zum Kochen bringen und auf mittlerer Flamme $\frac{1}{4}$ Stunde leicht kochen lassen. Das Huhn herausnehmen, die Knochen entfernen und in mundgerechte Happen schneiden. Das Hühnerfett von der Suppenoberfläche abschöpfen. Die Nudeln hinzufügen und kochen, bis sie weich sind — etwa 5 bis 8 Minuten. Die Hühnerfleischstücke, Petersilie, Pfeffer und Sojasoße in die Suppe geben, zum Kochen bringen und vom Herd herunternehmen.

Für 6 bis 8 Personen.

Würzzubereitungen und Dressings

Sesamgewürz

Überstreuen Sie mit diesem Gewürz Getreide- und Gemüsespeisen.

10 Teile Sesamsamen
1 Teil Wakame Algen

Den Sesam gründlich in einem Sieb waschen und 5 Minuten stehenlassen, damit alles restliche Wasser abtropfen kann. Den Sesam in eine vorgeheizte Pfanne geben und auf niedriger Flamme trocken rösten. Ständig mit einem Holzlöffel umrühren und die Pfanne von Zeit zu Zeit hin und her schütteln, so daß die Sesamkörner gleichmäßig geröstet werden. Wenn sie einen nußähnlichen Wohlgeruch verströmen, dunkler in der Farbe werden und in der Pfanne zu springen und zu platzen beginnen (das geschieht gewöhnlich innerhalb von 5 Minuten, je nachdem, wie groß die Menge der Sesamkörner ist), sind sie fertig. Zum Test zerquetschen Sie einige Samen zwischen Daumen und Zeigefinger. Geht das leicht, sind sie genau richtig. Sofort aus der heißen Pfanne nehmen, damit sie nicht anbrennen.

Die Wakame-Algen auf ein Backblech legen. Im auf 160°C vorgeheizten Backofen 1/4 Stunde oder solange, bis sie knusprig sind, rösten. Sodann die Algen in Anteilen in einem Suribachi oder Mörser mit Stößel zerreiben bzw. zerstoßen. Die gerösteten Sesamkörner dazugeben und alles zusammen zermahlen, bis Sesam und Wakame zu einem grobkörnigen Pulver geworden sind. In einem luftdicht verschlossenen Glas aufbewahren.

Abwandlung

Ersetzen Sie Wakame durch Dulse, Kombu oder Trockenfisch (z.B. getrocknete Sardinen).

Dressing aus Öl, Essig und Sojasoße

1 Eßlöffel Vollreisessig
1½ Teelöffel Sesam- oder Maiskeimöl
½ Teelöffel natürliche Sojasoße

Mischen Sie dieses Dressing nicht im voraus. Den Salat zubereiten, die Zutaten direkt dazugeben und mischen. Sofort servieren.

Für 4 bis 6 Personen.

Schalotten-Petersilien-Dressing

¼ Tasse Schalotten, in feine Scheiben geschnitten
1 Eßlöffel Petersilie, fein zerhackt
1 Teelöffel Sesam- oder Maiskeimöl
1 Eßlöffel Zitronensaft (auf Wunsch)
1 Eßlöffel Vollreisessig
1 Prise Salz
½ Tasse Wasser

Alle Zutaten in ein Glas geben, fest verschließen und gut schütteln. Gießen Sie das Dressing über einen Lieblingssalat, mischen

und servieren sofort.
Für 6 Personen.

Tofucreme-Dressing

Dieses Dressing paßt besonders gut zu Nudeln.

½ 230 Gramm-Stück Tofu
¼ kleine Zwiebel, gehackt
1 Eßlöffel Sesam- oder Maiskeimöl
2 Eßlöffel Wasser
1 Teelöffel natürliche Sojasoße

Alle Zutaten in einem Suribachi bzw. Mixer cremig rühren bzw. schlagen. Über Ihren Lieblingssalat gießen, behutsam vermischen und sofort servieren.
Für 6 Personen.

Abwandlung

Tofu-Dip (Soße) oder -Aufstrich: Nehmen Sie Schnittlauch oder Schalotten anstelle von Zwiebeln. Wenn Sie mit einem Mixer arbeiten, den Schnittlauch oder die Schalotten erst anschließend zugeben. Als Dip mit Gemüse oder Naturkost-Chips zusammen servieren, oder als Aufstrich auf Vollkornbrot oder -brötchen.

Orangen-Miso-Dressing

Dieses Dressing eignet sich bestens für grüne Blattgemüse-Salate.

1 bis 1½ Teelöffel weißes Miso
¼ Tasse frisch gepreßter Orangensaft
1 Eßlöffel gemahlene, geröstete Sesamsamen (auf Wunsch)

Im Suribachi oder in einer Schale das Miso in dem Orangensaft auflösen und die Sesamsamen daruntermengen. Nun über den Lieblingssalat gießen, sachte mischen und sofort servieren.
Für 4 Personen.

Früchte und Desserts

Fruchtgelee

Ein tolles Dessert für heiße Tage.

1 Liter Apfelsaft (oder jeder andere ungesüßte Fruchtsaft)
2 Eßlöffel Ahornsirup (auf Wunsch)
1 Prise Salz
½ Teelöffel Vanille (auf Wunsch)
⅓ Tasse Agar-Agar-Flocken
1 Eßlöffel Kuzu, in ¼ Tasse Apfelsaft gelöst
1 Eßlöffel Zitronensaft
1 Pfund gewaschene, geviertelte Erdbeeren

Apfelsaft, Ahornsirup, Salz, Vanille und Agar-Agar zusammen in einen Topf geben und unter ständigem Rühren zum Kochen bringen. Die Kuzulösung einarbeiten und weiterrühren, bis die Mischung erneut kocht. Jetzt die Flamme auf mittel herunterstellen und 5 Minuten kochen lassen. Zitronensaft zufügen. Eine quadratische Glasschüssel mit kaltem Wasser ausspülen, die Erdbeeren hineintun und die heiße Apfelsaftmixtur über die Früchte gießen. Im Kühlschrank abkühlen lassen, bis es steif ist — annähernd 1 Stunde. Mit gehackten Nüssen garnieren, und oben auf die Spitze geschlagene Tofu-Creme (siehe Rezept am Ende dieser Sektion).

Für 4 bis 5 Personen.

Abwandlungen

Anstelle von Erdbeeren können Sie auch Blaubeeren, Himbeeren, Brombeeren oder andere Früchte verwenden.

Um daraus einen cremigen Pudding zu machen, pürieren Sie den Gelee im Mixer, tun ihn zurück in die Schüssel und lassen ihn ½ Stunde abkühlen.

Cafégelee

4 Tassen Apfelsaft
2½ Eßlöffel Kaffeeersatz (z.B. Yannoh-, Löwenzahnwurzel- oder Malzkaffee)
⅓ Tasse Agar-Agar-Flocken
2 Eßlöffel Tahin (Sesampaste)
¼ Teelöffel Zimt
⅛ Teelöffel Salz

Alle Zutaten im Mixer schaumig schlagen. In einem Topf zum Kochen bringen, auf mittlere Flamme herunterstellen und 5 Minuten kochen lassen. Eine Schüssel mit kaltem Wasser ausspülen, die heiße Apfelsaftmixtur hineingeben und im Kühlschrank abkühlen lassen, bis sie steif ist — annähernd 1 Stunde. Mit gehackten, gerösteten Nüssen garnieren, und oben auf die Spitze geschlagene Tofu-Creme (siehe Rezept am Ende dieser Sektion).

Für 6 Personen.

Haferkekse Nr. 1

Trockene Zutaten

1 Tasse grobe Haferflocken
1½ Tassen Vollweizenfeinmehl
½ Teelöffel Natriumbikarbonat
1 Teelöffel Zimt
½ Tasse gehackte, geröstete Walnüsse
½ Tasse Rosinen (5 Minuten in heißem Wasser eingeweicht)

Flüssige Zutaten
½ Tasse Maiskeimöl
½ Tasse Ahornsirup
1 Teelöffel Vanille
2 Teelöffel Reisessig

Den Backofen auf 175°C vorheizen. Die trockenen Zutaten mischen (das Rosinen-Einweichwasser jedoch nicht mitverwenden; ggf. für andere Zubereitungen im Kühlschrank aufheben) und die flüssigen Zutaten zusammenrühren. Sodann alle Zutaten in eine große Schüssel geben und vermengen. Auf einem eingeölten Backblech verteilen und etwa 15 bis 20 Minuten backen.

Ergibt 24 kleine Kekse.

Haferkekse Nr. 2

Trockene Zutaten
2 Tassen grobe Haferflocken
¾ Tasse Vollweizenfeinmehl
½ Tasse gehackte, geröstete Mandeln
½ Teelöffel Zimt
1 Prise Salz

Flüssige Zutaten
¾ Tasse Korinthen
1 Teelöffel geriebene Zitronenschale
1 Tasse Apfelsaft
¼ Eßlöffel Ahornsirup

Die trockenen Zutaten und die flüssigen Zutaten getrennt mischen. Beide Mixturen vereinen und sorgfältig verrühren. Aus dem Teig kleine Bälle formen. Auf ein eingeöltes Backblech geben und mit einer Gabel plattdrücken. Bei 175° C backen, bis sie braun sind — etwa 10 Minuten.

Ergibt 16 Kekse.

Muffins (Mürbteiggebäck)

Das jeweils dafür verwendete Süßmittel beeinflußt die Beschaffenheit dieser Muffins. Ahornsirup macht sie leicht und locker, während sie mit Gerstenmalz feucht und schwer werden.

Trockene Zutaten
2 Tassen Vollweizenfeinmehl
1 Tasse Maismehl
1 Eßlöffel Backpulver (vorzugsweise mit wenig Natrium)
¼ Teelöffel Zimt
⅛ Teelöffel Salz

Flüssige Zutaten
¼ bis ½ Tasse Ahornsirup oder ¾ Tasse Gerstenmalz
½ Tasse Maiskeimöl
1 Tasse Wasser oder Apfelsaft
1 Teelöffel Vanille (auf Wunsch)
1 Eßlöffel Orangenschale

Alle Zutaten sollten Raumtemperatur haben. Die trockenen und die flüssigen Zutaten getrennt vermischen. Dann beide Mischungen in einer großen Schüssel vereinen und behutsam zusammenrühren — nicht übermischen! Den Backofen auf 200° C vorheizen, Keksförmchen einölen und den Teig hineinlöffeln, bis die Förmchen dreiviertelvoll sind. 20 Minuten backen.

Ergibt 12 große Muffins.

Abwandlungen

Für Frucht- und Nuß-Muffins nehmen Sie Blaubeeren oder Preiselbeeren, geröstete Walnüsse oder Sonnenblumenkerne.

Für Kleie-Muffins nehmen Sie 3 Teile Vollweizenmehl, 1 Teil Kleie, Rosinen und Zitronenschale.

Wenn Sie anstelle von Maismehl Sojamehl verwenden, erhalten Sie lockerere, leichtere Muffins.

Apfelstreusel

6 bis 8 Äpfel, geschält, entkernt und in Scheiben geschnitten
¼ Teelöffel Zimt
1 Tasse Apfelsaft
1 Tasse ungebleichtes, weißes Mehl
1 Tasse Vollweizenmehl
1 Tasse grobe Haferflocken
1 Prise Salz
½ Tasse gehackte, geröstete Walnüsse oder Sonnenblumenkerne (auf Wunsch)
½ Tasse Maiskeimöl
¼ bis ½ Tasse Ahornsirup
¼ Teelöffel Vanille

Den Boden eines 23 mal 30 Zentimeter großen Backblechs mit Apfelscheiben auslegen. Den Zimt in den Apfelsaft einrühren und das Ganze über die Äpfel gießen. Mehl, Haferflocken, Salz und Nüsse bzw. Sonnenblumenkerne in einer Schüssel mischen. Öl, Ahornsirup und Vanille zugeben und solange rühren, bis die Mischung krümelig ist. Wenn sie zu trocken ist, etwas Apfelsaft hinzufügen. Die Krümelmischung nun über die Äpfel streuen. Im auf 175°C vorgeheizten Backofen backen, und zwar 40 Minuten oder solange, bis es oben braun wird.

Für 6 bis 8 Personen.

Abwandlung

Anstelle von Äpfeln können Sie auch Birnen nehmen.

Blaubeeren-Couscous-Kuchen

Dieser Kuchen erfordert weder Öl noch Mehl, auch keinen Backvorgang.

6 Tassen Apfelsaft
2 Eßlöffel Ahornsirup (auf Wunsch)
1 Teelöffel geriebene Zitronenschale
1 Prise Salz
1 Teelöffel Vanille
2 Tassen Couscous (vorgekochtes Weizengrießerzeugnis)
1 Pfund verlesene, gewaschene Blaubeeren

Apfelsaft, Ahornsirup, Zitronenschale, Salz und Vanille in einem Topf zum Kochen bringen. Den Couscous zugeben, die Flamme niedriger stellen und rühren, bis die Mischung fast dick ist — etwa 5 Minuten. Vom Herd nehmen. Eine 23 mal 23 Zentimeter große Kuchenplatte aus Glas mit kaltem Wasser ausspülen und die gewaschenen Blaubeeren gleichmäßig auf deren Boden verteilen. Die heiße Couscousmischung darübergießen und in den Kühlschrank stellen — annähernd 45 Minuten bis 1 Stunde. Nun aus dem Kühlschrank herausholen, eine Servierplatte umgekehrt auf die Kuchenplatte legen und das Ganze auf den Kopf stellen. Der Kuchen wird sich leicht herauslösen. In Quadrate schneiden und mit gehackten, gerösteten Nüssen garnieren, und oben auf die Spitze geschlagene Tofu-Creme (siehe Rezept am Ende dieser Sektion).

Ergibt 10 bis 15 Quadrate.

Abwandlung

Die Blaubeeren zu der heißen Couscousmischung hinzufügen. Ein paar Beeren werden platzen, violette Streifen produzieren und den Kuchen sehr farbenfroh gestalten. Anstelle von Blaubeeren können Sie Erdbeeren, Himbeeren, Brombeeren oder jedwede anderen weichen Früchte verwenden.

Geschlagene Tofu-Creme

Servieren Sie diese Garnierung als Krönung auf Ihren Lieblingsnachspeisen, oder nehmen Sie sie als Glasur für Kuchen und Torten.

1 230 Gramm-Stück Tofu, abgetropft
¼ bis ½ Tasse Ahornsirup
1½ Teelöffel Vanille
1 Teelöffel geriebene Zitronenschale
1 Teelöffel Zitronensaft
1 Prise Salz

Alle Zutaten im Mixer 5 Minuten verquirlen. Den Mixer ausstellen und mit einem Holzlöffel von unten nach oben aufrühren. Weitere 5 Minuten im Mixer verquirlen, oder solange, bis es völlig cremig ist. Mit gerösteten Nüssen oder Sonnenblumenkernen garnieren.

Für 4 bis 6 Personen.

Anhang

Quellennachweis

Kapitel 2 und 3

Wissenschaftliche Arbeiten

„American Dietetic Association Reports: Position Paper on the Vegetarian Approach to Eating." *Journal of the American Dietetic Association* 77 (1980):61.

Eine sorgfältige, peinlich genaue Arbeit, worin die ADA über die Wirkungen vegetarischer Ernährungsformen (sowohl vollvegetarischer als auch lakto-ovo-vegetarischer) auf die Gesundheit berichtet und zu dem Schluß kommt, daß eine „aus weitgehend unraffinierten Nahrungsmitteln bestehende" Kost alle für den Körper nötigen Nährstoffe enthält. Das gilt für beide Formen vegetarischer Kost (rein pflanzlich sowie unter Hinzunahme von Milchprodukten und Eiern), sofern sie gut durchdacht sind. Des weiteren erkennt die ADA das wachsende Potential wissenschaftlicher Belege, die die vorbeugende Wirkung einer vegetarischen Kost gegenüber bestimmten Krankheiten wie Herzgefäßerkrankungen und Krebs erhärten.

Blankenhorn, David H., u.a. „The Rate of Atherosclerosis Change During Treatment of Hyperlipoproteinemia." *Circulation* 57 (1978):355.

Blankenhorn und seine Kollegen von der Southern California Universität fanden heraus, daß bei Patienten mit fortgeschrittener Arteriosklerose durch eine fett- und cholesterinarme Kost (zur Verringerung des Blutcholesterinspiegels) eine deutlich niederigere Rate bei Arteriosklerose in den Femoralarterien auftrat.

Gotto, Antonio M., „Is Atherosclerosis Reversible?" *Journal of the American Dietetic Association* 74 (1979):551.

Gotto untersuchte das wissenschaftliche Beweismaterial (Studien an Menschen und Tieren) über die Wirkungen der Ernährung auf Arteriosklerose und kam zu dem Schluß, daß auf der Basis dieser Beweise eine fettarme Kost tatsächlich die Quote der Fettablagerungen, die die Arterien beim Menschen verstopfen, vermindert.

Petrakis, N.L., und King, E. „Cytological Abnormalities in Nipple Aspirates of Breast Fluid from Women with Severe Constipation." *Lancet* 2 (1981):1203.

Ein Bericht über eine Studie, die einen deutlichen Zusammenhang zwischen Verstopfung und der Rate bei Anomalien der Brustflüssigkeit, Brusterkrankungen und mutagenen Substanzen in den Gedärmen aufzeigt.

Sacks, Frank M.; Rosner, Bernard; und Kass, Edward H. „Blood Pressure in Vegetarians." *American Journal of Epidemiology* 100 (1974):5.

Ein Bericht über eine von Wissenschaftlern der Harvard Medical School angefertigte Studie, die einen Zusammenhang zwischen einer vegetarischen

Kost (aus ganzem Vollgetreide und Gemüse) und niedrigeren Serumcholesterinwerten herstellt.

Shekelle, R.B., u.a. „Dietary Vitamin A and Risk of Cancer in the Western Electric Study.“ *Lancet* 2 (1981):1185.

Forscher verglichen die Eß- und Rauchgewohnheiten von zweitausend westlichen Elektrotechnikern und fanden heraus, daß diejenigen, deren Ernährung reich an Beta-Karotin, der pflanzlichen Quelle von Vitamin A, war — das schloß auch Zigarettenraucher ein —, die niedrigste Lungenkrebsrate zeigten.

Stamler, Jeremiah. „Lifestyles, Major Risk Factors, Proof and Public Policy.“ *Circulation* 58 (1978):3.

Eine der besten Arbeiten über die reichlichen Beweise für den Zusammenhang zwischen fettreicher Kost und Herz- und Gefäßerkrankungen und über die Notwendigkeit für die politische Öffentlichkeit, darüber zu reflektieren.

Wissler, R.W., und Vesselinovitch, D. „Regression of Atherosclerosis in Experimental Animals and Man.“ *Modern Concepts of Cardiovascular Disease* 46 (1977):27.

Studien über die Rückbildung von Arteriosklerose bei Versuchen mit Tieren und Menschen zeigten, daß eine fett- und cholesterinarme Kost Schäden durch Arteriosklerose behebt.

Staatliche Berichte und wissenschaftliche Gutachten vor dem U.S.-Senat

Composition of Foods, Agriculture Handbook No. 8, ed. 8-1 through 8-7. U.S. Department of Agriculture, revised 1976 through 1982. Erhältlich bei: Government Printing Office, Washington, DC 20402.

Eine sorgfältige Darstellung des Nährwertes von Lebensmitteln.

Diet, Nutrition and Cancer. The National Research Council of the National Academy of Sciences, 1982. Erhältlich bei: National Academy Press, 2101 Constitution Avenue, N.W., Washington, DC 20418.

Die sorgfältigste, erschöpfendste Darstellung des Beweismaterials über den Zusammenhang zwischen Ernährung und Krebs. Die 500-Seiten starke NRC-Dokumentation erörtert alle bedeutenden Studien, mit Fußnoten und Referenzen, und die Bewertung der Studien durch den NRC. Sie bietet ferner diätetische Leitlinien zur möglichen Reduzierung des Krebsrisikos.

Dietary Goals for the United States. U.S. Senate Select Commitee on Nutrition and Human Needs, 2d ed., Dezember 1977. Erhältlich bei: Government Printing Office, Washington, DC 20402. Stock No. 052-070-04376-8.

Diese Dokumentation gab den Ausschlag dafür, daß Amerika begann, über seine Ernährung nachzudenken. *Dietary Goals* bietet Ernährungsrichtlinien und eine Übersicht über die Belege für den Zusammenhang zwischen Ernährung und Krankheit. Ferner enthält sie die Forschungsergebnisse über die amerikanischen Ernährungsgewohnheiten.

Dietary Guidelines for Americans. U.S. Departments of Agriculture and Health and Human Services, 1980. Erhältlich bei: Office of Government and Public Affairs, Publication Division, USDA, Washington, DC 20250.

Generelle Ernährungsrichtlinien ähnlich denen von *Dietary Goals* und *Healthy People.*

Healthy People: The Surgeon General's Report on Health Promotion and Disease Prevention. The U.S. Surgeon General's Office, U.S. Department of Health and Human Services, 1979. Erhältlich bei: Government Printing Office, Washington, DC 20402. Stock No. 017-001-00416-2.

Bietet diätetische Leitlinien und eine Übersicht über die Belege für den Zusammenhang zwischen Ernährung und Krankheit, Krebs-, Herz- und Gefäßerkrankungen inbegriffen.

U.S. Senate Subcommittee on Nutrition. *Heart Disease: Public Health Enemy No. 1* (22. Mai 1979) Erhältlich bei: Government Printing Office, Washington, DC 20402.

U.S. Senate Subcommittee on Nutrition. *Diet and Cancer Relationship* (2. Oktober 1979). Erhältlich bei: Government Printing Office, Washington, DC 20402.

Die vorbereitete Erklärung von Dr. med. Arthur C. Upton vom National Institute of Health, dem früheren Leiter des National Cancer Institute, ist besonders beachtenswert, weil sie eine prägnante, durchdachte Übersicht über die Belege für den Zusammenhang zwischen Ernährung und Krebs liefert, ferner die maßgeblichen Theorien über die Möglichkeiten, wie Ernährung zu dieser Krankheit führen kann.

Bücher

Arasaki, Seibin & Teruko. *Vegetables from the Sea.* Tokyo: Japan Publications, 1983.

Alles, was Sie schon immer über japanische Algen wissen wollten: Wie sie angebaut, geerntet und zubereitet werden, sowie ihre Nährwerte.

Ballantine, Dr. med. Rudolph. *Diet and Nutrition: A Holistic Approach.* Honesdale, Pa.: Himalayan International Institute, 1978.

Ein gründlicher Führer für Nahrung und Körper ebenso wie eine Einführung in verschiedene fernöstliche, philosophische Ansätze zu Ernährung und Gesundheit.

Brody, Jane. *The New York Times Guide to Personal Health.* New York: Times Books, 1982.

Eine Sammlung ihrer ursprünglich in der *New York Times* erschienenen Artikel über Gesundheit. Die Themen reichen von Nahrung über umgebungsbedingte Gesundheitsrisiken bis zu der Gesundheit im Alter.

Guberlet, Muriel Lewin. *Seaweeds at Ebb-Tide.* Seattle: University of Washington Press, 1971.

Hausmann, Patricia. *Jack Sprat's Legacy: The Science and Politics of Fat and Cholesterol.* New York: Richard Marek Publishers, 1981. Auch erhältlich bei: Center for Science in the Public Interest, 1755 S St., N.W., Washington, DC 20009.

Das beste Buch über das Verhalten von Fett im Körper und darüber, wie die Industrie dieses Land daran gehindert hat, eine gesunde Ernährungspolitik zu betreiben.

Hillson, C.J. *Seaweeds.* University Park: Keystone Books, Pennsylvania State University, 1977.

Lappé, Frances M.. *Die Öko-Diät – Wie man mit wenig Fleisch gut ißt und die Natur schont.* Frankfurt a.M.: Fischer Taschenbuch-Verlag, 1985.

Das Buch löste eine Revolution in Sachen Ernährung aus und brachte die

Leute zu der Erkenntnis, daß man kein Fleisch zu essen braucht, um sich angemessen zu ernähren und alles Eiweiß zu erhalten, welches der Körper braucht. Es beschäftigt sich ferner mit den sozialen und landwirtschaftlichen Problemen, die die Folgen der übermäßigen Abhängigkeit unserer Gesellschaft von Fleisch als Hauptnahrung sind.

Eine grundlegende Einführung in eine bessere Ernährung und die gesundheitlichen Vorteile einer fettarmen, aus Vollgetreide und Gemüse bestehenden Kost.

Madlener, Judith Cooper. *The Seavegetable Book.* New York: Clarkson N. Potter Publishers, 1977.

Eines der besten Bücher über das Ernten und Zubereiten von Algen. Es liefert Beschreibungen, Standorte, Nährstoffgehalt, Rezepte und andere Informationen über Algen, die in Küstennähe rund um die Welt wachsen.

Martin, Alice A., und Tenenbaum, Frances. *Diet Against Disease.* Boston: Houghton Mifflin Company, 1980.

Eine Einführung in bessere Ernährung basierend auf den *Dietary Goals for the United States.* Mit Rezepten.

Pritikin, Nathan. *The Pritikin Promise: 28 Days to a Longer, Healthier Life,* New York: Simon & Schuster, 1983.

Zeitschriften

Cancer Fact and Figures, 1982. New York: American Cancer Society, 1981.

Fernstrom, John D. „How Food Affects Your Brain." *Nutrition Action* (Dezember 1979):5-7. (Eine Veröffentlichung des Center for Science in the Public Interest, Washington, DC)

Findlay, Steve. „What's Up, Doc? Can Carrots Prevent Cancer? New Evidence Suggests a Link." *Nutrition Action* (Februar 1982):12-13.

Leviton, Richard. „Things Go Better with Soyburgers." *East-West Journal* (Oktober 1981):25-29.

Liebmann, Bonnie F., und Moyer, Greg. „The Case Against Sugar." *Nutrition Action* (Dezember 1980):9-13.

„A Soyfoods Trailblazer Looks Back and Ahead: An Interview with Dr. Clifford Hesseltine, Chief of Fermentation Laboratory at the U.S. Department of Agriculture." *East-West Journal* (Oktober 1981):30-33.

Hesseltine spricht über den Nährstoffgehalt (insbesondere Vitamin B_{12}) in Tempeh, Miso und anderen Sojabohnenprodukten.

Kapitel 4

Bücher

Morehouse, Laurence E., Ph.D. *Fitness für Faule – das „weltraumgetestete" Gesundheitsprogramm.* Reinbek bei Hamburg: Rowohlt, 1983.

Eine gründliche Darstellung der Wirkung von Körperübungen und, wie man sicher und effizient physisch fit werden kann.

Zohman, Lenore R., Dr. med., und Kattus, Albert, Dr. med., und Softness, Donald G. *The Cardiologist's Guide to Fitness and Health Through Exercise.* New

York: Simon & Schuster, 1979.
Ein Buch über Körperübungen für Herz und kardiovaskuläres System.

Zeitschriften

Reston, James. „Now, About My Operation in Peking," *New York Times*, 26. Juli 1971.

————. „A View from Shanghai." *New York Times*, 22. August 1971.

Kapitel 5

Bücher

Arehart-Treichel, Joan. *Biotypes: The Critical Link Between Your Personality and Your Health*. New York: Times Books, 1980.

Eine gründliche Analyse, angereichert mit faszinierenden Fallstudien, u.a. die Roseto-Story.

Cousins, Norman. *Der Arzt in uns selbst – die Geschichte einer erstaunlichen Heilung gegen alle düsteren Prognosen*. Reinbek bei Hamburg: Rowohlt, 1986.

Eine inspirierende, wichtige Darstellung, wie ein Mann seines Körpers Abwehrkräfte aufmarschieren läßt, um sich gegen eine gefährliche Krankheit, für welche die Medizin keine Antwort hat, zu verteidigen. Ferner legt Cousins eine durchdachte Analyse vor, wie der Geist bzw. dessen kreative Kräfte die Chemie von Körper und Gehirn anregt und für ein langes Leben sorgt.

Dossey, Larry, Dr. med. *Die Medizin von Raum und Zeit*. Basel: Sphinx-Verlag, 1984. Reinbek bei Hamburg: Rowohlt, 1987.

Eine ausgezeichnete Darstellung der neuen Physik, und eine sorgfältige Analyse, wie unsere zeitliche Wahrnehmung und unser Geisteszustand sich auf die Gesundheit auswirken.

Friedmann, Meyer, Dr. med., und Rosenman, Ray H., Dr. med. *Der A-Typ und der B-Typ*. Reinbek bei Hamburg: Rowohlt, 1975. Neuauflage *Rette dein Herz*. Reinbek bei Hamburg: Rowohlt, 1985.

Eine bahnbrechende Arbeit zweier Kardiologen, die aufzeigten, wie Streß das kardiovaskuläre System angreift und des Körpers Fähigkeit zur Bekämpfung von Krankheiten unterdrückt.

Null, Gary. *Biofeedback, Fasting, and Meditation*. New York: Pyramid Publications, 1974.

Eine Einführung in die Meditation und deren Fähigkeit, den Körper zu beeinflussen.

Peale, Norman Vincent. *Die Kraft positiven Denkens*. Thalwil: Oesch, 1979. Landsberg/ Lech: mvg-Verlag, 1987 (2 Tonkassetten mit Textheft).

Lange bevor die Wissenschaft den Einfluß geistiger Kräfte auf den physischen Körper und die äußere Realität bestätigte, schuf Peale ein Selbsthilfeprogramm auf der Basis von Glauben und positivem Denken. Obwohl vor über dreißig Jahren geschrieben, hat uns dieses Buch immer noch viel zu sagen — ein weiterer Beweis seines Langzeitwertes.

Simonton, Oscar Carl, Dr. med.; Matthews-Simonton, Stephanie; und Creighton, James L. *Wieder gesund werden.* Reinbek bei Hamburg: Rowohlt, 1987.

Die Simontons gehören zu den ersten Forschern, die bei Krebskranken im Endstadium mit der Geist-Körper-Verbindung gearbeitet haben. Dabei halfen sie einer überraschend hohen Anzahl von Leuten, ihre Krankheit zu überwinden, und verlängerten das Leben bei vielen anderen. Dieses wichtige, bahnbrechende Buch berichtet über ihre Erfahrungen sowie das Beweismaterial über den Zusammenhang zwischen Geist und Körper.

Zeitschriften

Anderson, Alan. „How the Mind Heals." *Psychology Today* (Dezember 1982):51-56.

Wallis, Claudia. „Stress: Can We Cope?" *Time,* 6. Juni 1983.

Kapitel 6

Bücher

Capra, Fritjof. *Das Tao der Physik.* Bern-München-Wien: Scherz, 1987.

Das erste Buch über Quantenmechanik und soviele ihrer außergewöhnlichen Enthüllungen über die Natur des Universums, zugänglich für den Laien. Capra ging einen Riesenschritt weiter, indem er demonstrierte, daß die neue Physik eine Sicht vom Universum anbietet, die eine fundamentale Analogie zu traditionellen, spirituellen und religiösen Lehren speziell aus dem Osten bietet.

Hall, Calvin S., und Nordby, Vernon J. *A Primer of Jungian Psychology.* New York: New American Library, 1973.

Eine Einführung in Jung und seine Sicht der menschlichen Psyche.

Jung, Carl Gustav. *Antwort auf Hiob.* Zürich: Buchclub Ex Libris, 1981 (nur für Mitglieder erhältlich).

Lao Tse. *Tao Te King.* 1) Übers. u. komment. v. Richard Wilhelm. Köln: Diederichs, 1986. 2) Übers. u. komment. v. Victor von Strauss. Zürich: Manesse-Verlag, 1987.

Das folgenreiche Werk über eine der bedeutendsten, weitverbreiteten Religionen des Ostens.

Pagels, Heinz R. *Cosmic Code: Quantenphysik als Sprache der Natur.* Frankfurt-Berlin-Wien: Ullstein, 1983.

Quantenmechanik für Laien.

Stevenson, Kenneth E., und Habermas, Gary R. *Verdict on the Shroud: Evidence for the Death and Resurrection of Jesus Christ.* Ann Arbor, Mich.: Servant Books, 1981.

Zwei ehemalige Mitglieder eines Wissenschaftsteams, das in Turin ein Leichentuch beurteilte, das angeblich von Jesus sein sollte, diskutieren die Feststellungen aus dieser Forschung sowie die uralte Debatte Naturalismus gegen Wunderglaube.

Tillich, Paul. *The Meaning of Health.* Richmond, Calif.: North Atlantic Books, 1981.

In dieser gründlichen, aufklärenden Analyse bespricht Tillich die Beziehung

zwischen spirituellem Wachstum und physischer Gesundheit.
Wheelwright, Philip, ed. *The Presocratis.* Indianapolis, Ind.: Odyssey Press, 1966.
Ein Überblick über die alten, griechischen Philosophen, von Xenophanes bis Hippocrates.
Wolf, Fred Alan. *Der Quantensprung ist keine Hexerei.* Basel-Boston-Stuttgart: Birkhäuser, 1986.
Eine verständliche, unterhaltsame Einführung in die neue Physik.

Zeitschriften

Barnhouse, Ruth Tiffany, Dr. med., Th.M. „Spiritual Direction and Psychotherapy." *Journal of Pastoral Care* 33 (1979):149.
Jack, Alex. „From Science to Society: Frithof Capra Makes a Quantum Leap." *East-West Journal* (März 1982): 28-36.
Ein Interview mit Capra.

Kapitel 7

Bücher

Kaplan, Justin. *Walt Whitman: A Life.* New York: Simon & Schuster, 1982.
Moody, Raymond A., Jr., Dr. med. *Leben nach dem Tod.* Reinbek bei Hamburg: Rowohlt, 1986.
Berichte von Leuten, die während ihres klinischen Todes bemerkenswerte Erfahrungen machten.
Sabom, Michael B., Dr. med. *Erinnerung an den Tod.* München: Goldmann, 1986.
Weitere Erfahrungen mit dem klinischen Tod, die nach genauer wissenschaftlicher Prüfung zu manchen interessanten Feststellungen führten.

Bibliographie

Abehsera, Michel, *Das makrobiotische Kochbuch,* O.W. Barth/Scherz 1972/80

Aihara, Herman, *Milch, ein Mythos der Zivilisation,* Mahajiva 1985

Bradford, Peter & Montse, *Das makrobiotische Algen-Kochbuch,* Mahajiva, 1987

Kushi, Aveline, * *Aveline Kushi' s großes Buch der makrobiotischen Küche,* Ost-West Bund,1987

Kushi, Michio & Aveline, * *Das große Buch der makrobiotischen Ernährung und Lebensweise,* Ost-West Bund,1987

Kushi, Michio, Das *DO-IN Buch,* Bruno Martin 1980

– *Natürliche Heilung mit Makrobiotik,* Ost-West Bund, 1981

–* *Die Kushi-Diät,* Droemer Knaur, 1984

– * *Der makrobiotische Weg,* Hermann Bauer, 1986

– * *Dein Gesicht lügt nie... Einführung in die fernöstliche Diagnose,* Mahajiva, 1986

Laridon/Maes, * *Makrobiotisch Kochen,* Goldmann 1983

Marn, Gabriel Günther, * *Ein Weg-ein Ausweg?* , Ost-West Bund, 1985

Morishita, Dr. med Kieichi, *Krebs ist nicht unheilbar,* Mahajiva, 1986

Ohsawa, Lima, *Das Lima Ohsawa- Kochbuch,* Irisiana/Hugendubel 1980

Ohsawa, Georges, *Das Wunder der Diätetik,* Ohsawa-Zentrale

–*Zen- Makrobiotik,* Thiele,1982
–*Krebs und die fernöstliche Philosophie der Medizin,* Ohsawa-Zentrale 1972
–**Makrobiotik: Eine Einladung zu Gesundheit und Glück,* Mahajiva ,1984
Patzelt, Ljerka, **Krebs ist kein Feind,* Ost-West Bund, 1986
Sattilaro, Dr. med. Anthony J., * *Rückruf ins Leben – Die Geschichte meiner Krebsheilung,* Mahajiva, 1985
Simon, Paul, **Makrobiotik auf der Speisekarte,* CML 1980/Mahajiva 1987/88
Yamamoto, Shizuko, * *Barfuß-Shiatsu,* Ost-West Bund 1987

Zeitschrift:
–DAS GROSSE LEBEN–,
Makrobiotik-Magazin,
Ost-West Bund ab 1986, vierteljährlich (mit aktuellem Terminkalender und Adreßverzeichnis aller deutschsprachigen makrobiotischen Zentren)

*= Bücher zur Einführung

Kontaktadressen für weitere Informationen

Nachfolgend sind einige Adressen deutschsprachiger, makrobiotischer Zentren, Organisationen und Beratungsstellen aufgelistet. Eine aktuelle Adressenliste mit Veranstaltungen wird laufend in —DAS GROSSE LEBEN—, Makrobiotik-Magazin, veröffentlicht.

D-1000
Makrobiotik in Berlin e.V.
Schustherusstr. 40
1000 Berlin 10
Tel. 030 - 341 98 15

D-2000
Ost West Zentrum e.V.
Eppendorfer Marktplatz 13
2000 Hamburg 20
Tel. 040 - 47 27 50

D-4000
Ohsawa Zentrale Jiro Nakamura
Münsterstr. 255
4000 Düsseldorf 30
Tel. 0211 - 63 24 43

D-6000
Makrobiotik Lilienthal
Insterburger Str. 7
6454 Bruchköbel
Tel. 0 61 81 - 7 14 38

D-6800
Biologische Insel
Rheintalstr. 37-39
6800 Schwetzingen-Hirschacker
Tel. 0 62 02 - 30 16

D-7400
Arbeitskreis natürliche Lebensweise
Alteburgstr. 115/3
7400 Reutlingen
Tel. 0 71 21 - 23 91 15

A-2700
Naturkostfamilie
Grünangergasse 14
2700 Wiener Neustadt
Tel. 0 26 22 - 24 941-14

A-8000
Club Yin-Yang
Griesgasse 23/II
8020 Graz
Tel. 0 316 - 91 61 90

CH-3000
Makrobiotik Schweiz
Montbijoustr. 17
3001 Bern
Tel. 031 - 25 65 40

CH-3700
Kushi-Institut
Kientalerhof
3711 Kiental
Tel. 033 - 76 12 41